‖ 中 医 工 程 学 丛 书 ‖

U0120411

中医病因学

王永炎　◎主审

张启明　◎主编

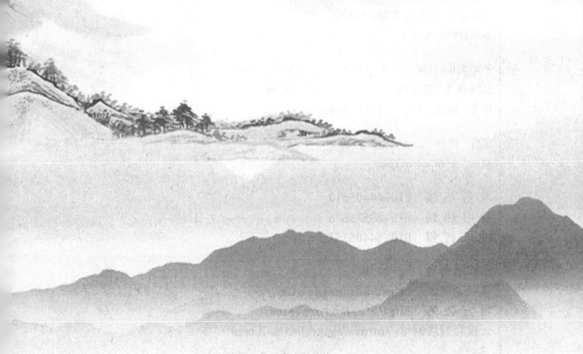

全国百佳图书出版单位

中国中医药出版社

·北 京·

图书在版编目（CIP）数据

中医病因学 / 张启明主编 . -- 北京 : 中国中医药
出版社 , 2024.3（2024.5 重印）
（中医工程学丛书）
ISBN 978-7-5132-8639-8

Ⅰ . ①中… Ⅱ . ①张… Ⅲ . ①中医病理学—病因学
Ⅳ . ① R228

中国国家版本馆 CIP 数据核字 (2024) 第 014291 号

中国中医药出版社出版

北京经济技术开发区科创十三街 31 号院二区 8 号楼
邮政编码　100176
传真　010-64405721
北京盛通印刷股份有限公司印刷
各地新华书店经销

开本 710×1000　1/16　印张 23.75　字数 421 千字
2024 年 3 月第 1 版　2024 年 5 月第 2 次印刷
书号　ISBN 978-7-5132-8639-8

定价　95.00 元
网址　www.cptcm.com

服 务 热 线　010-64405510
购 书 热 线　010-89535836
维 权 打 假　010-64405753

微信服务号　zgzyycbs
微商城网址　https://kdt.im/LIdUGr
官 方 微 博　http://e.weibo.com/cptcm
天猫旗舰店网址　https://zgzyycbs.tmall.com

如有印装质量问题请与本社出版部联系（010-64405510）

《中医病因学》编委会

李静莉（中国食品药品检定研究院）

李　澍（中国食品药品检定研究院）

于东林（滨州医学院）

张健雄（首都医科大学附属友谊医院）

朱晓峰（暨南大学中医学院）

丁志伟（中国人民解放军陆军第八十集团军医院）

于国东（顺德职业技术学院）

姚　勇（上海中医药大学）

朱世杰（贵州中医药大学）

徐　杨（中国中医科学院中医门诊部）

◎ 序 ◎

自 19 世纪中叶西学东渐，中西论争，废止中医、取缔中医之声音不绝。中医中药历经百年沧桑之凄风苦雨，幸赖前辈师长奋力抗争，力挽狂澜，维护国医国药华夏文明瑰宝逆风挺立于世间，为中医药的生存传承作出巨大贡献，可谓伟哉！幸哉！

中华人民共和国成立初期，党和国家制定团结中西医政策。遗憾的是由于种种原因，中医药与主流医学稍有差异，热切企盼政策落实，渴望熹微的晨曦转变成和煦的春光。20 世纪 50 年代中医高等教育政策落实，四所中医高校成立，中医中药走上了复兴之路。那一代莘莘学子是幸运而又迷茫的，求学历程中既深深感受温暖幸福，却又亲历重西轻中的苦涩与惆怅。他们在师长哺育下成为一代明医，为学科建设奠基完成了中医高等院校学历学位与博士后培养的体系。《中华人民共和国中医药法》的正式颁布象征着中医的春天真的来临。中西医并重国策的落实亟需大力发展中医中药学科事业产业，全面深化医、教、研、管体制机制的更新完善，尽早渡过乍暖还寒的局面，谋划面向未来构建人类健康共同体。

从历史范畴看待科技文明和合互鉴是学科学术的必然导向。医学是人学，无分中西，"中西医并重"是当今的国策。中医药界学人必需面向未来立足于全球性视野才能创新进化以适应大卫生大健康大科学的需求。中华优秀传统文明以象思维、原象与具象和合互动互用为本底特色。中医临床医学的原创优势以象思维国学原理为指导。中医内科学是中医临床的主干学科，是临床各相关学科的基础，是培训临床技能与全科医生必需的重要学科。重视临床经验的传承重建，突显维护健康、司苍生性命的辨证论治的特色，体现以疗效为核心的学科兼容性与生命力。历两千年临床积淀的中医医案医话对中医临床贡献最著，运用现代诠释学给予整体、宏观、实践与时俱进的汇总、梳理、发掘升华成为现代的基础理论。

传承是基础，创新是归宿，二者是中医药学科发展的两翼。传承指中医药学理论技术系统地、全面地代代续接传递深入进化，不是现有实践的照搬，也不是将文字、图形、经验存入电脑，应是当今的中医师们熟练地运用中医理论与经验解决患者疾苦，提高生存质量，引领社会健康文化的发展方向。古代传承多以家传亲炙师承授徒、学派书院讲座交流为主要方式；1949年后以中专、大本、硕士、博士的完整教育教学体系哺育培养各类各学科与全科多层级的专业人才。"读经典，做临床"，凡做学问就有一个精与博的辩证关系。强化学习《黄帝内经》《伤寒杂病论》《神农本草经》等是临床、理论的基础，必须熟读背诵。至于博览群书，杂学知识于学科交叉多有启迪。立足前沿，跟紧科技文明的进化，大胆去想，勇于质疑是创新的门径。

中医原创思维的哲学基础是象思维。"象思维"是一种区别于概念思维具有原创性的思维模式，也是中医学具有原创特质的思维，对临床诊疗与基础研究产生重要的深化引领的影响。象思维有原象与具象之分。原象被悬置舍弃三百余年，尽速回归是当务急需。原象即本原之象，即太虚、即元气、即混沌、即无、即一、即道，是"无有相生"的自然法则，是具有初始化的混沌系统，是整体流转之象。从主客一元论的角度看，原象是泯灭心物、消融主客的整体之象。原象涵盖了感觉器官所感知的"物象"和虽然不能用感觉器官感知，却可以通过心灵体悟的"心象"或"镜象""意象"。原象无形，但具有原发创生性，混沌一气，一气生有，气聚成形，形气相感而化生万物，万物为形而下的"器象"或"具象"。生命机体器官、津、液、精等均为具象。具象与原象是紧密的关联的。原象与具象可以相互流通转化，具象以显明的方式呈现，最终又以幽隐的方式回归于原象。

华夏文明历史上的三次百家争鸣，每一次都将精粹存留于典籍，中医药学基础理论的形成从未脱离中华文明的母核，哲理思维自然地聚焦在知识界，深刻影响着代代中医学人，从而使中医药学成为中华文明的缩影。中华文化的开端，哲学观念着眼点在生命。追求的是天地人生境界，求真求善求美是中华文明与中医药共同的关注点。《道德经》言"反者道之动，弱者道之用"，周代成康之治崇尊王充《论衡》，汉文景之治以无朴纯素，养民生息，树立古贤哲维护健康，燮理阴阳，纠偏复衡，以平为常。其思维绝无追求线性的精准，而是顺应自然，曲而有返的经验和理性的圆融，强调神、气、形、原、体的整合，开启了中医重在思维的始端，当今学人体悟哲学思维是对历史经典的复习。

先秦百家争鸣，儒家崇仁德、尚和合、重教化被封建君主视为治国理念，孔孟之学成为科举选用官职的必读。儒学具有"兼容"属性，以显学特质，吸取道家、法家、阴阳家等思想而与政治结合成为中华文明的正统和主流。儒家积极入世的仁学思想是中医药学伦理的本源。儒学对易学、道学的高度关注，致使儒道互补，求同存异、和而不同成为中华文明主体认知的天性。

迫至南北朝第二次百家争鸣，由于民族融合与异域文化的传入，不仅丰富了文化，而且长时期的动乱与分裂为玄学即幽玄隐喻之学的兴起创造了条件。南朝儒玄相峙削弱了儒学独尊的地位。北朝儒学仍居正统思想。玄学家们主张"贵无"，儒学家力主"崇有"，无有之争是南北朝时期思想争鸣的重要特征。身逢乱世也激发了人们对生死的思考和关注，中医学人应深入认识不同特质的华夏医学思想哲理对中医药的影响。

宋、明二朝文官治国，官学书院和科举的结合，文风隆盛，使中华文明得到长足的发展。以程朱理学与陆王心学为代表的思想，对后世文史哲美之人文之学影响至深，促进了哲学思辨的大发展，从此奠定了一源三流的中华文明原创思维的主体地位。宋至明的时期政儒习医成为一种风气，明医辈出，百家争辉。刘完素火热论、易水张从正驱邪论、儒门张元素脏腑元气论、李东垣脾胃内伤学说、朱丹溪阳长有余阴常不足学说、张景岳命门水火论及阴常不足、阳本无余、阴阳互根学说无不折射出理学太极、天人一体论、气一元论、体用论等哲学思想对于中医学的重要影响。中医理论更新与创新及显著临床疗效又为华夏文明哲理指导健康生命医药学引领航线、服务民生提供了重要依据。

科学与人文的互鉴互动，数理化生与文史哲美的整合；技术哲学理念与工具设备的创新结合；信息网络与人工智能 (IT 与 AI) 的联合，催生了健康生命维护的医工结合的广义中国中医工程学。中医工程学归属复杂巨系统中探索的新学科，其目的是拓宽研究方向，深入到中医中药科技领域，化学生物学与生物化学交叉结合对病因病机与药材道地性研究；环境物理学与天文气象学对病因学的影响；网络药理学的现代数学算法。诸如此类中医学者开始体会到医工结合创建中医工程学的必要性，而学科体系的构建才刚刚开始。我有幸 2023 年被清华大学邀聘为研究员，担任中医药交叉学科的顾问。作为一辈中医学人就中国哲学原象创生性与天体物理量子力学的和合互鉴，面向未来从全球视野介入中医药学理论与临床研究，力创新方向，求索新概念，作出新成就，建设高质量有特色的医药体系服务人类卫生健康事业。

张启明博士祖籍山东，谦诚敦敏，精潜治学，宽容纯素，带领出和谐、团结、奋进的学术团队。我与启明于 21 世纪初叶于中国中医科学院博士后工作站共同就《中医形态学》研究，相互砥砺，破策论证，汇总数据，力主创新提供中医学界征询异议，以异者为师。当下民族复兴、强国战略实施，政令德化中医立法以"中西医并重"为国策，我辈中医学人亲切感受从薄明的晨曦透徹出和煦的阳光，企盼渡过乍暖还寒去迎接春天的到来。庆幸中医工程学丛书《中医病因学》杀青付梓。草拟七律一首敬祝启明团队再创伟业。

> 儒道互補绪参禅，
> 淡看风云心自宽。
> 反思已过度岁月，
> 向思能旨谱新篇。
> 仰天求真处世间，
> 储善立美寓广寒。
> 细闻后学启航声，
> 韶辉依旧暖心田。

感谢启明博士对我的信任鼓励，乐观厥成为序。

中央文史研究馆馆员
中国工程院院士　王永炎

2023 年 12 月 28 日

◎ 前 言 ◎

中医病因学是一门研究致病因素的客观实在及其致病机制的中医基础性学科。

1. 科学问题

中医学描述了少量的疾病，如痢疾、疟疾、天花，但更关注大量的症状体征和借以辨识的证候；西医学描述了少量的症状体征，如发热、头痛、发绀，但更关注大量的检测结果和借以诊断的疾病。在中医学的症状体征、证候与西医学的检测结果、疾病之间建立起统一的病理机制，使之融合为一个有机整体，是中医病因学拟解决的科学问题。

2. 研究内容

疾病的发生发展过程常由若干因果关系链组成。如生活工作压力过大，影响边缘系统，引发情绪激动，则见急躁易怒、焦虑不安；长期情绪激动，交感神经过度兴奋，消化系统供血不足，消化液分泌不足，消化道平滑肌肌力下降，消化吸收功能降低，则见食欲不振、大便稀溏；消化吸收功能降低，引发营养不良，则见形体消瘦、体倦乏力。中医学将这一过程描述为情志不遂，肝气逆乱，则见急躁易怒、焦虑不安；肝气乘脾，运化失健，则见食欲不振、大便稀溏；气血不足，则见形体消瘦、体倦乏力。

这一病理过程包括一个病因链，即生活工作压力过大→交感神经过度兴奋→消化吸收功能降低；一个症状链，即急躁易怒、焦虑不安→食欲不振、大便稀溏→形体消瘦、体倦乏力；一个病机链，即情志不遂，肝气逆乱→肝气乘脾，运化失健→气血不足；一个疾病链，即焦虑症→胃肠功能紊乱→营养不良；一个证候链，即肝气逆乱证→脾失健运证→气血不足证；还暗含一个生理功能链，即肝主疏泄，则气机调畅→气机调畅，则运化强健→运化强健，则气血充足。

西医学更关注病因链与疾病链的病理关系，中医学更强调证候链与症状链的病理关系。中医病因学拟以生理功能链和病机链为理论基础，以阐明症状链和证候链的病理机制为目标导向，明确中医病因的客观实在和西医疾病的中医病机。

3. 研究方法

对于一个患者来说，其疾病不会因为看中医还是看西医而改变，而关于患者的疾病，中医有中医的病因和病机解释，西医有西医的病因和病理生理解释，故参考医学微生物学、人体寄生虫学、诊断学、病理生理学、病理学、医学免疫学、内科学、神经病学、精神病学、妇产科学、医学遗传学、临床肿瘤学、传染病学、皮肤性病学的研究成果，中医病因学以中医形态学为理论依据，以西医学的疾病为线索，建立了中医病因与西医病因、中医病机与西医病理生理之间的映射关系。

4. 理论框架

中医病因学将致病因素分为原发致病因素和继发致病因素，将原发致病因素分为病因和条件，将继发致病因素分为流病、形病和神病，从而建立了以病因、条件、流病、形病和神病为主干的理论框架。第一章将病因分为淫气、尸虫、逆气、外伤、医过、杂毒、胎传和异物8个方面进行讨论。第二章将条件分为个体因素和环境因素进行讨论。第三章将流变结构异常分为精病、气病、血病、津病和液病进行讨论。第四章将器质性疾病分为畸形、癥积、出血、恶血、血稠、血团、血壅、血少、痰饮、内湿、水壅、气壅、结石和宿食进行讨论。第五章将功能性疾病分为神乱、神亢、神少和神失进行讨论。

5. 编写特色

中医学有博大精深的学术思想，但缺少表达学术思想的科学概念。例如，中医学将病因分为外感病因、内伤病因、病理产物性病因和其他病因，主要论述了各种病因的性质和致病特点，但没有说明这些病因的客观实在。因此，中医病因学根据传统病因的内涵及其引发的症状，将其进行了拆分和重组：①将六淫拆分为外湿、外燥、外寒、外风、外热、淫气、逆气。外湿、外燥、外寒、外风、外热定义为气候异常，淫气定义为病原微生物及其产物，逆气定义为免疫原。②将疠气定义为具有强烈传染性的病原微生物及其产物，归入淫气。③将瘀血拆分为瘀血、恶血、出血、血稠和血壅。瘀血定义为低氧血症，表现为面、唇、舌、甲色黯或青紫；恶血定义为内出血，表现为刺痛固着不移、舌有瘀点瘀斑；出血定义为外出血，表现为月经紫暗、有血块和各种出血；血稠定义为高黏滞血症，表现为全血黏度或血浆黏度增高；血壅定义为动、静脉淤血，表现为蜘蛛痣、浅表静脉曲张。④将水湿痰浊拆分为水壅、内湿、痰饮和秽浊。水壅定义为水肿和积液，内湿定义为代谢产物存积，痰饮定义为炎性渗出物，秽浊定义为外分泌腺分泌物过多。⑤将气滞拆分为气滞和气壅。气滞定义为内脏感觉和运动信号异常，表现为局部动脉充血引发的头目胀痛、咽如物梗、背部胀痛、乳房胀痛、少腹胀痛；气壅定义为气体壅滞组织间隙或空腔器官，表现为皮下气肿、肺气肿、气胸、胃肠胀气。⑥将先天病因拆分为胎弱、胎传和胎禀。其中，胎弱定义为染色体畸变、基因突变和基因易感；胎传定义为导致胎儿发育不良或畸形的非遗传因素或宫内环境；胎禀定义为由胎弱、胎传引发的遗传性疾病和先天性疾病。需要说明的是，本书所论及中医五脏皆称藏，如心藏。

6. 研究结果

中医病因学一方面沿用了外伤、药毒、胎传、性别、年龄、饮食、过劳、过逸、七情、宿疾、外湿、外燥、外寒、外风、外热、季节、地域、社会、胎弱、营亏、气虚、内热、内寒、瘀血、血热、血虚、正实、正虚、秽浊、内燥、癥积、出血、恶血、痰饮、内湿、宿食、神乱、气逆、气闭、气滞、内风、神少、气陷、神失、气脱 45 个传统病因概念，另一方面启用了淫气、尸虫、逆气、失术、杂毒、异物、人格、胎禀、恶习、殊态、职业、精畸、血精、精淤、精少、气实、癥原、营盈、糖盈、糖亏、脂盈、蛋白亏、氧亏、精乱、凝拙、溶拙、水亏、钠盈、钠亏、钾盈、钾亏、钙盈、钙亏、镁盈、镁亏、磷盈、磷亏、氯盈、氯亏、酸盈、碱盈、神亢、畸形、血稠、血团、血壅、血少、水壅、气壅、结石 50 个具有全新内涵的病因概念，明确了这些概念的客观实在和逻辑关系，给出了 547 种常见病、多发病和特发病的内涵和中医病因病机解释。

本书是在中医形态学的基础上历经两年编纂而成，由于知识结构所限和研究内容全新，不足之处敬请读者提出意见和建议，以利修改完善。

本书既可作为高等院校医学等相关专业的教师和学生用书，也可作为医学科研和临床工作者的参考书。

本书得到了国家重点研发计划项目（2019YFC1711700）的资助。

张启明

2023 年 10 月

◎ 目 录 ◎

第二章　条件（conditions）

第三章　流病（fluid diseases）

第四章　形病（organic diseases）

第五章　神病（functional diseases）

绪　论

在建立中医学的症状体征、证候与西医学的检测结果、疾病之间统一的病理机制过程中，中医病因学遇到了许多全新的内容，需要设立新的概念和操作规范。

1. 症状（symptom）

借助自身的感受器获得的异常发现称症状，如头晕、乏力；借助他人的感受器获得的异常发现称体征，如发热、哮鸣；借助物理学手段获得的异常发现称物理检测结果，如肺部占位、冠状动脉粥样硬化；借助化学手段获得的异常发现称化学检测结果，如血红蛋白低、血脂高；借助生物学手段获得的异常发现称生物检测结果，如金黄色葡萄球菌、新型冠状病毒。为了叙述方便，将症状、体征及物理、化学和生物检测结果合称临床表现，在不引起混乱的情况下简称症状。为了区分不同的症状，学术界定义了不同的症状名称，如咳嗽、发热。

2. 疾病（disease）

疾病是指具有稳定发生发展规律和临床表现的病理过程。包括：①疾病，即具有明确病因或解剖学改变的病理过程，常针对病因治疗。②综合征（syndrome），即一组同时出现的症状，没有明确病因或解剖学改变，常针对症状治疗。在不引起混乱的情况下将两者统称疾病。为了区分不同的疾病，学术界定义了不同的疾病名称，如冠心病、库欣综合征。

3. 证候（dysfunction）

证候是指疾病过程中某一阶段的异常功能态势。同一疾病可表现为多种证候，如上呼吸道感染可表现为初期的表寒证（恶寒怕冷、头身痛、脚凉）、中期的实热证（发热恶热、面色红赤）和后期的气阴两虚证（乏力、手足心热、盗汗）；同样，同一证候可见于多种疾病，如表寒证可见于各种感染的初期。为了区分不同的证候，学术界定义了不同的证候名称，如表寒证、肾阴虚证。

4. 病机（pathogenesis）

病机是关于病因、症状、疾病和证候之间关系的中医理论解释。中医学将"邪正盛衰、阴阳失调、精气血津液失常"作为基本病机，但中医病因学要明确的是各种关系的实质内涵，包括两类。

（1）因果关系：①一种病因引发另一种病因，如环境温度较低引发病毒感染。②一种症状引发另一种症状，如咳嗽剧烈引发呕吐。③一种疾病引发另一种疾病，如甲状腺功能亢进症引发癫痫。④一种证候引发另一种证候，如气虚证引发血瘀证。⑤一种病因引发一种症状，如外伤引发出血。⑥一种病因引发一种疾病，如正黏病毒引发流行性感冒。⑦一种病因引发一种证候，如外伤引发血虚。⑧一种疾病引发一种症状，如急性白血病引发出血。

（2）隶属关系：①一种疾病表现为一种症状，如发热是流行性感冒的表现之一，而非流行性感冒引发发热。②一种疾病为另一种疾病的表现之一，如脑内皮质结节是结节性硬化症的表现之一，而非结节性硬化症引发脑内皮质结节。③一种疾病表现为一种证候，如表寒证是流行性感冒的表现之一，而非流行性感冒引发表寒证。可见各种症状、疾病和证候对于认识人类疾病来说具有同等重要的意义。

5. 病机解释的规律

根据结构与功能的关系，病机解释具有如下规律：①一藏的执行结构异常引起该藏的功能异常，如食管狭窄导致吞咽困难是脾藏运化功能的执行结构异常导致的脾藏运化功能异常。②一藏的功能异常引起该藏的执行结构异常，如长期便秘引起痔疮是脾藏的运化功能异常导致脾藏运化功能的执行结构异常。③一藏的执行结构异常引起另一藏的执行结构异常，如外阴硬化性苔藓导致肛周皮肤破损是肾藏生育功能的执行结构异常导致的脾藏运化功能的执行结构异常。④一藏的功能异常引起另一藏的功能异常，如心脏骤停导致急性呼吸困难，是心藏的主血脉功能异常引起肺藏的主气功能异常。⑤一藏的功能异常引起另一藏的执行结构异常，如肝功受损引起蜘蛛痣，是肾藏的藏精功能异常（雌激素灭活不足）引起心藏主血脉功能的执行结构异常（小动脉末梢分支膨大、扩张）。

6. 疾病的五藏归属原则

①根据功能性质不同进行五藏归属。肝脏具有合成胆汁、白蛋白、载脂

蛋白、糖原、三酰甘油、凝血因子、抗凝血因子和生物转化的功能。对于肝炎、肝硬化和肝癌来说，若表现为胆汁合成减少、厌食油腻，则归属脾藏运化功能的执行结构异常；若表现为白蛋白合成减少、腹水，则归属脾藏散精功能的执行结构异常；若表现为凝血因子合成减少、出血，则归属脾藏统血功能的执行结构异常；若表现为糖原合成减少、体倦乏力，则归属肾藏气化功能的执行结构异常；若表现为雌激素的灭活功能异常，则归属肾藏藏精功能的执行结构异常。但为了描述的简洁性，常将肝炎、肝硬化和肝癌归属一种功能的执行结构异常，而将其余功能的执行结构异常分列其后，即将肝炎、肝硬化、肝癌归属脾藏运化、散精、主肌肉、统血、肾藏藏精功能的执行结构异常。②根据执行结构不同进行五藏归属。神经系统具有支配内脏运动、支配躯体运动、产生情感、下意识精神活动和有意识精神活动5种不同性质的功能，5种功能的执行结构亦不同。对于引发神经系统结构和功能改变的脑出血、脑血栓或脑栓塞，若表现为古皮质或旧皮质的结构改变和焦虑障碍、失眠，则归属肝藏的疏泄功能及其执行结构异常；若表现为内脏神经系统的结构和功能异常，则归属肝藏的疏泄功能及其执行结构异常；若表现为蛛网膜下腔出血和项强直，则归属肝藏的藏血功能及其执行结构异常；若表现为躯体神经系统的结构和功能异常，则归属肝藏的藏血功能及其执行结构异常；若表现为新皮质的结构改变和认知障碍，则归属心藏的藏神功能及其执行结构异常。③根据整体功能和局部功能不同进行五藏归属。根据服务范围不同，可将某一组织器官的功能分为服务整个人体的整体功能和服务人体局部的局部功能，如全身黏膜的防御功能是服务整个人体的整体功能，而小肠黏膜的防御功能是服务消化系统的局部功能。整体功能及其执行结构异常归属五藏的14种功能及其执行结构异常，局部功能及其执行结构异常的五藏归属则根据局部功能的执行结构而定，如任一部位的黏膜炎症引发的全身性炎症反应，属肾藏的全形功能及其执行结构异常，而消化道、呼吸道、泌尿道和生殖道黏膜的炎症，分属脾藏的运化、肺藏的主气、肾藏的主水和生育功能的执行结构异常。④根据异常病机和正常病机不同进行五藏归属。异常病机是对某组织器官的结构和功能异常的直接解释。正常病机是指某组织器官的结构和功能正常，却能借以表达另一组织器官的结构和功能异常。如重症肌无力是一种神经－肌肉接头结构异常，不能产生足够的终板电位导致的骨骼肌无力和易疲劳。中医学解释为肝藏藏血功能的执行结构异常（神经－肌肉接头结构异常），借助肝藏的藏血功能（不能产生足够的终板电位），影响脾藏的主肌肉功能（骨骼肌无力和易疲劳）。受影响的脾藏主肌肉功能是正常病机，肝藏藏血功能的执行结构异常是异常病机，故将重症肌无力归属肝藏藏血功能的执行结构异常。⑤根据常见症状进行五藏归属。如自身免疫性脑炎是一类由自身免疫机制介导的针对中枢神经系统抗原产生免疫反应所导致的脑炎，临床主要表现为精神行为异常、认知功能障碍、语言功能障碍，还表现为急性或亚急性发作的癫痫、运动障碍和睡眠障碍。故将其归于心藏藏神功能的执行结构痰饮，而将肝藏藏血、疏泄功能的执行结构痰饮列于其后。弓形虫可引起淋巴结、脑、眼、心、肝、肺的炎症，淋巴结肿大是最常见症状，故将弓形虫病归属肾藏全形（淋巴结）功能的执行结构痰饮，而将肝藏藏血（脑、眼）、肝藏疏泄（脑）、心藏藏神（脑）、心藏主血脉（心）、脾藏运化（肝）、脾藏散精（肝）、脾藏统血（肝）、肺藏主气（肺）功能的执行结构痰饮列于其后。

7. 新病因概念的设立原则

在编辑中医病因学的过程中，遇到了许多全新内容，需要设立新的概念予以表达。新病因概念的设立原则：

①新病因概念的命名要符合中医学的习惯，如"正实"是指免疫细胞和免疫分子的数量增多和（或）功能亢进，因袭其属中医学的"正气"和"实证"而命名。②新的病因概念要有中医学的文献出处，且字面意义与内涵相同或相近，如尸虫源于《诸病源候论》，是指入侵人体导致疾病的寄生虫。③参考西医学概念对新病因概念进行命名，如"脂盈"是指高甘油三酯血症。④新病因概念的命名要简洁而有规律，便于学习、记忆和应用，如以"胎"字代表先天，将先天因素拆分为胎弱、胎传和胎禀。⑤不同类型的病因名称相互协同，如气候异常的外湿、外燥、外寒、外风、外热与精、气、血、津、液异常的内湿、内燥、内寒、内风、内热相对应。⑥病因概念之间存在明确的层次关系，如将固定结构、流变结构和功能态势异常依次命名为"形病""流病""神病"；形病包括固定结构异常和流变结构存积；固定结构异常包括畸形和癥积，流变结构存积包括出血、恶血、血稠、血团、血壅、血少、痰饮、内湿、水壅、气壅、结石和宿食。

第一章

病因（factors）

导致疾病发生发展的各种因素统称致病因素，简称病因，中医学称"邪气"。

根据作用时间不同，致病因素可分为 2 类：①原发致病因素：即导致疾病发生发展的始动因素。②继发致病因素：即原发致病因素引发的疾病，因为可导致症状或另一些疾病的发生而命名。

根据作用性质不同，原发致病因素可分为两类：①病因：即能赋予疾病特征或决定疾病特异性的致病因素。②条件：即诱发病因，促进疾病发生发展的致病因素。如正黏病毒是引发流行性感冒的病因，环境温度低、免疫力下降是引发流行性感冒的条件。有时病因和条件可以互相转化。

根据来源不同，病因可分为生物因素、化学因素、物理因素和医源因素4 类，也可分为淫气、尸虫、逆气、外伤、医过、杂毒、胎传、异物 8 类，本章将讨论 8 类病因的客观实在，详见表 1-1。

表 1-1　病因的客观实在

病因	客观实在
淫气	病原微生物及其产物
尸虫	寄生虫及其产物
逆气	免疫原
外伤	物理因素引起的损伤
医过	不当用药或技术过失
杂毒	有害的体外化学物质
胎传	引发先天性疾病的胎产因素
异物	进入人体的异常物体

第一节　淫气（pathogenic microorganisms）

淫气是指病原微生物及其产物，属于生物因素。因一般病原微生物属于中医学的"六淫"，具有强烈传染性的病原微生物属于中医学的"疠气"而得名。

本节将讨论 42 种病毒、33 种细菌、2 种支原体、3 种衣原体、4 种螺旋体、3 种立克次体、2 种放线菌和 10 种真菌的所致疾病、传染源、传播途径和易感人群。

一、病毒（virus）

病毒是指专一性在活细胞内寄生的非细胞型微生物（acellular microorganism）。感染途径包括呼吸道、消化道、眼及泌尿生殖道、破损皮肤、血液、胎盘或产道。有些病毒只在入侵部位感染局部组织细胞，称局部感染（local infection）；另一些病毒可在入侵局部增殖经血流、淋巴液或神经系统向全身或远离入侵部位的器官播散，称为全身感染（systemic infection）。病毒进入血液称病毒血症（viremia）。

（一）呼吸道病毒（viruses associated with respiratory infections）

呼吸道病毒是指以呼吸道为侵入门户，在呼吸道黏膜上皮细胞中增殖，引起呼吸道局部感染或呼吸道以外组织器官病变的一类病毒。

1. 正黏病毒（orthomyxoviridae）

正黏病毒又称流感病毒，引发流行性感冒（influenza，简称流感）。

本病毒传染源主要是感染者，其次为隐性感染者，感染的动物亦可传染人。主要传播途径是经飞沫、气溶胶通过呼吸道在人群传播。多呈季节性广泛流行，北方以冬季为主，南方四季都有发生，在夏季和冬季达到高峰。人群普遍易感，潜伏期长短取决于侵入病毒量和机体免疫状态，一般为 1 ～ 4 天。

2. 麻疹病毒（measles virus，MeV）

本病毒传染源是急性期麻疹患者，在患者出疹前 6 天至出疹后 3 天内有传染性。传播途径主要通过飞沫传播，也可经患者用品或密切接触传播。儿童多发，传染性极强，易感者接触后几乎全部发病，潜伏期为 9 ～ 12 天。引发麻疹（measles），还与亚急性硬化性全脑炎（subacute sclerosing panencephalitis, SSPE）的发生有关。以冬春季发病率最高。

3. 腮腺炎病毒（mumps virus，MuV）

传染源是流行性腮腺炎患者和腮腺炎病毒携带者，排毒期为发病前 6 天至发病后 1 周。传播途径主要通过飞沫传播，也可通过人与人接触传播。易感人群为 5 ～ 14 岁儿童，也可见于青年人，6 个月以内婴儿可从母体获得特异性抗体而不易患腮腺炎。可引发流行性腮腺炎（epidemic parotitis, Mumps），入血引起病毒血症，还可引起胰腺感染、睾丸或卵巢感染、脑炎。好发于冬春季节。

4. 呼吸道合胞病毒（respiratory syncytial virus，RSV）

传染源为携带呼吸道合胞病毒的患者，传染性较强，可持续 1 ～ 5 周内释放病毒。传播途径主要经飞沫传播，或经污染的手和物体表面传播。易感人群是婴儿、儿童和成人，潜伏期为 4 ～ 5 天。主要引起 6 个月以下婴儿患细支气管炎和肺炎等下呼吸道感染，以及较大儿童和成人的鼻炎、感冒等上呼吸道感染。流行于冬季和早春。

5. 副流感病毒（parainfluenza virus，PIV）

传染源为副流感病毒感染者及隐性感染者。传播途径为经人间直接接触或飞沫传播。易感人群为各年龄段人群，儿童感染的潜伏期尚不清楚，成人感染潜伏期为 2 ～ 6 天，感染 1 周内可以有病毒排出。可引起上呼吸道感染，并可引起婴幼儿及儿童严重的呼吸道疾病，如小儿哮喘、细支气管炎和肺炎。感染多发生在冬春季。

6. 亨德拉病毒（Hendra virus，HeV）与尼帕病毒（Nipah virus，NiV）

传染源为感染亨德拉病毒与尼帕病毒的人和动物。马是亨德拉病毒的主要传染源，猪是尼帕病毒的主要传染源。传播途径主要是通过密切接触的形式，在动物以及动物与人之间传播。人群普遍易感，大部分易感人群是与猪、马密切接触者，如饲养员、屠宰厂工人等。主要引起神经系统及呼吸系统感染。果蝠繁殖季节多发，果蝠（fruit-bat）是主要的中间宿主。

7. 人偏肺病毒（human metapneumovirus，hMPV）

传染源为人偏肺病毒感染者。传播途径主要是经呼吸道传播。人群普遍易感，低龄儿童、老年人和免疫功能受损人群发病率较高。可引发毛细支气管炎、肺炎、上呼吸道感染、眼结膜炎、中耳炎，并可造成致死性感染。

全年均可发病，冬春为高发季节。

8. 冠状病毒（coronavirus，CoV）

传染源是冠状病毒感染者。传播途径主要是经飞沫传播，粪口途径亦可以传播，疾病的潜伏期平均 3 ～ 7 天。主要感染成人或较大儿童。可引起普通感冒、咽喉炎或成人腹泻。某些毒株还可引起严重急性呼吸综合征（severe acute respiratory syndrome，SARS）和中东呼吸综合征（Middle East respiratory syndrome，MERS）。主要在冬春季流行。

9. 风疹病毒（rubella virus，RV）

传染源是风疹患者，人是风疹病毒唯一的自然宿主。传播途径是经呼吸道传播。儿童是主要的易感者，潜伏期为 12 ～ 21 天。可引发风疹（rubella），还可引起胎儿畸形等先天性风疹综合征（congenital rubella syndrome，CRS）。冬春季节高发。

10. 腺病毒（adenovirus，AdV）

传染源为患者或无症状的病毒携带者。传播途径主要是经呼吸道传播。易感人群为婴幼儿、儿童和免疫力低下的人群。可引起肺炎、上呼吸道感染、急性呼吸道感染，其中，肺炎发生于 6 个月至 2 岁的婴幼儿，潜伏期 3 ～ 8 天。在北方多见于冬春两季，南方多见于秋季。

11. 鼻病毒（rhinovirus，RhV）

传染源是患者及病毒携带者。最主要的传播途径是通过手接触传播，其次是飞沫传播。婴幼儿、老年人和免疫力低下者是鼻病毒的易感人群。病毒经鼻腔、口腔和眼部的黏膜进入人体，主要在鼻黏膜上皮细胞中增殖。潜伏期为 24 ～ 48 小时。可引起成人普通感冒及儿童的上呼吸道感染、支气管炎。冬春季是发病率较高的季节。

（二）肠道病毒（enterovirus）

肠道病毒是指经消化道感染和传播、能在肠道中复制并引起人类相关疾病的胃肠道感染病毒（gastrointestinal infection virus）。肠道病毒虽然主要经消化道传播和感染，但引起的主要疾病却在肠道外，包括脊髓灰质炎、无菌性脑膜炎、心肌炎、手足口病。

1. 脊髓灰质炎病毒（poliovirus）

传染源是脊髓灰质炎患者或无症状带毒者。传播途径主要是通过粪 - 口途径传播。1 ～ 5 岁儿童为主要易感者，潜伏期一般为 7 ～ 14 天。可引起脊髓灰质炎（poliomyelitis），导致急性弛缓性肢体麻痹（acute flaccid paralysis, AFP），亦称小儿麻痹症（infantile paralysis）。夏秋季是主要流行季节。

2. 柯萨奇病毒（coxsackie virus）和埃可病毒（enterocytopathogenic human orphan virus，ECHO virus）

传染源为患者或无症状的病毒携带者。主要传播途径是通过粪－口途径传播，也可以通过呼吸道或眼部黏膜感染。易感人群主要为儿童和青少年。可引发心肌炎和扩张型心肌病、手足口病（HFMD）、无菌性脑膜炎、疱疹性咽峡炎、流行性胸痛、急性结膜炎、急性出血性结膜炎（俗称红眼病）。夏秋季多发，冬季较少。

3. 肠道病毒 70 型（enteroviruses70，EV70）

传染源为患者和无症状带毒者。传播途径主要是通过接触传播，传染性较强。患者以成人多见，该病的潜伏期为 1～2 天，临床病程 1～2 周。可引发急性出血性结膜炎（acute hemorrhagic conjunctivitis，AHC，俗称"红眼病"）。多在夏秋季流行。

4. 肠道病毒 71 型（enteroviruses71，EV71）

传染源是患者和无症状带毒者。传播途径是经粪－口途径、呼吸道飞沫或直接接触传播。人群普遍易感，主要为学龄前儿童，尤以 3 岁以下年龄组发病率最高。可引起手足口病、疱疹性咽峡炎和无菌性脑膜炎等多种疾病。夏秋季是主要流行季节。

（三）急性胃肠炎病毒（acute gastroenteritis virus）

急性胃肠炎病毒是指经消化道感染和传播、主要引起急性肠道内感染性疾病的胃肠道感染病毒。

1. 轮状病毒（rotavirus）

（1）A 组轮状病毒：传染源是患者和无症状带毒者。主要通过粪－口途径传播，也可通过呼吸道传播。易感人群为 6 个月至 2 岁婴幼儿，潜伏期为 1～4 天。可引起严重胃肠炎。多发于深秋和初冬季节，故称"秋季腹泻"。

（2）B 组轮状病毒：传染源是患者和无症状带毒者。传播途径是粪－口途径。主要感染为 15～45 岁的青壮年，潜伏期为两天左右，病程 2.5～6 天。可引起成人病毒性腹泻。冬春季高发。

2. 杯状病毒（calicivirus）

可引起人类急性病毒性胃肠炎，可分为诺如病毒（Norovirus）和札幌病毒（Sapovirus）。

诺如病毒高发季节为秋冬季。患者、隐性感染者及健康带毒者均可为传染源，污染的水和烹制不当的食品（如海鲜、冷饮、凉菜等）也是常见的原因。粪－口为主要传播途径，也可通过呕吐物的气溶胶传播。诺如病毒传染性强，人群普遍易感；在人口聚集场所易引起暴发流行。潜伏期 24 ~ 48 小时。札幌病毒主要引起 5 岁以下小儿腹泻，但发病率很低。

3. 人星状病毒（human astrovirus，HAtVs）

主要引起婴幼儿腹泻。经粪－口途径传播，患者以儿童和老年人为主。以水样便为主，病程 1 ~ 4 天。冬季为流行季节。

4. 肠道腺病毒（enteric adenovirus，EAdv）

引起急性胃肠炎，主要经粪－口途径传播，也可经呼吸道传播。主要侵犯 5 岁以下小儿。四季均可发病，但以夏秋季多见。

（四）肝炎病毒（hepatitis virus，HV）

肝炎病毒是指一类主要侵犯肝脏并引起病毒性肝炎的病毒。

1. 甲型肝炎病毒（hepatitis A virus，HAV）

甲型肝炎病毒引起急性甲型肝炎，主要侵犯儿童和青少年。传染源为急性期患者和隐性感染者，主要经粪－口途径传播。通过污染水源、食物、海产品、食具等传播，引起散发流行或暴发流行。潜伏期为 15 ~ 50 天，平均 30 天，在潜伏期末粪便就大量排出病毒，传染性强。

2. 乙型肝炎病毒（hepatitis B virus，HBV）

乙型肝炎病毒引起乙型肝炎，主要传染源是乙型肝炎患者或无症状 HBV 携带者，后者多为慢性携带者，作为传染源危险性更大。乙型肝炎传播途径主要是经血或注射途径传播，即非胃肠道感染（parenteral infection）。凡含 HBV 的血液或体液（尿液、唾液、乳汁、精液和阴道分泌物等）直接进入或通过破损的皮肤、黏膜进入体内皆可造成传播。此外，垂直传播和性途径也可传播 HBV。

3. 丙型肝炎病毒（hepatitis C virus，HCV）

丙型肝炎病毒引起丙型肝炎。人类是 HCV 的天然宿主。传染源主要为急性、慢性丙型肝炎患者和慢性 HCV 携带者。传播途径主要为输血或血制品传播。此外，亦可通过非输血途径的隐性微小创伤、性接触、家庭密切接触及垂直传播。人群对 HCV 普遍易感，同性恋者、静脉药瘾者及接受血液透析的患者为高危人群。潜伏期为 2～17 周，平均 10 周。

4. 丁型肝炎病毒（hepatitis D virus，HDV）

丁型肝炎病毒引起丁型肝炎。传染源为急性、慢性丁型肝炎患者和 HDV 携带者，传播途径与 HBV 相同，主要是血源性传播。HDV 感染呈世界性分布，意大利、地中海沿岸国家、非洲和中东地区等为 HDV 感染的高发区。感染后可表现为急性肝炎、慢性肝炎或无症状携带者。

5. 戊型肝炎病毒（hepatitis E virus，HEV）

传染源为戊型肝炎患者和亚临床感染者，猪、牛、羊等动物也可携带 HEV，成为散发性戊型肝炎的传染源。主要经粪 – 口途径传播，随粪便排出的病毒污染水源、食物和周围环境而造成传播，水源污染引起的流行较为多见。戊型肝炎的潜伏期为 10～60 天，平均为 40 天。

（五）虫媒病毒（arbovirus）

虫媒病毒是指通过吸血节肢动物叮咬易感的脊椎动物而传播疾病的病毒，是根据其传播方式归纳在一起的一大类病毒。

1. 流行性乙型脑炎病毒（epidemic type B encephalitis virus）

流行性乙型脑炎病毒简称乙脑病毒，引起流行性乙型脑炎（简称乙脑）。主要传染源是携带病毒的猪、牛、羊、马、驴、鸭、鹅、鸡等家畜、家禽和各种鸟类。猪是最重要的传染源和中间宿主，人类在乙脑的传播链中是终末宿主。蚊子既是传播媒介又是重要的储存宿主。蝙蝠也可能是乙脑病毒的传染源和储存宿主。乙脑的主要传播媒介是三带喙库蚊，病毒通过蚊子在动物 – 蚊 – 动物中形成自然循环，其间带毒蚊子叮咬人类，则可引起人类感染。人群对乙脑病毒普遍易感，以 10 岁以下儿童发病者居多。我国是乙脑的主要流行区，以夏、秋季节流行为主。

2. 登革病毒（dengue virus，DENV）

登革病毒引发登革热（dengue fever，DF）、登革出血热 / 登革休克综合征（dengue hemorrhagic fever/dengue shock syndrome，DHF/DSS）。人和灵长类动物是登革病毒的主要储存宿主。白纹伊蚊和埃及伊蚊是主要传播媒介。患者和隐性感染者是主要传染源，形成人 – 蚊 – 人循环。登革病毒广泛分布于热带和亚热带有传播媒介的地方，流行季节与蚊虫的消长一致。人群普遍易感，但在地方性流行区，儿童发病率较高，DSS/DHF 的发生率也较高。

3. 森林脑炎病毒（forest encephalitis virus）

森林脑炎病毒又称蜱传脑炎病毒（tick-borne encephalitis virus，TBEV），引起以中枢神经系统病变为特征的森林脑炎，该病首先在俄罗斯的远东地区发现，以春夏季节发病为主，又称俄罗斯春夏脑炎（russian spring-summer encephalitis）。森林中的蝙蝠、野鼠、松鼠、野兔等野生动物以及牛、马、羊等家畜均可作为传染源。病毒在蜱体内增殖、经卵传代，在蜱体内越冬，蜱既是传播媒介又是储存宿主。在疫源地，病毒通过蜱叮咬野生动物和野鸟而在自然界循环。人类可因蜱类叮咬、饮用含病毒的生羊奶、密切接触感染动物而感染，大多数表现为阴性感染，少数感染者经 7～14 天的潜伏期后突然发病。显性感染和阴性感染均可获得持久的免疫力。

4. 发热伴血小板减少综合征病毒（severe fever with thrombocytopenia syndrome virus，SFTSV）

发热伴血小板减少综合征病毒引起发热伴血小板减少综合征（severe fever with thrombocytopenia syndrome，SFTS）。SFTSV 的传播媒介和自然宿主尚未完全明了，蜱可能是 SFTSV 的传播媒介，蜱叮咬可致人类感染，直接接触患者血液或血性分泌物亦可导致感染。SFTS 的流行季节主要在春夏季，病例主要分布在山区和丘陵地带的农村地区，多呈散发流行。人群对 SFTSV 普遍易感，从事野外作业和户外活动的人群感染风险较高。

5. 西尼罗病毒（West Nile virus，WNV）

西尼罗病毒引起西尼罗热和西尼罗脑炎。患者、隐性感染者和带毒动物为主要传染源，其中鸟类是最重要的传染源。伊蚊和库蚊是主要传播媒介。病鸟的口腔和泄殖腔分泌物中含有大量病毒，病毒可通过直接接触在鸟与鸟之间传播。人类及多种动物，如鸟类、马、猪、鸡等对西尼罗病毒易感。

（六）出血热病毒（hemorrhagic fever virus，HFV）

出血热病毒引发的出血热是一大类疾病的统称，以高热、出血、低血压为主要的共同特征。

1. 汉坦病毒（Hantavirus）

汉坦病毒引起以发热、出血、急性肾功能损害和免疫功能紊乱为突出表现的肾综合征出血热（hemorrhagic fever with renal syndrome，HFRS）和以肺浸润及肺间质水肿、呼吸窘迫、衰竭为特征的汉坦病毒肺综合征（hantavirus pulmonary syndrome，HPS）。HFRS 是一种多宿主性的自然疫源性疾病，其主要宿主动物和传染源均为啮齿动物。可能的传播途径有动物源性传播（包括通过呼吸道、消化道和伤口途径）、虫媒（螨）传播和垂直（胎盘）传播，动物源性传播是主要的传播途径。人类对汉坦病毒普遍易感，但多呈隐性感染，仅少数人发病。HFRS 的发生和流行具有明显的地区性和季节性，我国汉坦病毒的主要宿主和传染源是黑线姬鼠和褐家鼠，姬鼠型疫区的流行高峰在 11 ～ 12 月间，家鼠型疫区流行高峰在 3 ～ 5 月间，混合型疫区在冬、春季均可出现流行高峰。

2. 克里米亚 – 刚果出血热病毒（Crimean–Congo hemorrhagic fever virus，CCHFV）

克里米亚 – 刚果出血热病毒引起以发热、出血、高病死率为主要特征的克里米亚 – 刚果出血热，是一种自然疫源性疾病。主要储存宿主是啮齿类动物、牛、羊、马、骆驼等家畜及野兔、刺猬和狐狸等。硬蜱特别是亚洲璃眼蜱（Hyalomma asiaticum）既是传播媒介，也是储存宿主。该病的传播途径包括虫媒传播、动物源性传播和人 – 人传播。虫媒传播是最主要的传播途径，通过带毒硬蜱的叮咬而感染；动物源性传播指直接接触带毒动物或带毒动物的血液、排泄物而感染；人 – 人传播指接触患者的血液、呼吸道分泌物、排泄物等引起感染。人群普遍易感，但患者多为青壮年，潜伏期为 5 ～ 7 天，4 ～ 5 月为发病高峰期。

3. 埃博拉病毒（Ebola virus）

埃博拉病毒引起埃博拉出血热。受病毒感染的动物或人是重要的传染源，狐蝠科的果蝠可能是自然储存宿主之一，终末宿主是人类和非人灵长类，如大猩猩、黑猩猩、猕猴等。传播途径主要有密切接触、注射传播、空气传播。人群普遍易感。引起以高热、全身疼痛及广泛性出血、休克和多器官功能障碍为主要特征的出血热。

（七）疱疹病毒（herpes virus）

疱疹病毒是一类结构相似、中等大小的有包膜双链 DNA 病毒。

1. 单纯疱疹病毒（herpes simplex virus，HSV）

单纯疱疹病毒引发单纯疱疹。传染源为患者和病毒携带者，有 HSV-1 和 HSV-2 两种血清型，传播途径和引发疾病均不同。HSV-1 主要通过密切接触感染，引起龈口炎、唇疱疹、疱疹性角膜结膜炎和疱疹性脑炎；HSV-2 主要通过性接触传播或新生儿经母体生殖道感染，引起生殖系统疱疹、新生儿疱疹，在宫颈癌发生中主要起协同作用。人群普遍易感。HSV具有较宽的宿主范围，能在多种细胞中增殖（人胚肺、人胚肾、地鼠肾等细胞），可感染人及多种动物。

2. 水痘–带状疱疹病毒（varicella–zoster virus，VZV）

水痘–带状疱疹病毒在儿童初次感染引起水痘，恢复后病毒潜伏在体内，少数患者在成人后病毒再发而引起带状疱疹。人类是VZV的唯一宿主，皮肤是其主要靶组织，带状疱疹患者是儿童水痘的传染源。传播途径为飞沫或直接接触传播。儿童易感。儿童初次感染引起水痘（varicella），表现为斑丘疹、水疱疹或脓疱疹，病愈后病毒潜伏体内；少数人在青春期或成年后潜伏病毒再激活引起带状疱疹（zoster），疱疹沿感觉神经支配的皮肤分布，疼痛剧烈，多见于胸、腹或头颈部。

3. 人巨细胞病毒（human cytomegalovirus，HCMV）

人巨细胞病毒会导致细胞增大。主要传染源为患者与无症状带毒者，人类是唯一宿主。传播方式包括垂直传播、接触传播、性传播和医源性传播。人群普遍易感。引起先天性畸形，潜伏感染部位主要是唾液腺、乳腺、肾脏及外周血单核细胞和淋巴细胞。病毒可持续或间歇地从尿液、唾液、泪液、乳汁、精液、宫颈及阴道分泌物排出。

4. EB病毒（Epstein–Barr virus，EBV）

EB病毒与鼻咽癌、儿童淋巴瘤的发生有密切关系。传染源是患者和隐性感染者，人类是唯一天然宿主。传播途径主要通过唾液感染（如接吻），也可以性接触传播。人群普遍易感。引发传染性单核细胞增多症（infectious mononucleosis）、伯基特淋巴瘤（Burkitt lymphoma，BL）、淋巴组织增生性疾病、鼻咽癌，是一种人类重要的肿瘤相关病毒。

（八）逆转录病毒（Retroviridae）

逆转录病毒为单正链RNA包膜病毒，含有逆转录酶（reverse transcriptase，RT），可将病毒基因组RNA转录为DNA，引发获得性免疫缺陷综合征和白血病。

1. 人类免疫缺陷病毒（human immunodeficiency virus，HIV）

人类免疫缺陷病毒引发获得性免疫缺陷综合征，简称艾滋病。传染源是HIV病毒携带者和AIDS患者。主要通过性接触、血液、垂直感染等方式传播。性活跃人群（包含异性恋和同性恋者）、静脉药瘾者是高危人群。病毒感染后损伤机体免疫功能，从 HIV 感染者的血液、精液、前列腺液、阴道分泌物、脑脊液、唾液、泪液、乳汁、脊髓及中枢神经组织等标本均可分离到 HIV。引发获得性免疫缺陷综合征（acquired immunodeficiency syndrome，AIDS），最终并发各种致死性的机会性感染或恶性肿瘤。

2. 人类嗜 T 细胞病毒（human T lymphotropic virus，HTLV）

人类嗜 T 细胞病毒分为两型，HTLV-1 的传染源是患者和 HTLV 感染者，主要通过输血、性接触传播，亦可经胎盘、产道和哺乳等途径垂直传播，引起成人 T 淋巴细胞白血病（adult T cell leukemia，ATL）。HTLV-2 引起毛细胞白血病。

（九）其他病毒

其他病毒包括狂犬病病毒、人乳头状瘤病毒、痘病毒。

1. 狂犬病病毒（rabies virus，RV）

狂犬病病毒引发狂犬病（rabies），又称恐水症（hydrophobia）。病犬是发展中国家狂犬病的主要传染源，野生动物是发达国家狂犬病的重要传染源。主要通过被患病动物咬伤、抓伤或密切接触而感染。黏膜也是狂犬病病毒的重要侵入门户，如人的眼结合膜被患病动物的唾液污染时也可引起发病。人对狂犬病病毒普遍易感。

2. 人乳头状瘤病毒（human papillomavirus，HPV）

人类是 HPV 的唯一自然宿主。HPV 的传播主要通过直接接触感染者的病损部位或间接接触被病毒污染的物品，生殖道感染主要由性接触传播，新生儿可在通过产道时受感染。

本病毒分为两类，嗜皮肤性 HPV 引起青少年、儿童的扁平疣（flat wart）、跖疣（plantar wart）、寻常疣（verruca vulgaris）、肉贩疣（butcher wart）；嗜黏膜性的 HPV6 型和 HPV11 型引起生殖道尖锐湿疣（condyloma acuminatum，CA）、口腔及喉的乳头状瘤等良性病变，HPV16、18 以及 HPV45、58 与宫颈癌、肛门癌、口腔癌等恶性肿瘤的发生有关。

3. 痘病毒（poxvirus）

传染源是已感染的人或动物。主要通过呼吸道分泌物、直接接触等途径传播。引发天花（smallpox）、人类猴痘（human monkeypox）、牛痘（cowpox）、传染性软疣（molluscum contagiosum）。

（十）朊粒（prion）

朊粒又称朊蛋白（prion protein，PrP），是一种由宿主细胞基因编码的、构象异常的蛋白质，不含核酸，具有自我复制能力和传染性。引发人和动物的传染性海绵状脑病（transmissible spongiform encephalopathy，TSE）。

（1）库鲁病：传染源为携带朊粒的尸体。病原因子通过破损的皮肤、黏膜和胃肠道而传染。易感人群为具有食尸陋习的人群。

（2）克－雅病：传染源为携带朊粒的人群。传播途径为家族性常染色体显性遗传或污染医疗器械，通过医源性途径传播。人群普遍易感。

（3）变异型克雅病：传染源为携带朊粒的病牛。通过与病牛接触或进食病牛肉而感染。易感人群为处于疯牛病高发的英国等国家的人群。

二、细菌（bacterium）

细菌是原核细胞型微生物，具有单细胞、形体微小、结构简单、代谢活跃、繁殖迅速等特点。

（一）球菌（pneumococcus）

1. 金黄色葡萄球菌（Staphylococcus aureus）

金黄色葡萄球菌是人皮肤和黏膜的正常菌群，约5%的人群携带该菌。在干燥物体表面生存期较长，如在干燥的脓液、痰液中可存活2～3个月。通过直接接触传染或污染物（fomites）传染。主要易感因素是个人卫生状况、医源性感染、慢性病、异物、手术和使用抗生素等。

金黄色葡萄球菌可引起侵袭性和毒素性两种疾病：

1）侵袭性疾病：主要引起化脓性感染。金黄色葡萄球菌可通过多种途径侵入机体，引起局部组织、内脏器官或全身性化脓感染。局部感染主要表现为疖、痈、甲沟炎、麦粒肿、蜂窝组织炎、伤口化脓等；内脏器官感染如肺炎、脓胸、中耳炎、脑膜炎、心包炎、心内膜炎等；全身感染如败血症、脓毒血症等。

2）毒素性疾病：由外毒素引起。

①食物中毒：人摄入含肠毒素污染的食物后1～6小时，即可出现头晕、恶心、呕吐、腹泻等急性胃肠炎症状。发病1～2天可自行恢复，预后良好。

抗生素等原因造成菌群失调所致的假膜性肠炎，现认为主要由艰难梭菌引起，金黄色葡萄球菌仅为伴随细菌。②烫伤样皮肤综合征：由表皮剥脱毒素引起。多见于新生儿。患者皮肤呈弥漫性红斑，起皱，继而形成水疱，导致表皮脱落。如伴有继发性细菌感染，可引起死亡。③毒性休克综合征：由 TSST-1 引起。主要表现为高热、低血压、呕吐、腹泻、猩红热样皮疹，严重者出现休克。

人对金黄色葡萄球菌有一定的天然免疫力。当皮肤、黏膜发生损伤或机体抵抗力降低时才易引起感染。

2. 凝固酶阴性葡萄球菌（coagulase-negative staphylococci，CNS）

凝固酶阴性葡萄球菌存在于健康人的皮肤、口腔及肠道中，目前已发现的 CNS 有表皮葡萄球菌和腐生葡萄球菌等十余种，是医源性感染的重要病原菌，亦是创伤、尿道、中枢神经系统感染和败血症的常见病原菌。凝固酶阴性葡萄球菌的致病物质有胞壁成分和外毒素。

1）泌尿系统感染：CNS 是引起青年妇女急性膀胱炎的主要致病菌。引起尿路感染仅次于大肠埃希菌。腐生葡萄球菌则是引起青年人原发性泌尿道感染的常见菌。

2）败血症：尤其是新生儿败血症。CNS 居败血症常见病原菌的第三位，仅次于大肠埃希菌和金黄色葡萄球菌。

3）术后感染：CNS 是引起外科感染的常见病原菌。骨和关节修补术、器官移植，特别是心瓣膜术后的感染多为 CNS 引起。

4）植入性医用器械引起的感染：20%～ 65%的导管、动脉插管和心脏起搏器等植入性医用器械所致的细菌性感染是由 CNS 引起。

3. 化脓性链球菌（Streptococcus pyogenes，SPY）

化脓性链球菌又称 A 群链球菌（group A streptococcus，GAS），占链球菌感染的90%，是链球菌中致病力最强的细菌。该菌短暂或长期定居于上呼吸道，在干燥物体表面或尘埃中可生存数月。通过飞沫、直接接触传染或污染物传播。15 岁以下儿童感染主要表现为咽喉炎。以前感染过的儿童或老人的再感染与超敏反应性疾病的发生有关。较差的个人卫生状况与皮肤感染有关。A 群链球菌的致病物质有胞壁成分、多种外毒素和胞外酶。

化脓性链球菌引起三类疾病：

1）化脓性感染：有咽炎、脓皮病、丹毒、蜂窝组织炎、坏死性筋膜炎、链球菌毒性休克综合征、产褥热、淋巴管炎、肺炎等各组织系统的感染。

2）毒素性疾病：指猩红热，是一种急性传染病。传染源为患者和带菌者，经呼吸道传播，潜伏期平均为3天。临床特征为发热、咽峡炎、全身弥漫性皮疹和疹退后皮肤脱屑。

3）非化脓性感染：主要是链球菌感染后发生的风湿热和急性肾小球肾炎，亦属于超敏反应性。

①风湿热：由化脓性链球菌中多种型别（如M18、M3、M5）引起。5～12岁的孩子较多见，感染咽峡炎后有3%的病孩发生风湿热，主要表现为多发性关节炎、心肌炎、心内膜炎、心包炎等。②急性肾小球肾炎：儿童中大多数急性肾炎属链球菌感染后的急性肾小球肾炎。引起咽峡炎和皮肤感染的链球菌都可发生急性肾小球肾炎，多见的是M12、M4、M2和M49型。主要表现为浮肿、尿少、血尿、蛋白尿、高血压等。病程1个月左右，多能自愈，很少转为慢性，预后良好。

4. 肺炎链球菌（Streptococcal pneumoniae）

肺炎链球菌简称肺炎球菌（pneumococcus）。正常人呼吸道带菌率可达40%～70%，多数菌株不致病或致病力弱，仅少数菌株对人致病。肺炎球菌主要引起人类大叶性肺炎，其次是支气管炎。成人肺炎多数由1、2、3型肺炎球菌引起，儿童的大叶性肺炎以14型最常见。肺炎后可继发中耳炎、乳突炎、肺脓肿、脑膜炎和败血症等。感染后出现抗肺炎球菌荚膜多糖的特异性抗体，可获得特异性免疫。

5. 肠球菌（enterococci）

肠球菌是肠道正常菌群，通常定居于肠道和女性泌尿、生殖道。肠球菌为机会致病菌，容易在年老体弱、表皮和黏膜破损以及抗生素使用不当等条件下产生感染。可引起泌尿系统、腹腔、伤口等感染，亦可引起心内膜炎和菌血症等。

6. 淋病奈瑟菌（Neisseria gonorrhoeae）

淋病奈瑟菌简称淋球菌（gonococcus），人是唯一的自然宿主，无症状携带者是主要储存宿主。传染源主要是患者。主要传播途径是通过性接触传播，肛交和口交可分别感染直肠和口咽部。除性交途径外，经手、毛巾、污染的衣裤及寝具等也可传播淋病，但机会较少。人群普遍易感。可引起人类泌尿生殖系统黏膜化脓性感染（淋病）。如不及时治疗，引起慢性感染、不育症或宫外孕。母体患有淋菌性尿道炎或子宫颈炎时，婴儿出生时可患淋病奈瑟菌性结膜炎，又称脓漏眼。一年四季均可发生。

7. 脑膜炎奈瑟菌（Neisseria meningitidis）

脑膜炎奈瑟菌俗称脑膜炎球菌（meningococus），人类是其唯一易感宿主，传染源是患者和带菌者。主要传播途径是经飞沫传播方式侵入人体的鼻咽部，并在局部繁殖。成人的抵抗力强，6个月至2岁儿童因免疫力弱，是易感人群。可引发流行性脑脊髓膜炎（流脑）。常呈周期性大流行，平均十年左右有一次流行高峰，主要由于相隔一定时间后人群的免疫力下降，新的易感者增多所致。

（二）肠杆菌科（Enterobacteriaceae）

肠杆菌科包括一大群生物学性状近似的革兰阴性杆菌，常寄居在人和动物的肠道内，亦存在于土壤、水和腐物中。

1. 埃希菌属（Escherichia）

埃希菌属有6个种，只有大肠埃希菌（Escherichia coli）是临床常见、重要的一个菌种，俗称大肠杆菌，婴儿出生后数小时就进入肠道，并终生伴随。大肠埃希菌是肠道中重要的正常菌群，并能为宿主提供一些具有营养作用的合成代谢产物；在宿主免疫力下降或细菌侵入肠道外组织器官后，如尿路、胆道、腹腔以及少数情况下亦可侵入血流（菌血症）、前列腺、肺、骨、脑膜等处，即可成为机会致病菌，大肠埃希菌是肠道杆菌中最重要的一种机会致病菌。体质虚弱的婴幼儿以及老年人为易感人群。有一些血清型的大肠埃希菌具有致病性，能导致人类胃肠炎。夏秋季为高发季节。

2. 志贺菌属（Shigella）

志贺菌属通称痢疾杆菌（dysentery bacterium）。传染源是患者和带菌者，无动物宿主。在少数人，细菌可在结肠形成无症状的定植，成为持续的传染源。主要传播途径是通过粪－口传播，志贺菌随饮食进入肠道，潜伏期一般1～3天。人群普遍易感，10～150个志贺菌即可引起典型的细菌性痢疾感染。可引起细菌性痢疾，急性感染中有一种中毒性痢疾，以小儿为多见，无明显的消化道症状，主要表现为全身中毒症状。此因其内毒素致使微血管痉挛、缺血和缺氧，导致DIC、多器官功能衰竭、脑水肿，死亡率高。一年四季均可发病，以夏秋季节发病率最高。

3. 沙门菌属（Salmonella）

沙门菌属是一群寄生在人类和动物肠道中，生化反应和抗原结构相关的革兰阴性杆菌。只对人类致病的仅有引起伤寒和副伤寒的沙门菌。传染源为人和带菌者。动物宿主范围很广。家畜有猪、牛、马、羊、猫、狗等，家禽有鸡、鸭等；野生动物如狮、熊、鼠类，以及冷血动物、软体动物、环形动物、节肢动物等均可带菌。传播途径主要是食物传播，人类因食用患病或带菌动物的肉、乳、蛋或被病鼠尿污染的食物等而罹患。人群普遍易感。可引起伤寒、副伤寒、食物中毒、败血症。全年皆可发生，因夏季高温高湿环境有利于沙门菌繁殖，易高发。沙门菌死亡后释放出的内毒素可引起宿主体温升高、白细胞数下降，大剂量时导致中毒症状和休克。

（三）弧菌属（Vibrio）

弧菌属是一大群菌体短小，弯曲成弧形、一端有单鞭毛的革兰阴性菌。广泛分布于自然界，以淡水和海水中最多。弧菌属目前已确定有76个种，至少有12个种与人类感染有关，其中霍乱弧菌、副溶血性弧菌和创伤弧菌是重要的致病菌。

1. 霍乱弧菌（V. cholere）

在地方性流行区，除患者外，无症状感染者也是重要传染源。传播途径主要是通过污染的水源或食物经口摄入。在自然情况下，人类是霍乱弧菌的唯一易感者。引起的霍乱系烈性肠道传染病，属于我国甲类法定传染病。病菌到达小肠后，黏附于肠黏膜表面并迅速繁殖，不侵入肠上皮细胞和肠腺，细菌在繁殖过程中产生肠毒素而致病。7～10月是霍乱高发期。霍乱毒素是霍乱弧菌产生的主要致病物质。

2. 副溶血性弧菌（V. parahaemolyticus）

该菌存在于近海的海水、海底沉积物和鱼类、贝壳等海产品中。主要传播途径是食用了经烹饪不当的海产品或盐腌制品所传播。常见的有海蜇、海鱼、海虾及各种贝类。人群普遍易感，但以青壮年为主。主要引起食物中毒，多发于夏秋季的7～9月，沿海地区多发。耐热直接溶血素（thermostable direct hemolysin，TDH）是其主要致病物质。

（四）幽门螺杆菌和空肠弯曲菌（Helicobacter pylori and Campylobacter jejuni）

幽门螺杆菌和空肠弯曲菌是一类革兰染色阴性，呈螺旋形的微需氧细菌，是慢性胃炎的主要病原体，与消化性溃疡和胃癌的发生关系密切。该菌致病特性在于它可以抵抗胃酸的作用，在胃液中生存并定植于胃黏膜上皮细胞。

空肠弯曲菌是一种革兰染色阴性，呈螺旋形的微需氧细菌，是食源性胃肠炎的主要病因之一。感染的发生与肉类的食用及处理密切相关，也与未经巴氏消毒牛奶的饮用、污染的水源有关。主要表现为急性、自限性胃肠炎，临床症状为发热，腹泻和腹痛，某些型别的空肠弯曲菌可导致神经系统损伤，表现为格林－巴利综合征。

1. 螺杆菌属（Helicobacter）

螺杆菌属是从弯曲菌属中划分出来的新菌属，目前已有 20 余种正式命名的螺杆菌，分成胃螺杆菌和肠肝螺杆菌两大类。代表菌种是幽门螺杆菌（helicobacter pylori），主要经口－口途径或粪－口途径在人与人之间传播。儿童、老年人及免疫力功能低下、胃肠疾病患者易感。可引起慢性胃炎与消化性溃疡，和胃癌的发生密切相关，是一级致癌因子。全年均可发生。幽门螺杆菌可产生空泡毒素 A（vacuolating cytotoxin antigen，VacA）和细胞毒素相关蛋白 A（evtotoxin associated protein A，CagA）。

2. 弯曲菌属（Campylobacter）

弯曲菌属是一类呈弯曲状的革兰阴性细菌，对人致病的有空肠弯曲菌、胎儿弯曲菌和结肠弯曲菌等，其中空肠弯曲菌（C. jejuni）感染较常见，呈世界性分布。

传染源主要是动物和患者，空肠弯曲菌是牛、羊、狗等多种动物及禽类肠道的正常寄居菌。主要传播途径是粪－口途径，苍蝇起到重要媒介作用，亦可以经接触感染，感染的产妇可在分娩时传染给胎儿。人群普遍易感，5 岁以下发病率最高。主要导致胃肠炎，也可引起肠道外感染。秋季多见。

（五）分枝杆菌属（Mycobacterium）

分枝杆菌属是一类具有特殊生物学性状的微生物。分枝杆菌专性需氧，营养要求较高，抵抗力强，生长繁殖速度慢，多数为广泛分布于环境中的腐生菌，部分是非致病性正常菌群，或为机会致病菌。分枝杆菌中有多种对人和动物致病，其中结核分枝杆菌毒力强，是引起人类重大传染病——结核病的病原体。在自然条件下，结核分枝杆菌只对人致病，但牛分枝杆菌既可感染牛，也可感染人。其他分枝杆菌引起人和动物疾病一般发生于机体免疫力降低（immunocompromised）的情况下。分枝杆菌所致的疾病通常发展缓慢，呈慢性过程，并引起肉芽肿形成。

1. 结核分枝杆菌（M. tuberculosis）

结核分枝杆菌俗称结核杆菌（tubercle bacillus），是人类结核病病原体。传染源主要是可以传播结核菌的患者，主要传播途径是通过呼吸道的飞沫进行传播，还可以通过消化道、血液接触以及生殖器官接触传播。人对结核分枝杆菌普遍易感，机体初次感染结核分枝杆菌，多发生于儿童。可侵犯全身各器官、组织，其中以肺结核（亦称痨病）最多见，通常发生于较低的肺叶段。经历过初次感染后再发生的感染，主要发生于成人。全年均可发生，春季发病率增高。

2. 麻风分枝杆菌（M. leprae）

人是麻风分枝杆菌唯一的天然宿主。传染源主要是多菌型麻风患者。主要传播途径是通过呼吸道飞沫、破损的皮肤黏膜和密切接触等方式传播。痰、乳汁、精液和阴道分泌物中均可有麻风分枝杆菌排出。以家庭内传播多见，流行地区的人群多为隐性感染，幼年最为敏感，可引起麻风病。

（六）厌氧性细菌（anaerobic bacteria）

厌氧性细菌是指一群只能在无氧或低氧条件下生长和繁殖，利用厌氧呼吸和发酵获取能量的细菌的总称。

1. 破伤风梭菌（C.tetani）

破伤风梭菌广泛分布于土壤、人和动物的粪便中。主要传播途径是伤口感染，当人体受到外伤，创口被污染；分娩时使用不洁器械断脐接生或脐部消毒不严格。本菌可侵入局部创面引起外源性感染。该病见于各年龄段人群。可引起破伤风病，潜伏期一般7～14天，与原发感染部位到中枢神经系统的距离远近有关。全年均可发生。破伤风梭菌仅在伤口局部繁殖，其致病作用主要依赖于该菌所产生的外毒素。

2. 产气荚膜梭菌（C.perfringens）

产气荚膜梭菌广泛存在于土壤、人和动物肠道中。主要传播途径是经口食入，也可由伤口感染。人群普遍易感，以婴儿和年老体弱者病情更重。所致疾病：气性坏疽、食物中毒、坏死性肠炎。夏秋季节多见。产气荚膜梭菌至少能产生12种与致病性有关的外毒素和酶。

3. 肉毒梭菌（C.botulinum）

肉毒梭菌主要存在于土壤中，在厌氧环境下能产生毒性很强的肉毒毒素

（botulinum toxin）而引起疾病。传染源主要是家畜、家禽和鱼类，主要传播途径是食物传播、伤口感染，亦可经呼吸道导致吸入性肉毒中毒。人群普遍易感。所致疾病：食物中毒、创伤感染中毒、婴儿肉毒中毒。肉毒梭菌食物中毒一年四季均可发生。肉毒梭菌产生剧烈的神经毒素——肉毒毒素。

4. 艰难梭菌（C. difficile）

传染源为无症状携带者，其中60%～70%为新生儿，10%为老年人，3%为3岁以上的儿童，3%为成人，新生儿和婴儿的肠道缺乏艰难梭菌产生的毒素的受体，常携带细菌而不致病。传播途径为粪－口途径，易感人群为曾经腹泻住院史者、患基础疾病者、老年人，使用抑酸剂和曾接受过抗生素的治疗等人。多数致病性艰难梭菌菌株能产生艰难梭菌毒素A（TcdA）和（或）艰难梭菌毒素B（TedB）。

5. 无芽孢厌氧菌（Non–spore–forming anaerobic bacteria）

无芽孢厌氧菌是寄居于人体的正常菌群。当其寄居部位改变、机体免疫力下降或菌群失调，若局部还有坏死组织、血供障碍等形成厌氧微环境，则易引起内源性感染。多种原因如烧伤、放化疗等也易引起肠黏膜损伤、通透性增加、肠道局部免疫功能下降，导致肠道细菌易位，引起肠道外组织器官的感染。内源性感染为其主要感染形式，所致疾病：腹腔感染、女性生殖道与盆腔感染、口腔感染、呼吸道感染、中枢神经系统感染等。

（七）动物源性细菌

由同一种病原菌所引起人类和动物的某一种传染病称为人畜共患病（zoonosis），能引起人畜共患病的病原菌即为动物源性细菌。

1. 布鲁菌属（Brucella）

布鲁菌属又称布鲁斯菌属，传染源为动物，传播途径为接触病畜或接触被污染的畜产品，经皮肤、黏膜、眼结膜、消化道、呼吸道等传播，致病菌群为羊布鲁菌（B. melitensis）、牛布鲁菌（B. abortus）、猪布鲁菌（B. suis）和犬布鲁菌（B. canis）。致病物质主要是内毒素。荚膜与侵袭性酶（透明质酸酶、氧化氢酶等）增强了该菌的侵袭力，使细菌能突破皮肤、黏膜的屏障作用进入宿主体内，并在机体脏器内大量繁殖和快速扩散入血流。布鲁菌的致病过程与该菌引起的Ⅳ型超敏反应有关，菌体抗原成分与相应抗体形成的免疫复合物，可导致急性炎症和坏死，病灶中有大量中性粒细胞浸润，可能是一种Ⅲ型超敏反应（Arthus 反应）。在我国流行的主要是羊布鲁菌病，其次为牛布鲁菌病。

2. 炭疽芽孢杆菌（B. anthraci）

传染源为动物和人类，传播途径主要通过接触患炭疽的动物及其畜产品或通过存在于空气、土壤中的炭疽芽孢杆菌而被感染。牛与羊等食草动物的发病率最高，多引起皮肤炭疽，也有肠炭疽、肺炭疽和脑膜炎炭疽等。炭疽芽孢杆菌主要致病物质是荚膜和炭疽毒素。

3. 蜡样芽孢杆菌（B. sereus）

蜡样芽孢杆菌广泛分布于土壤、水、尘埃、淀粉制品、乳和乳制品等食品中。传播途径为食源性疾病和机会性感染，可引起食物中毒、角膜炎、眼内炎、全眼球炎、心内膜炎、脑膜炎、骨髓炎和肺炎等。

4. 鼠疫耶氏菌（Y. pestis）

鼠疫耶氏菌俗称鼠疫杆菌，是引起鼠疫的病原菌。鼠疫是一种自然疫源性的烈性传染病。人类鼠疫是因直接接触、剥食了染有鼠疫的动物（旱獭、绵羊等）或被染疫的鼠蚤叮咬而受染。临床常见腺鼠疫、肺鼠疫和败血症型鼠疫。

5. 小肠结肠炎耶氏菌（Y. enterocolitica）

小肠结肠炎耶氏菌是引起人类小肠结肠炎的病原菌。传染源为多种动物体内，如鼠、兔、羊、牛、猪、狗等，人类通过污染食物、饮料等经粪 – 口途径或因接触染疫动物而感染，潜伏期 3 ～ 7 天。

6. 假结核耶氏菌（Y. pseudotuberculosis）

假结核耶氏菌存在于多种动物的肠道中，人类感染较少，主要通过污染的食物感染。由于该菌株在人的感染部位可形成结核样肉芽肿，故称假结核耶氏菌。所致疾病：胃肠炎、肠系膜淋巴结肉芽肿、回肠末端炎等。

7. 土拉弗氏菌（F. tularensis）

土拉弗氏菌俗称野兔热杆菌，传染源为野兔等野生动物或病畜，主要通过蜱、蚊、蚤、虱等吸血节肢动物叮咬传播，亦可经空气传播引起呼吸道感染。野兔、鼠类等多种野生动物和家畜及人群易感，土拉弗朗西斯菌土拉亚种为土拉热的病原体，在叮咬处发生局部溃疡和淋巴结肿，还可引起支气管炎和局部性肺炎（肺土拉菌病）等。其致病物质主要是荚膜和内毒素。细菌侵袭力强，能穿过完整的皮肤和黏膜。另外，菌体多糖抗原可引起速发型超敏反应，蛋白质抗原可引起迟发型超敏反应。

（八）其他细菌

1. 铜绿假单胞菌（P. aeruginosa）

铜绿假单胞菌在生长过程中能产生绿色水溶性色素，感染后使脓汁出现绿色，故俗称绿脓杆菌。广泛分布于自然界，在医院里的潮湿环境中普遍存在，也能从人体皮肤、肠道和呼吸道内检出，是人体正常菌群之一，在肠道中繁殖为环境中主要污染源之一，是常见的机会致病菌。主要致病物质是内毒素，此外尚有菌毛、荚膜、胞外酶和外毒素等多种致病因子。可引起局部化脓性炎症、中耳炎、角膜炎、尿道炎、胃肠炎、心内膜炎和脓胸、菌血症、败血症及婴儿严重的流行性腹泻。

2. 嗜肺军团菌（L. pneumophila）

嗜肺军团菌生活在水中，通过微风和阵风传播，然后被吸入呼吸道，可引起军团病，包括流感样型（轻型）、肺炎型（重病型）和肺外感染三种临床类型。主要通过呼吸道吸入带菌飞沫或气溶胶而感染，多流行于夏秋季。致病物质主要是产生的多种酶类、毒素和溶血素，直接损伤宿主。

3. 白喉棒状杆菌（C. diphtheriae）

白喉棒状杆菌俗称白喉杆菌，主要的传染源是患者及带菌者，细菌通过患者及带菌者的飞沫传播，也可以由污染的物品直接接触而感染，人群对白喉棒状杆菌普遍易感，儿童发病率最高，主要致病物质是白喉毒素。细菌在局部顽强繁殖并分泌外毒素，导致组织坏死凝固而成假膜，此假膜与黏膜下组织紧密粘连，如果局部黏膜水肿及假膜脱落，可引起呼吸道阻塞甚至窒息死亡，成为白喉早期致死的主要原因。部分患者可出现心肌受损，多发生在病后 2～3 周，成为白喉晚期致死的主要原因。

4. 流感嗜血杆菌（H. influenzae）

流感嗜血杆菌俗称流感杆菌，是流感时继发感染的常见细菌，主要致病物质为荚膜、菌毛、IgA 蛋白酶等。是引起小儿急性化脓性脑膜炎、鼻咽炎、中耳炎等原发化脓性感染和呼吸道感染的重要病原体，继发性感染（内源性）多由呼吸道寄居的正常菌群成员无荚膜流感嗜血杆菌菌株引起，常继发于流感、麻疹、百日咳、结核病等，临床表现有慢性支气管炎、鼻窦炎、中耳炎等，以成人多见。

5. 百日咳鲍特菌（B. pertussis）

百日咳鲍特菌俗称百日咳杆菌，传染源主要是早期患者和带菌者，主要经飞沫传播，引起百日咳，易感人群为儿童，致病物质有荚膜、菌毛及产生的多种毒素等，潜伏期为 7～14 天。

三、支原体（mycoplasma）

支原体是一类无细胞壁、形态上呈多态性、可通过常用的除菌滤器、能在无生命培养基中生长繁殖的最小的原核细胞型微生物。由于它们能形成有分支的长丝，故名支原体。

1. 肺炎支原体（M. pneumoniae）

肺炎支原体是下呼吸道重要的致病性支原体，所引起的人类支原体肺炎占非细菌性肺炎的 50% 左右，其病理变化以间质性肺炎为主，又称原发性非典型性肺炎。

传染源为患者或带菌者，主要经飞沫传播，多发生在夏末秋初季节，呈间歇性流行，患者以儿童及青少年多见。潜伏 2～3 周后，首先引起上呼吸道感染，然后下行引起气管炎、支气管炎和肺炎。

2. 溶脲脲原体（U.urealyticum）

溶脲脲原体又称解脲脲原体，在人体定植数量有两次高峰期，即分娩时由母体经产道感染新生儿，以后迅速减少，从性生活开始又逐渐增多。

溶脲脲原体主要经性生活中密切接触传播，一般为浅表感染，大多不侵入血流，患者与携带者为主要传染源，主要寄生于男性尿道、阴茎包皮和女性阴道。性工作者、性淫乱者、同性恋、淋病和其他性病患者的发病率较高，主要引起尿道炎、宫颈炎、盆腔炎及尿路结石等，若上行感染，可引起男性前列腺炎、附睾炎，以及女性阴道炎、宫颈炎。孕妇感染可导致流产、早产、死胎、低体重儿、新生儿脑膜炎和先天性肺炎。

四、衣原体（chlamydia）

衣原体是一类严格真核细胞内寄生、有独特发育周期、能通过常用细菌滤器的原核细胞型微生物。广泛寄生于人类、哺乳动物和禽类，但仅有少数衣原体种类引起人类沙眼、泌尿生殖道和呼吸道感染。

1. 沙眼衣原体（C.trachomatis）

沙眼衣原体主要寄生于人类，无动物储存宿主，可引起沙眼、包涵体结膜炎、泌尿生殖道感染、婴幼儿肺炎、性病淋巴肉芽肿。其中，沙眼主要通过眼 – 眼或眼 – 手 – 眼传播；包涵体结膜炎分为婴儿结膜炎和成人结膜炎，前者系婴儿经产道感染，后者经两性接触、眼 – 手 – 眼或污染的游泳池水感染；泌尿生殖道感染经性接触传播；婴幼儿肺炎主要经胎盘和产道感染；性病淋巴肉芽肿主要通过性接触传播。

2. 肺炎衣原体（C. pneumoniae）

肺炎衣原体主要寄生于人类的呼吸道，经飞沫或呼吸道分泌物传播，潜伏期平均 30 天左右。主要引起青少年尤其儿童的急性呼吸道感染，如咽炎、鼻窦炎、支气管炎和肺炎等，还可引起心包炎、心肌炎、心内膜炎、红斑结节、甲状腺炎、格林巴利综合征等肺外疾病。

3. 鹦鹉热衣原体（C. psittaci）

人类通过吸入鹦鹉热衣原体或密切接触病禽而引起呼吸道感染，临床上称之鹦鹉热（psittacosis）或鸟疫（ornithosis）。该衣原体主要在鸟类及家禽中传播。人类主要经呼吸道吸入病鸟粪便、分泌物或羽毛的气雾或尘埃而感染，也可经破损皮肤、黏膜或眼结膜感染。

五、螺旋体（spirochete）

螺旋体是一类细长、柔软、弯曲、运动活泼的原核细胞型微生物，生物学地位介于细菌与原虫之间。

1. 钩端螺旋体（L. interrogans）

钩端螺旋体在感染动物中长期生存并持续从尿液中排出，直接或经土壤间接污染水源（疫水）形成自然疫源地，人类接触疫水而被感染，引发钩端螺旋体病（leptospirosis）。患者主要是农民，以及一些临时进入疫区工作或旅行的人群。目前倾向于内毒素是钩端螺旋体主要致病物质。近年发现，黏附素和溶血素也可能在钩端螺旋体致病过程中发挥重要作用。

2. 苍白密螺旋体（T. pallidum）

苍白密螺旋体分为 3 个亚种：苍白亚种（subsp. pallidum）、地方亚种（subsp. endemicum）和极细亚种（subsp. pertenue）。苍白亚种俗称梅毒螺旋体，是梅毒（syphilis）的病原体。梅毒患者是唯一的传染源。梅毒一般分为后天性（获得性）和先天性两种，前者通过性接触传染，后者从母体通过胎盘传染给胎儿。梅毒螺旋体污染的血液或血制品可引起输血后梅毒。梅毒螺旋体有很强侵袭力，但未发现有内毒素和外毒素，其致病物质包括荚膜样物质、黏附因子和侵袭性酶类。地方亚种是地方性梅毒（endemic syphilis）或称非性病梅毒的病原体，通过污染的食具经黏膜传播。极细亚种是雅司病（yaws）的病原体，主要通过与患者病损皮肤直接接触而感染。

3. 伯氏疏螺旋体（B. burgdorferi）

人和多种动物均可感染伯氏疏螺旋体，储存宿主众多，其中以野鼠和鹿较为重要。主要传播媒介是硬蜱，引发莱姆病（Lyme disease）。

4. 回归热疏螺旋体（B. recurrentis）

回归热（relapsing fever）是一种以反复周期性急起急退高热为临床特征的急性传染病。根据病原体及其媒介昆虫不同分为两类：①虱传回归热，又称流行性回归热，病原体为回归热疏螺旋体（B.recurrentis），虱为传播媒介。②蜱传回归热，又称地方性回归热，病原体为杜通疏螺旋体（B.duttonii）和赫姆斯疏螺旋体（B.hermsii），主要由软蜱传播。

六、立克次体（rickettsia）

立克次体是一类严格细胞内寄生的原核细胞型微生物，主要通过吸血节肢动物如人虱、鼠蚤、蜱或螨的叮咬而传播，可引起斑疹伤寒、斑点热、恙虫病等传染病。

1. 普氏立克次体（R. prowazekii）

普氏立克次体是流行性斑疹伤寒（Epidemic typhus，又称虱传斑疹伤寒）的病原体，患者是普氏立克次体的储存宿主和传染源。体虱是主要传播媒介，传播方式为虱–人–虱。虱叮咬患者后，立克次体进入虱肠上皮细胞内繁殖。当受染虱再去叮咬健康人时，立克次体随粪便排泄于皮肤上，进而可从搔抓的皮肤破损处侵入体内。含普氏立克次体的虱粪也可经空气侵入呼吸道或眼结膜导致感染。含菌体的干虱粪偶可随气溶胶经呼吸道或眼结膜导致感染。

2. 莫氏立克次体（R. mooseri）

莫氏立克次体或称斑疹伤寒立克次体（R. typhi），是地方性斑疹伤寒（Endemic typhus，亦称鼠型斑疹伤寒）的病原体。其主要的传染源和储存宿主为啮齿类动物（主要为鼠），传播媒介主要是鼠蚤和鼠虱，以鼠–蚤–鼠在自然界循环，当鼠蚤叮咬人时，可将斑疹伤寒立克次体传染给人，再通过人虱在人群中传播。在干燥蚤粪中的莫氏立克次体也可经口、鼻或眼结膜进入人体而致病。

3. 恙虫病东方体（Orientia tsutsugamushi）

恙虫病东方体原称恙虫病立克次体或东方立克次体，是恙虫病的病原体。恙虫病东方体寄居在恙螨体内，可经卵传代，并借助于恙螨幼虫的叮咬在鼠间传播或使人感染，故恙螨是恙虫病东方体的传播媒介、储存宿主。

七、放线菌（actinomycetes）

放线菌是一类丝状或链状，呈分枝生长的原核细胞型微生物，致病性放线菌主要为放线菌属和诺卡菌属中的菌群。

1. 放线菌属

放线菌属多存在于口腔、上呼吸道和生殖道等与外界相通的体腔中，为人体的正常菌群。当机体抵抗力下降，口腔卫生不良、拔牙或口腔黏膜受损时，可致内源性感染，引起放线菌病。

2. 诺卡菌属

诺卡菌属（Nocardia）有 51 个菌种，广泛分布于土壤，不属于人体正常菌群。对人致病的主要有星形诺卡菌（N.asteroides）、巴西诺卡菌（N.brasiliensis）和鼻疽诺卡菌（N.farcinica），其中星形诺卡菌致病力最强。

星形诺卡菌主要由呼吸道或创口侵入机体，引起化脓性感染，特别是免疫力低下的感染者，如 AIDS 患者、肿瘤患者和长期使用免疫抑制剂的患者，感染后可引起肺炎、肺脓肿，表现类似肺结核和肺真菌病。星形诺卡菌可通过血行播散，引起脑膜炎与脑脓肿。若该菌经皮肤创伤感染，可侵入皮下组织引起慢性化脓性肉芽肿和形成瘘管。

八、真菌（fungus）

真菌是一类具有典型细胞核和细胞壁的真核细胞型微生物。可引起人类感染性、中毒性及超敏反应性疾病。

1. 皮肤癣菌（dermatophytes）

皮肤癣菌是寄生于皮肤角蛋白组织的浅部真菌，可引起皮肤癣（tinea），以手足癣最多见。

2. 糠秕孢马拉色菌（Malassezia furfur）

糠秕孢马拉色菌可引起皮肤角质层慢性、无症状或症状轻微的浅表感染。表现为皮肤黄褐色的花斑癣，形如汗渍斑点，俗称汗斑。好发于颈、胸、腹、背和上臂，只有碍美观，不影响健康。

3. 申克孢子丝菌（Sporothrix schenckii）

人类可通过有创伤的皮肤接触染菌土壤、植物或污染物，引起皮肤、皮下组织及相邻淋巴系统的慢性感染，称为孢子丝菌病（sporotrichosis）。该病好发于从事农业、园艺、伐木、采矿等职业的人员，亦可经口、呼吸道或动物咬伤、抓伤侵入，沿血行扩散至其他器官。可引起固定型、淋巴管型及播散型皮肤感染，少数可引起骨关节、心、肺、眼及脑膜等皮肤外感染。

4. 着色真菌（coloring fungi）

着色真菌一般由外伤侵入人体，感染多发于颜面、下肢、臀部等暴露部位，病损皮肤呈境界鲜明的暗红色或黑色区，故称着色真菌病（chromomycosis）。在机体全身免疫力低下时可侵犯中枢神经系统，发生脑内感染。

5. 白假丝酵母（C. albicans）

白假丝酵母是机会致病菌，通常存在于人的皮肤及口腔、上呼吸道、阴道与肠道黏膜，当机体出现菌群失调或抵抗力下降时（如 AIDS），可引起皮肤、黏膜和内脏的急性或慢性炎症，即白假丝酵母病（candidiasis）。该病主要表现为皮肤、黏膜感染，包括湿疹样皮肤白假丝酵母病、肛门周围痛痒症及肛门周围湿疹和指间糜烂症等；内脏感染，包括肺炎、支气管炎、肠炎、膀胱炎及肾盂肾炎等；中枢神经系统感染，包括脑膜炎、脑膜脑炎及脑脓肿等。

6. 新生隐球菌（Cryptococcus neoformans）

新生隐球菌可在土壤、鸟粪，尤其是鸽粪中大量存在，也可存在于人体的体表、口腔及粪便中，可侵犯人和动物引起隐球菌病（cryptococcosis）。人由呼吸道吸入后引起肺部感染，但可播散至皮肤、黏膜、淋巴结、骨、内脏，最易侵犯中枢神经系统，引起慢性脑膜炎。

7. 曲霉（Aspergillus）

曲霉能侵犯机体许多组织器官，统称曲霉病（aspergillosis），包括肺曲霉病、全身性曲霉病、中毒、肝癌。

8. 毛霉（Mucor）

毛霉引起毛霉病（mucormycosis），重症疾病的晚期，机体抵抗力极度衰弱时常合并本菌感染。多首先发生在鼻或耳部，经口腔唾液流入上颌窦和眼眶，引起坏死性炎症和肉芽肿，再经血流侵入脑部，引起脑膜炎。亦可扩散至肺、胃肠道等全身各器官，死亡率较高。

9. 镰刀菌（Fusarium）

镰刀菌可引起一些浅部真菌病，如真菌性角膜炎、爪真菌病，还可引起深部真菌病。一般是从鼻窦、呼吸道及皮肤入侵，再感染其他器官，如肺、肝、脾、肾等。

10. 肺孢子菌（Pneumocystis）

当机体免疫力下降时可引起机会感染，即肺孢子菌肺炎（pneumocystis pneumonia，PCP），也可引起中耳炎、肝炎、结肠炎等。

第二节 尸虫（parasites）

尸虫是指寄生虫及其产物，属于生物因素（biological factors），名称源于《诸病源候论》。病原微生物与寄生虫合称病原体（pathogen）。

寄生虫生长、发育和繁殖所需的营养物质绝大部分来自人体，故常造成营养不良；寄生虫侵入、移行、定居、占位和不停运动常造成机械性损伤；寄生虫的排泄物、分泌物、虫体、虫卵死亡崩解物、蠕虫蜕皮液和被损伤组织的分解产物常造成毒性和免疫损伤。

本节将讨论 29 种原虫、41 种蠕虫和 19 种节肢动物的所致疾病、传染源、传播途径和易感人群。

一、原虫（protozoa）

原虫是指寄生于人或动物体管腔、体液、组织或细胞内的致病性单细胞真核原生动物。

（一）叶足虫（Leaf worm）

1. 溶组织内阿米巴（Entamoeba histolytica Schaudinn，1903）

溶组织内阿米巴引起阿米巴病（amoebiasis），包括肠阿米巴病（intestinal amoebiasis）和肠外阿米巴病（extraintestinal amoebiasis）。传染源主要为粪便中持续带包囊者（cyst carrier or cyst passenger）。除人外，可感染犬、猫、猪、猴、猩猩等。传播途径主要有水源、"粪－口"和性接触。高危人群包括旅游者、流动人群、同性恋者等。严重感染发生于小儿、孕妇、哺乳期妇女、免疫力低下者、营养不良者以及恶性肿瘤和长期应用肾上腺皮质激素的患者。

2. 福氏耐格里阿米巴（N.fowleri）

福氏耐格里阿米巴引起原发性阿米巴性脑膜脑炎（primary amoebic meningoencephalitis, PAME）。传染源存在于水体、淤泥、尘土和腐败植物中，人们在接触受污染的水体时，滋养体可侵入鼻腔黏膜并增殖，沿嗅神经通过筛状板入颅内。易感人群多见于健康儿童与青壮年。

3. 卡氏棘阿米巴（A. castellanii）

卡氏棘阿米巴的传染源存在于水体、淤泥、尘土和腐败植物中。滋养体可经损伤的皮肤、黏膜、眼角膜或呼吸道吸入等途径侵入人体，寄生在眼、脑等部位，引起肉芽肿性阿米巴性脑炎（granulomatous amebic encephalitis, GAE）、阿米巴性皮肤损害和阿米巴角膜炎（amebic keratitis, AK）。抵抗力低下的人群，例如虚弱、营养不良、应用免疫抑制剂或获得性免疫缺陷综合征（AIDS）人群为易感人群。

4. 狒狒巴拉姆希阿米巴（Balamuthia mandrillaris）

狒狒巴拉姆希阿米巴主要引起肉芽肿性阿米巴性脑炎。传染源存在于水体、淤泥、尘土和腐败植物中，滋养体侵入哺乳动物细胞内培养并在体内繁殖致病。多见于身体衰弱、器官移植后的免疫治疗或 AIDS 患者。非免疫缺陷的儿童、幼儿或婴儿亦可患病，且呈急性过程。

（二）鞭毛虫（flagellate）

1. 杜氏利什曼原虫（Leishmania donovani）

杜氏利什曼原虫引起内脏利什曼病（visceral leishmaniasis, VL）、黏膜皮肤利什曼病（mucocutaneous leishmaniasis, MCL）和皮肤利什曼病（cutaneous leishmaniasis, CL）。其中内脏利什曼病又称黑热病（kala-azer）。根据传染源不同，可分为三种类型：①人源型：又称平原型，多见于平原地区。患者以青少年为主，婴儿少，犬很少感染。患者为主要传染源。传播媒介为家栖型中华白蛉和新疆长管白蛉。②犬源型：又称山丘型，多见于山丘地区。婴儿感染率较高，成人很少得病，犬为主要传染源。传播媒介为近野栖型中华白蛉。③自然疫源型：又称荒漠型，多见于荒漠地区。患者主要见于婴幼儿。传染源可能是野生动物。传播媒介为野栖蛉种，主要是吴氏白蛉，其次为亚历山大白蛉。

2. 布氏冈比亚锥虫（Trypanosoma brucei gambiense Dutton，1902）与布氏罗得西亚锥虫（T. b. rhodesienseStephenses & Fanthan，1901）

布氏冈比亚锥虫与布氏罗得西亚锥虫是非洲锥虫病（African trypanosomiasis）或非洲昏睡病（African sleeping sickness）的病原体。布氏冈比亚锥虫的传染源为患者及带虫者。牛、猪、山羊、绵羊、犬等动物可能是保虫宿主。通过须舌蝇（Glossina palpalis）、G. tachinoides 和 G. fuscipes 叮咬传播。易感人群为居住或有西非和中非河流或森林地带旅行史的人群。布氏罗得西亚锥虫的传染源为猎人、渔民和采集工人，非洲羚羊、牛、狮、鬣狗等动物为其保虫宿主。通过刺舌蝇（G. morsitans）、淡足舌蝇（G. pallidipes）及 G. swynnertoni 叮咬传播。易感人群为居住或有东非热带草原和湖岸矮林地带及草丛地带旅行史的人群。

二者均可引起锥虫下疳（trypanosomal chancre）、锥虫血症、脑膜脑炎。

3. 枯氏锥虫（Trypanosoma cruzi Chagas，1909）

枯氏锥虫又称克氏锥虫，属人体粪源性锥虫，是枯氏锥虫病即恰加斯病（Chagas disease）的病原体。可寄生于多种哺乳动物，如狐、松鼠、食蚁兽、犰狳、犬、猫、家鼠等。主要流行于中美洲和南美洲农村地区。通过传播媒介锥蝽传播。当锥蝽自人体或哺乳动物吸入含有锥鞭毛体的血液后，锥鞭毛体在锥蝽肠道内发育和增殖，最后发育为循环后期锥鞭毛体，为感染阶段。

4. 蓝氏贾第鞭毛虫（Giardia lamblia Stile，1915）

蓝氏贾第鞭毛虫简称贾第虫，引起以腹泻和消化不良为主要症状的蓝氏贾第鞭毛虫病（giardiasis），偶可侵犯胆道系统造成炎性病变。传染源为随粪便排出包囊的人和动物。动物储蓄宿主包括家畜（如牛、羊、猪、兔等）、宠物（如猫、狗）和野生动物（如河狸，beaver）。水源传播是重要途径，水源污染主要来自人、动物的粪便。"人－人"传播多见于小学、托儿所和家庭成员之间。粪－口传播方式在贫穷、人口过度拥挤、用水不足以及卫生状况不良的地区更为普遍。同性恋者肛交常导致包囊的间接粪－口传播。任何年龄的人群均有易感性，儿童、年老体弱者和免疫功能缺陷者尤其易感。

5. 阴道毛滴虫（Trichomonas vaginalis Donne，1837）

阴道毛滴虫引起滴虫性阴道炎、尿道炎或前列腺炎。传染源为滴虫性阴道炎患者和无症状带虫者，或为男性带虫者。直接传播方式主要通过性交传播，间接传播方式系因使用公共浴池、浴具、公用游泳衣裤、马桶等。本虫为性传播病原体，以 16 ～ 35 岁年龄组的女性感染率最高。

6. 脆弱双核阿米巴（Dientamoeba fragilis Japps & Dobell，1918）

脆弱双核阿米巴引起消化道功能紊乱，是"旅游者腹泻"、慢性腹泻、营养不良或生长发育缓慢的重要原因之一。传染源可能为被寄生的蛲虫卵或其幼虫。感染途径至今尚不明确。有人认为本虫不是直接传播。有人在蛲虫卵内发现本虫，认为蛲虫可能是本虫的传播媒介。也有人认为本虫可能通过蛲虫卵或其幼虫，并非通过粪便污染传播。卫生条件较差地区的人群，一些特殊人群，例如智障人群、精神病患者中感染率高。

7. 蠊缨滴虫（Lophomomasblattarum）

蠊缨滴虫引发呼吸道及肺部感染。传染源为被寄生的蜚蠊和白蚁的粪便及呕吐物。白蚁、蜚蠊昆虫宿主携带原虫的包囊污染食物，或通过飞沫及空气灰尘，或人与动物之间的密切接触可能是传播本病的重要途径。易感人群为与昆虫宿主（蜚蠊、白蚁）密切接触的人群（我国南方地区温暖潮湿，四季都适宜蜚蠊、白蚁生长繁殖，很容易造成蠊缨滴虫传播和流行），老年患者因抵抗力较低而容易感染蠊缨滴虫，且发病急、病程长，常合并有细菌、病毒和真菌的感染，在长期使用抗生素、免疫抑制剂或皮质激素和进行器官移植的人群中，肺部容易感染蠊缨滴虫，其可能原因与免疫功能受到严重抑制有关。

（三）孢子虫（sporozoan）

1. 疟原虫（plasmodium）

疟原虫是疟疾（malaria）的病原体。传染源为外周血中有配子体的患者和带虫者。主要为按蚊叮咬传播，我国主要包括中华按蚊、嗜人按蚊、微小按蚊和大劣按蚊。易感人群为除了因某些遗传因素对某种疟原虫表现出不易感的人群及高疟区婴儿可从母体获得一定的抵抗力外，其他人群对疟原虫普遍易感。

2. 刚地弓形虫（Toxoplasma gondii Nicolle & Manceaux，1908）

刚地弓形虫引起人畜共患的弓形虫病（toxoplasmosis），动物是本病的传染源，家猫尤其是流浪猫是重要的传染源。孕妇经胎盘的垂直传播也具有传染源的意义。食入未煮熟的含各期弓形虫的肉制品、蛋品、乳类或被卵囊污染的食物和水可致感染；肉类加工人员和实验室工作人员有可能经口、鼻、眼结膜或破损的皮肤、黏膜感染；输血或器官移植也可能引起感染；节肢动物携带卵囊也具有一定的传播意义。人对弓形虫普遍易感。

3. 隐孢子虫（Cryptosporidium Tyzzer，1907）

隐孢子虫引起隐孢子虫病。传染源为患者和带虫者、各种动物宿主。隐孢子虫可寄生于人、哺乳类、禽类、爬行类、两栖类和鱼等多种动物。主要经"粪－口"途径、水源、食物、空气传播。人对隐孢子虫普遍易感。

4. 肉孢子虫（sarcocystis）

肉孢子虫引起肉孢子虫病。传染源为粪便排出卵囊或孢子囊的人、猕猴、黑猩猩；肌肉内含有肉孢子囊的牛或猪等。经粪－口和分泌物途径传播。易感人群为生食或误食含有人肠肉孢子囊的肉类者。

5. 贝氏囊等孢球虫 [Cystoisos belli（Woodcock，1915）Wenyon，1923]

贝氏囊等孢球虫引起囊等孢球虫病。传染源为排出成熟卵囊粪便的人。卵囊污染食物或饮用水，继而经口侵入人体。易感人群为免疫功能低下者或旅行者。

6. 微孢子虫（microsporidia）

微孢子虫引起脑炎、肝炎、肾炎、肠炎，亦可累及胆囊、角膜等部位引起病变。传染源为排出成熟孢子的节肢动物、鸟类、哺乳动物和人类。人类感染来源尚未完全明了，可能是人－人传播或动物－人传播，主要通过宿主吞食成熟孢子污染的水或食物或性接触等途径感染。人类均可患病，是引起HIV感染者或艾滋病患者腹泻的重要病原体。

7. 人芽囊原虫（Blastocystis hominis）

人芽囊原虫引起腹泻、痉挛性腹痛、腹胀、呕吐等，也可出现低热、乏力等全身症状。寄生在猴、猩猩、狗、猫、猪、鼠等多种动物体内，能排出该虫的人或保虫宿主均是传染源。污染食物或水经粪－口途径传播；接触动物（宠物）可引起粪－口途径感染；昆虫在传播中也起到了一定作用。易感人群为免疫功能低下者、精神障碍者及热带地区旅游者。

8. 巴贝虫（Babesia）

巴贝虫引起巴贝虫病。传染源为患病家畜如牛、马、羊、猪、犬、猫等和野生动物及人无症状带虫者。传播途径为蜱叮咬、器官移植、输血和经胎盘传播等。易感人群为蜱虫活动地区的生活者。

（四）纤毛虫（ciliophoran）

结肠小袋纤毛虫（Balantidium coli）（Malmsten，1857）

结肠小袋纤毛虫引起结肠小袋纤毛虫病，亦称结肠小袋纤毛虫痢疾。猪为重要的保虫宿主和传染源。粪便污染及蝇的机械携带包囊是重要的传播方式。易感人群为饮食卫生不良人群。

二、蠕虫（helminth）

蠕虫是指借助肌肉收缩而使身体做蠕形运动的一类多细胞无脊椎动物。

1. 华支睾吸虫［Clonorchis sinensis（Cobbold，1875）Looss，1907］

华支睾吸虫引起肝吸虫病，亦可引起胰管炎和胰腺炎。传染源为能排出华支睾吸虫卵的患者、感染者、受感染的家畜和野生动物。主要通过水源传播，水污染主要来自人、动物的粪便。人群普遍易感。

2. 布氏姜片吸虫［Fasciolopsis buski（Lankester，1857）Odhner，1902］

布氏姜片吸虫简称姜片虫，导致姜片虫病。传染源是粪便排出虫卵的人、猪。通过饮用被宿主粪便污染的水源、生食菱角等水生果品传播。易感人群是生食菱角等水生果品、饮生水者。一般夏、秋季是感染的主要季节。

3. 肝片形吸虫（Fasciola hepaticaLinn）

肝片形吸虫引起肝片形吸虫病。传染源是粪便排出虫卵的牛、羊等哺乳动物。通过生食水生植物如水田芹等茎叶、饮用被宿主粪便污染的生水传播。易感人群是生食水生植物如水田芹等茎叶或喝生水者。

4. 卫氏并殖吸虫［Paragonimuswestermani（Kerbert，1878）Braun，1899］

卫氏并殖吸虫引发并殖吸虫病。传染源是能排出虫卵的患者、带虫者和肉食类哺乳动物。传播途径主要有食物传播、水源传播。易感人群是生食或半生食淡水蟹、蝲蛄及其制品，饮用生水的人群。

5. 斯氏并殖吸虫（Paragonimus skrjabini）

斯氏并殖吸虫引起幼虫移行症。传染源是各种动物宿主，包括豚鼠、小鼠、家兔、猴、鸭、鸡、鹌鹑、鹦鹉、虎纹蛙、黑斑蛙等多种动物。主要传播途径是食物传播。易感人群是生食或半生食感染斯氏并殖吸虫动物的人群。

6. 裂体吸虫（血吸虫）（schistosome）

裂体吸虫又称血吸虫或住血吸虫，引起多种免疫性疾病（如尾蚴性皮炎、静脉内膜炎、虫卵肉芽肿等）。传染源是粪便中含有能孵化出毛蚴的活虫卵的血吸虫病患者或感染动物。主要传播途径是经水传播［含血吸虫卵的粪便污染水体、水体存在钉螺、人群接触疫水（含有尾蚴的水体）］。人群普遍易感。

7. 异形吸虫（Heterophyid trematodes）

异形吸虫引起心内衰竭、颅内感染等。传染源是能排出虫卵的鸟类及哺乳动物、排出尾蚴的淡水螺类、被寄生的淡水鱼及蛙。经食物传播。易感人群是生食淡水鱼肉及蛙肉的人群。

8. 棘口吸虫（Echinostoma）

棘口吸虫引起棘口吸虫病。传染源是动物宿主，主要包括鸟、禽类，其次是哺乳类、爬行类，少数寄生于鱼类。传播途径包括食物传播和水源传播。易感人群是食入囊蚴污染的淡水鱼、蛙、螺类、水生植物及生水的人群。

9. 徐氏拟裸茎吸虫（Gymnophalloides seoi Lee，Chai and Hong，1993）

徐氏拟裸茎吸虫引起胃肠症状。传染源是蛎鹬和牡蛎。传播途径是食物传播。易感人群是生食牡蛎的人群。

10. 后睾吸虫（Opisthorchis）

后睾吸虫引起胆管肿胀、胆汁淤积、肝肿大等。传染源是动物宿主，主要包括鸟类、李氏豆螺、淡水鱼类、猫、犬、狐及野猪等。主要传播途径是因生食含有活囊蚴鱼肉的食物。易感人群是生食淡水鱼的人群。

11. 曼氏迭宫绦虫（Spirometra mansoni）

曼氏迭宫绦虫引起曼氏裂头蚴病。传染源是动物宿主，主要包括猫、犬、豹、狐、豹猫、蛙、蛇、鸟类等。主要经接触传播和经食物传播（局部敷贴生蛙肉，吞食生的或未煮熟的蛙、蛇、鸡或猪肉，误食感染的剑水蚤）。易感人群是未满周岁～85岁，以10～30岁感染率最高，男女比例为2∶1。

12. 阔头裂头绦虫（Diphyllobothrium latum）

阔头裂头绦虫引起肠穿孔、贫血等。传染源是鱼类、犬科食肉动物，经食物传播（误食生的或未熟的含裂头蚴的鱼肉）和经水传播（人粪污染河、湖等水源）。易感人群是喜食生或半生鱼肉的人群。

13. 链状带绦虫（Taenia solium Linnaeus）

链状带绦虫又称猪肉绦虫、猪带绦虫或有钩绦虫，中医学称"白虫"或"寸白虫"，可引起猪带绦虫病和囊尾蚴病。传染源是猪和携带者。经食物传播和经"粪－口"的间接接触传播。易感人群是食生的或未煮熟猪肉及不当饲养生猪的人群。

14. 肥胖带绦虫（Taenia saginata）

肥胖带绦虫又称牛带绦虫、牛肉绦虫或无钩绦虫等，引起牛带绦虫病。传染源是牛、美洲驼、长颈鹿、羚羊和携带者。经食物传播和经"粪－口"间接接触传播。易感人群是喜食生或半生牛肉及人畜共居人群。

15. 亚洲带绦虫（Taenia asiatica）

亚洲带绦虫又称牛带绦虫亚洲亚种或亚洲牛带绦虫，引起消化道及神经方面症状。传染源为猪、牛、羊、野生动物及携带者。经食物传播和经"粪－口"间接接触传播。易感人群是生食家畜内脏的人群，感染者中男性多于女性，以青壮年居多，表现为一定的家族聚集趋势。

16. 微小膜壳绦虫（Hymenolepis nana）

微小膜壳绦虫又称短膜壳绦虫，引起微小膜壳绦虫病。传染源为人及其他啮齿动物如旱獭、松鼠、犬蚤、猫蚤、致痒蚤、面粉甲虫等。传播途径是经"手－口"的直接接触传播。人群普遍易感，10岁以下儿童感染率较高。

17. 缩小膜壳绦虫（Hymenolepis diminuta）

缩小膜壳绦虫又称长膜壳绦虫，引起缩小膜壳绦虫病。传染源为大黄粉虫、谷蛾、鼠类等，主要传播途径是误食混杂在粮食中的中间宿主昆虫的经食物传播。儿童易感。

18. 细粒棘球绦虫（Echinococcus granulosus）

细粒棘球绦虫又称包生绦虫，引起棘球蚴病，俗称包虫病或囊型包虫病。传染源为羊、牛、骆驼、猪、鹿、携带者等。传播途径是经空气传播、经水传播、经食物传播和接触传播。学龄前儿童易感。

19. 多房棘球绦虫（Echinococcus multilocularis）

多房棘球绦虫引起严重的泡球蚴病，亦称泡型包虫病，或多房性包虫病。传染源是狐、啮齿类动物或食虫类动物等。传播途径是经食物传播、经水传播和接触传播。牧民及皮毛交易和贩卖人群易感。

20. 犬复孔绦虫（Dipylidium caninum）

犬复孔绦虫引起犬复孔绦虫病。传染源是犬和猫。经接触传播，婴幼儿易感，具有家族集聚倾向。

21. 克氏假裸头绦虫（Pseudanoplocephala crawfordi）

克氏假裸头绦虫引起消化道症状。传染源是猪和赤拟谷盗等。经食物传播。易感人群为辽宁、河南等地的人群。

22. 似蚓蛔线虫（Ascaris lumbricoides Linnaeus，1758）

似蚓蛔线虫简称蛔虫（round worm），引起蛔虫病。传染源为患者。经水源或食物传播。易感人群为儿童和青壮年（农村高于城市，儿童高于成人）。

23. 毛首鞭形线虫（Trichuris trichiura Linnaeus，1771）

毛首鞭形线虫引起鞭虫病（trichuriasis）。传染源为患者。经水源、食物传播。易感人群为南方，农村地区人群。

24. 蠕形住肠线虫（Enterobius vermicularis Linnaeus，1758）

蠕形住肠线虫简称蛲虫（pinworm），引起蛲虫病（enterobiasis）。主要寄生于人体盲肠、结肠及回肠下段。传染源为感染者。以肛门－手－口方式形成自身感染；感染期虫卵也可污染玩具、食物，或散落在衣裤、被褥上，经口使自身或他人感染。粘在灰尘上的虫卵，可随尘埃飞扬，经空气吸入，黏附在咽部，随吞咽进入消化道而感染。易感人群为 5～7 岁幼童，家庭、托儿所、幼儿园、小学等集体机构中儿童密切接触，增加感染机会，并通过患儿传播给其家庭成员。

25. 钩虫（hookworm）

钩虫引起钩虫病（hookworm disease）。传染源为带虫者和钩虫病患者。经毛囊、汗腺或皮肤破损处（通常为脚和手）、口腔、食管黏膜接触感染，传播途径包括垂直传播（通过胎盘及母乳传播）；食物传播（动物可作为十二指肠钩虫或美洲钩虫的转续宿主，人若生食这些动物的肉类也有感染的可能）。以黄河以南广大农村地区为主要流行区，北方及西部地区较少。

26. 粪类圆线虫［Strongyloides stercoralis（Bavay，1876）Stiles and Hassall，1902］

粪类圆线虫引起类圆线虫病（strongyloidiasis）。成虫寄生在宿主（如人、狗、猫、狐狸等）小肠内，幼虫可侵入脑、肺、肝、肾等组织器官。患者、犬、猫等可作为保虫宿主。传播途径为皮肤或黏膜（与土壤中的丝状蚴接触），"粪－口"。易感人群为免疫力低下的人或长期使用激素、免疫抑制剂的患者，艾滋病患者中可引发播散性重度感染。我国主要流行于南方地区。

27. 旋毛形线虫［Trichinella spiralis（Owen，1835）Railliet，1895］

旋毛形线虫简称旋毛虫，导致旋毛虫病。传染源为动物（猪、野猪、狗、鼠等 150 多种动物自然感染有旋毛虫）。主要传播途径是食物传播（人体感染主要是因生食或半生食含幼虫囊包的猪肉及肉制品引起）。易感人群为饮食卫生习惯不良人群。

28. 班氏吴策线虫［Wuchereria bancrofti（Cobbold，**1877**）Seurat，**1921**］、**马来布鲁线虫**［Brugia malayi（Brug，**1927**）Buckley，**1958**］

班氏吴策线虫可引起淋巴丝虫病。传染源为血中带有微丝蚴的患者及带虫者。传播途径为携带班氏和马来丝虫的蚊类。在丝虫病流行区的男女老少均有感染的可能。

29. 旋盘尾线虫［Onchocerca volvulus（Leuckart，**1893**）Railliet and Henry，**1910**］

旋盘尾线虫简称盘尾丝虫，可引起盘尾丝虫病（onchocerciasis），又称河盲症（river blindness）或瞎眼丝虫病。传染源是患者，寄生于皮肤内。传染途径为携带虫体的蚋。在丝虫病流行区的男女老少均有感染的可能。

30. 广州管圆线虫［Angiostrongylus cantonensis（Chen，**1935**）Dougherty，**1946**］

广州管圆线虫引起嗜酸性粒细胞增多性脑膜脑炎、脑膜炎、急性脑膜脑炎、脊髓炎、神经根炎、腹痛、腹泻和便秘。传染源来自几十种哺乳动物体内，包括啮齿类、犬类、猫类和食虫类，其中主要是啮齿类中的鼠类。传播途径为水源或食物传播。易感人群主要为生活在南方以及沿海地区的人群。

31. 东方毛圆线虫（Trichostrongylus orientalis Jimbo，**1914**）

东方毛圆线虫引起腹痛、贫血。传染源为绵羊、骆驼、马、牛及驴等动物。传播途径为食物和水源感染（生食或含吮丝状蚴污染的蔬菜、草叶而经口感染；或因饮用含感染期幼虫的生水而感染）。主要流行于农村和牧区，呈散在分布。

32. 美丽筒线虫（Gongylonema pulchrum Molin，**1857**）

美丽筒线虫引起筒线虫病（gongylonemiasis）。传染源为羊、牛、猪、熊、猴及人，中间宿主为粪甲虫、蟑螂等。主要传播途径是通过污染食物和水源的方式。以接触被感染的水源食物的人群为易感主体，大多数主体为青壮年，以及从事农业及家务劳动者。

33. 结膜吸吮线虫（Thelazia callipaeda Railliet &Henry，**1910**）

结膜吸吮线虫引起结膜吸吮线虫病（thelaziasis）。传染源主要为家犬，其次是猫、兔等动物。传播途径为携带病菌的肢动物传播（冈田绕眼果蝇）。易感人群为卫生不良人群，但以婴幼儿为主。

34. 棘颚口线虫（Gnathostoma spinigerumOwen，1836）

棘颚口线虫引起颚口线虫病（gnathostomiasis）。传染源为第二中间宿主（淡水鱼类）、转续宿主（蟹、蝲蛄、蛙、蛇、龟、鱼、泥鳅、鸟、鸡、鼠及猪等）。主要为消化道传播，食入含有感染期幼虫的鱼类，生食含有第三期幼虫的猪及鸡等转续宿主肉类。易感人群为饮食不洁人群，生食或半生食鱼、猪及鸡等。

35. 艾氏小杆线虫［Rhabditis（Rhabditella）axei（Cobbold，1884）Dougherty，1955］

艾氏小杆线虫亦称艾氏同杆线虫，引起艾氏小杆线虫病（rhabditelliasisaxei），传染源为艾氏小杆线虫的幼虫。经水源传播、消化道传播、接触传播，经消化道或经泌尿道上行感染，在污水中游泳、捕捞水产品而接触污水或误饮污水均为幼虫侵入人体提供了机会。易感人群为卫生不良人群，接触污水或饮用污水者。

36. 喉兽比翼线虫（M.laryngeus，Railliet，1899）和港归兽比翼线虫（M.gangguiensis，sp.nov Li，1998）

喉兽比翼线虫和港归兽比翼线虫引起兽比翼线虫病（human mammomonogamosis）或比翼线虫病（syngamiasis）。终宿主和转续宿主或中间宿主都是棘颚口线虫病的传染源。终宿主多为牛、羊、鹿等食草动物，龟和鳖可能是喉兽比翼线虫的转续宿主或中间宿主。经水源传播、消化道传播。易感人群为饮食、饮水不洁人群；生食或半生食龟、鳖人群。

37. 麦地那龙线虫［Dracunculus medinensis（Linnaeus，1758）Gollandant，1773］

麦地那龙线虫引起麦地那龙线虫病（dracunculiasis）。传染源为含本虫感染期幼虫的剑水蚤。经水源传播、消化道传播、接触传播。易感人群为饮水不洁人群。

38. 肾膨结线虫［Dioctophyma renale（Goeze，1782）Stiles，1901］

肾膨结线虫引起肾膨结线虫病（dioctophymiasis renale）。传染源为含该虫第三期幼虫的蛙或鱼类；生水中的或水生植物上的寡毛类环节动物。经消化道传播。易感人群为饮食不洁人群，食生的或未煮熟的鱼、蛙、生水和生菜。

39. 肝毛细线虫［Capillaria hepatica（Bancroft，1893）Travassos，1919］

肝毛细线虫引起肝毛细线虫病（hepatic capillariasis）。传染源为啮齿动物，主要为鼠类。经土壤、水源、消化道传播。易感人群为饮食、饮水不洁人群。

40. 异尖线虫（anisakis）

异尖线虫引起人体异尖线虫病（anisakiasis）。传染源为含活异尖线虫Ⅲ期幼虫的海鱼如大马哈鱼、鳕鱼、大比目鱼、鲱鱼、鲭鱼等和海产软体动物如乌贼等。经消化道传播。易感人群为饮食不洁人群，生食或者半生食海鱼肉。

41. 猪巨吻棘头虫 [Macracanthorhynchus hirudinaceus（Pallas，1781）Travassos，1916]

猪巨吻棘头虫引起巨吻棘头虫病（macracanthorhynchosis）。传染源为含感染性棘头体的甲虫。人因误食含感染性棘头体的甲虫而感染。以学龄儿童和青少年为多。

三、节肢动物（arthropod）

节肢动物是指通过骚扰、刺螫、吸血、致病、毒害、寄生及传播病原体等方式危害人类健康的节肢动物。

1. 蚊（mosquito）

（1）嗜人按蚊：疟疾和马来丝虫病的重要媒介。分布仅限于在北纬34°以南地区，主要滋生于水草多、有遮阴、水质清凉的静水或缓流小积水中，如稻田、水坑、灌溉沟、茭白田、苇塘等处。

（2）中华按蚊：是广大平原，特别是水稻种植区疟疾和马来丝虫病的重要媒介。幼虫主要滋生在稻田、缓流，如小溪、沟渠、渗出水等处。

（3）微小按蚊：中国南方山区疟疾的重要媒介。

（4）大劣按蚊：是海南疟疾媒介防治的主要对象。主要滋生于丛林边缘荫蔽的溪床积水、浅潭、小池等处。

（5）淡色库蚊和致倦库蚊：二者都是班氏丝虫病的主要媒介，也是中国流行性乙型脑炎的传播媒介。幼虫主要滋生在污染的小型水体，特别是污染的坑洼、水沟以及容器积水中。

（6）三带喙库蚊：我国流行性乙型脑炎的主要媒介。雌蚊兼吸人畜血液，但偏吸牛、马、猪、犬等血液，广泛滋生在沼泽、池塘、灌溉渠、洼地积水等。

（7）白纹伊蚊：是登革热和寨卡热的主要传播媒介。多滋生在居民点及其周围的容器（如缸、罐、盆、废弃轮胎等）和植物容器（如竹筒、树洞等）以及石穴等小型积水中。

（8）埃及伊蚊：是登革热和寨卡热的传播媒介。主要滋生在室内及其周围容器积水中。

2. 白蛉（sand fly）

白蛉导致内脏利什曼病。白蛉为传播媒介，经皮肤感染，易感人群不限。

3. 蠓（midge）

蠓引起皮炎，可传播丝虫病（分布于非洲和拉丁美洲）、链尾丝虫病（分布于非洲）、奥氏曼森丝虫病（分布于西印度群岛和拉丁美洲）、乙型脑炎病毒、土拉弗菌。传染源为蠓的机械携带，经叮咬皮肤感染，易感人群不限。

4. 蚋（black fly）

蚋引起皮炎、超敏反应及"蚋热"，严重者可引起过敏性休克。同时，蚋可传播人的盘尾丝虫病（分布于非洲、拉丁美洲和亚洲西部）和奥氏丝虫病（分布于拉丁美洲和西印度群岛）。传染源为蚋的机械携带，经叮咬皮肤感染，人群普遍易感。

5. 虻（tabanid fly）

虻引起皮肤损伤、荨麻疹样皮炎，可传播人畜共患的土拉弗氏菌病和炭疽、罗阿丝虫病（分布于非洲）。传染源为虻的机械携带，经叮咬皮肤感染，人群普遍易感。

6. 蝇（fly）

蝇传播痢疾、霍乱、伤寒、副伤寒、脊髓灰质炎、肠道原虫病、肠道蠕虫病、结核病、细菌性皮炎、雅司病、沙眼和结膜炎、炭疽、蝇蛆病、人体锥虫病。传染源为蝇的机械携带。非吸血蝇类通过体内外携带病原体，通过饮食、水源、直接接触进行传播；携带病原体的蝇类进入人或动物的组织或腔道内进行传播。人群普遍易感。

7. 蚤（flea）

蚤引发局部皮肤红斑或丘疹、丘疹样荨麻疹、潜蚤病、鼠疫、地方性斑疹伤寒、绦虫病。传染源为蚤机械携带。传播途径为蚤类叮咬，蚤粪污染皮肤伤口或黏膜，干燥蚤粪尘埃经鼻、口、眼结膜进入体内、寄生。在卫生条件差且蚤类活动频繁地区的人群均有感染的可能。

8. 虱（louse）

虱传播流行性斑疹伤寒、战壕热、流行性回归热。传染源为虱的机械携带。传播途径为虱类叮咬，接触虱粪或压破虱体，虱体液污染皮肤伤口或黏膜。在卫生条件差且虱类活动频繁地区的人群均有感染的可能。

9. 臭虫（bed bug）

臭虫引发皮肤红肿、痛痒、过敏性哮喘、贫血、心脏病、感冒。传染源为臭虫的机械携带。经叮咬皮肤感染。在卫生条件差且臭虫活动频繁地区的人群均有感染的可能。臭虫5月开始活动，8月最多，10月以后较少出现，在全年气温不低于13℃时可常年活动。

10. 蜚蠊（cockroach）

蜚蠊俗称蟑螂，其分泌物和粪便可作为变应原，引起过敏性哮喘、皮炎等。传染源为蜚蠊的机械携带。传播途径为接触受污染食物和餐具。在卫生条件差且蜚蠊活动频繁地区的人群均有感染的可能。蜚蠊的季节高峰多在7～9月。

11. 毒隐翅虫（Paederus）

毒隐翅虫引起毒隐翅虫皮炎（paederus dermatitis），或称线状皮炎（dermatitis linearis）。传染源主要为毒隐翅虫破碎虫体。传播途径是直接与破碎虫体接触。易感人群为农村或城郊附近居民。好发季节为夏秋季，以秋季多见。

12. 硬蜱（hard tick）

硬蜱引发多种疾病：

（1）森林脑炎（forest encephalitis）：传染源主要为野生脊椎动物（野生啮齿类、鸟类等）。通过硬蜱叮刺吸血传播。易感人群主要是伐木工人。

（2）克里木－刚果出血热（Crimean-Congo hemorrhagic fever, CCHF）：传染源主要为绵羊和塔里木兔，其次是急性期患者及其他牧区家畜或野生动物。通过硬蜱叮刺吸血传播，亦可因接触患者的血液、分泌物、排泄物而感染。易感人群主要是牧民。

（3）莱姆病（Lyme disease）：传染源为啮齿动物、其他大型哺乳动物及患者。通过硬蜱的叮刺吸血传播。患者主要见于林业工人、山区居民和各类野外工作者，多发于气候温和的夏季。

（4）Q热（Q fever）：传染源主要是家畜（牛、羊等），其次是野生哺乳动物。经呼吸道吸入传播，亦可通过蜱的叮刺吸血传播以及蜱的粪便污染伤口而感染。患者多见于兽医、牧民、屠宰场及皮革厂工人等。

（5）北亚蜱媒斑疹热（rickettsiosis sibirica）：传染源主要是小型啮齿动物（如鼠类）。通过硬蜱的叮刺吸血传播。发病者多为青壮年及牧民。

（6）发热伴血小板减少综合征：主要通过蜱叮刺吸血传播，但接触急性期患者或患者尸体血液亦可能被传染。在丘陵、山地、森林等地区生活、生产的居民和劳动者以及赴该类地区户外活动的旅游者感染风险较高。

（7）人巴贝虫病（babesiasis）：病原体巴贝虫（Babesia）主要寄生于牛、马、羊等哺乳动物的红细胞内。该虫通过硬蜱媒介在哺乳动物间传播，人偶尔感染。

13. 软蜱（soft tick）

软蜱引起蜱媒回归热（tick-borne relapsing fever）。传染源为鼠类及患者。病原体通过软蜱的唾液腺或基节腺排出体外，经叮刺吸血或基节腺分泌物污染皮肤伤口传播。人群普遍易感。

14. 革螨（gamasidmite）

革螨引发多种疾病：

（1）肾综合征出血热（hemorrhagic fever with renal syndrome，HFRS）：传染源主要是鼠类，通过革螨叮刺传播。患者多见于青壮年。

（2）立克次体痘（rickettsial pox）：传染源主要是鼠类。传播媒介主要为血红异皮螨（Allodermanyssus sanguineus），通过叮刺吸血传播。

（3）森林脑炎、Q热、地方性斑疹伤寒、土拉弗菌病、圣路易脑炎、淋巴细胞脉络丛脑膜炎：革螨在参与病原体的循环和保存。

15. 恙螨（trombiculid mites）

恙螨引起恙虫病、恙螨皮炎。传染源包括哺乳类（以鼠类为主）、鸟类、爬行类、两栖类及无脊椎动物。直接接触滋生的环境或宿主，经叮咬皮肤感染。易感人群为在疫区溪边草地上坐卧休息和野外作业人员。

16. 蠕形螨（demodicid mite）

蠕形螨引起蠕形螨病。患者是主要传染源。主要寄生于人体的前额、鼻、鼻沟、颊部、下颌、眼睑周围和外耳道，亦可寄生于头皮、颈、肩背、胸部、乳头、睫毛、大阴唇、阴茎和肛门等处的毛囊和皮脂腺中。直接接触宿主，经叮咬皮肤感染，亦可经患者衣服、被褥、手套、毛巾、鞋袜等间接传播。男性感染率高于女性。

17. 疥螨（scab mite）

疥螨引起疥疮。患者是主要传染源。多在指间、手背、腕屈侧、肘窝、腋窝前后、脐周、腹股沟、阴囊、阴茎和臀部等皮肤柔嫩皱褶等处寄生，女性患者常见于乳房及乳头下方或周围，偶尔亦可在面部和头皮，尤其是耳后皱褶皮肤。儿童皮肤嫩薄，全身均可被侵犯，尤以足部最多。主要传播途径是人与人的密切接触，如握手、同床睡眠等。本病亦可经患者衣服、被褥、手套、毛巾、鞋袜等间接传播。易感人群为个人卫生不良人群。疥螨流行呈周期性，以15～20年为一周期。秋冬季感染率高。

18. 粉螨（scab mite）

粉螨引起螨性皮炎、螨性过敏。滋生于阴暗，温暖，潮湿，有机物丰富的环境中。传播途径为直接或间接接触传播。在粮库、粮站、面粉厂、药材库、中药店、中药厂、烟厂、毛纺厂等职业人群中粉螨感染率较高。

19. 尘螨（dust mite）

尘螨引起螨性哮喘、过敏性鼻炎、特应性湿疹（皮炎）、慢性荨麻疹（一过性风团）。广泛滋生于人居室、面粉厂、棉纺厂、仓库等温暖潮湿的场所。传播途径为直接或间接接触传播。儿童发病率高于成人，患者中半数以上在12岁前初发。

第三节　逆气（immunogens）

逆气又称免疫原，是指能够被固有和适应性免疫细胞识别结合，并使之活化发生免疫应答的物质。因免疫原导致的免疫功能异常，如超敏反应属中医学的"正气逆乱"而得名。

根据来源不同，逆气可分为7类：

①食物逆气：即借助消化吸收获得的引发免疫应答的物质，如鱼、虾、蟹、蛋、鸡肉、牛奶、麦麸。②杂毒逆气：即借助呼吸或皮肤接触获得的引发免疫应答的物质，如花粉、草粉、尘埃、油漆、活性染料、重铬酸盐、硫酸镍、二氧化汞、巯基苯丙噻唑、对苯二胺、松脂精、甲醛、俾斯麦棕、秘鲁香脂、环树脂、碱性菊棕、丙烯单体、六氯酚、除虫菊酯、杀虫剂、除草剂、石油产品。③生物逆气：即引发免疫应答的病原体及产物，如流感病毒A和B、HIV、ECHO、柯萨奇病毒、病毒感染细胞内合成的病毒蛋白、梅

毒、非梅毒螺旋体、伯氏疏螺旋体、钩端螺旋体、A 组乙型溶血性链球菌、真菌、钩虫和蛔虫的幼虫、尘螨、蟑螂、宠物毛皮及排泄物。④自身逆气：即引发免疫应答的自身物质，如神经母细胞瘤、小细胞肺癌、乳腺癌、女性生殖系统癌肿、膀胱癌等肿瘤细胞表达在神经系统的抗原、多酶复合物中的丙酮酸脱氢酶复合物、去唾液酸糖蛋白受体（ASGP-R）、微粒体细胞色素 P450 Ⅱ D6、血管内皮细胞释放的血管性假性血友病因子。⑤药物逆气：即引发免疫应答的药物，如阿司匹林、非甾体消炎药、青霉素类、头孢菌素类、磺胺类药物、溴剂、碘剂、口服避孕药、解热镇痛药、镇静催眠药及抗癫痫药、中草药、抗痛风药、抗甲状腺功能药、吩噻嗪类药、异种血清制剂、疫苗、小分子量化学品、蛋白制品或者低分子量化学品。⑥异物逆气：即引发人体产生自身免疫原的外来异物，如金属、木屑、尘埃颗粒、手术缝线。⑦物理逆气：即引发人体产生自身免疫原的物理作用，如冷、热、日光、摩擦、压力、振动、运动。

本节将讨论引发适应性免疫应答的抗原、超抗原、丝裂原和佐剂。

一、抗原（antigen）

抗原是指能与 T、B 淋巴细胞抗原识别受体（TCR/BCR）特异性结合，使其活化、增殖、分化产生抗体和（或）效应 T 细胞，同时又能在体内外与相应免疫应答产物特异性结合，产生免疫效应或反应的物质。抗原种类繁多，来源广泛，化学组成不同，物理性状不同，诱导免疫应答所需的细胞不同，故有多种分类方法：

（一）根据化学性质分类

1. 蛋白质

蛋白质抗原常见于异种动物血清、细菌蛋白、病毒蛋白、移植抗原（即为 MHC Ⅰ类分子和 MHC Ⅱ类分子）、Rh 抗原、肿瘤抗原和基因工程抗原等。

临床上应用的抗毒素，如破伤风抗毒素、白喉抗毒素等为异种动物血清制品，一般都是用其类毒素免疫马匹分离血清制作的。

细菌产生的外毒素的化学成分为蛋白质，免疫原性（即抗原诱导 B 细胞产生抗体和 / 或 T 细胞分化为效应 T 细胞的能力）强，对机体的毒性作用也强。外毒素经过甲醛处理后，失去毒性而保留免疫原性和抗原性（即抗原能与相应抗体和/或效应 T 细胞特异性结合产生免疫效应的能力），即为类毒素。

病毒蛋白是病毒体的主要成分，具有较强的免疫原性，能够刺激机体产生免疫应答。

Rh 抗原是表达于人类红细胞上的一种血型抗原，为跨膜蛋白。当 Rh 血型阴性的女子婚配 Rh 阳性的男子，怀有 Rh 血型阳性的胎儿，在分娩时因产道损伤造成胎儿血液进入母体，刺激母体产生抗体。当该女子再次怀孕时，抗 Rh 血型抗体可通过胎盘进入胎儿体内，引起严重的新生儿溶血反应。

组织细胞上存在的蛋白质性抗原，如移植肿瘤抗原。还有食物蛋白，鱼、虾、牛奶和蛋类等，在一些特应性个体可引起病理性免疫应答。

2. 多糖

多糖抗原可独立存在，如细菌的荚膜多糖；也可与肽类或脂类化合，如肽聚糖、脂多糖和 ABO 血型的多肽寡糖等。

细菌的荚膜多糖，如肺炎链球菌的荚膜多糖，为 TI 抗原，有多个重复的 B 细胞表位（即抗原分子中决定抗原特异性的特殊化学基团），免疫原性弱，可直接激活 B 细胞，产生抗体。

肽聚糖主要见于革兰阳性细菌，是细菌细胞壁主要成分，免疫原性较强。

脂多糖是革兰阴性细菌细胞壁主要成分，由类脂 A、核心多糖和特异性多糖组成。脂多糖（常称内毒素）可引起机体发热反应，是 TI 抗原。B 淋巴细胞表面有其受体（又称受器、接收器，是指一类能传导细胞外信号，并在细胞内产生特定效应的分子。受体存在于细胞膜、胞浆或细胞核内，其产生的效应可能仅在短时间内持续，比如改变细胞的代谢或者细胞的运动，也可能是长效的效应，比如上调或下调某个或某些基因的表达），与其结合可直接活化 B 细胞产生抗体应答。

多肽寡糖抗原为人类 ABO 血型抗原，表达于红细胞表面。A 型血的个体血清中含有抗 B 抗原的抗体，称抗 B 凝集素；B 型血有抗 A 凝集素；O 型血则有抗 A 和 B 两种凝集素；AB 型血既没有抗 A 也没有抗 B 凝集素。凝集素的免疫球蛋白的类型为 IgM，亲和力较低。ABO 血型不符的个体间相互输血可引起严重的输血反应。

3. 核酸和脂类

核酸和脂类抗原一般为半抗原（即只具有抗原性而无免疫原性的物质），是 B 淋巴细胞识别的表位，如果与多肽或多糖化合可获得免疫原性。脂类抗原常见于病原体的细胞膜、外膜、病毒包膜和脂多糖。核酸抗原常见于DNA，系统性红斑狼疮患者体内可出现较高的抗DNA抗体。

4. 小分子化学物质

小分子化学物质为半抗原，进入机体与机体蛋白质结合后获得免疫原性，刺激机体产生免疫应答，引起超敏反应。临床最常见的是青霉素以及化学治疗药物。

（二）根据产生抗体时是否需要 Th 细胞分类

1. 胸腺依赖性抗原（thymus dependent antigen，TD-Ag）

胸腺依赖性抗原又称T细胞依赖性抗原或TD抗原，是指刺激B细胞产生抗体需要Th细胞协助的抗原。绝大多数天然抗原（如各种病原体、异种血清蛋白或同种异体细胞等）都是TD抗原，此类抗原既有T细胞表位又有B细胞表位，可引发体液免疫应答和/或细胞免疫应答。

2. 胸腺非依赖性抗原（thymus independent antigen，TI-Ag）

胸腺非依赖性抗原又称T细胞非依赖性抗原或TI抗原，是指刺激B细胞产生抗体无需Th细胞协助的抗原。此类抗原具有B细胞表位而无T细胞表位，又分为两类：① TI-1抗原：如细菌脂多糖，既含B细胞表位，又具有丝裂原性质，可特异或非特异性刺激B细胞增殖分化产生抗体。② TI-2抗原：主要包括细菌荚膜多糖和聚合鞭毛素等，此类抗原含有多个相同重复B细胞表位，可通过与B1细胞表面数个相应抗原识别受体（BCR/mIgM）交联结合而使其活化，进而增殖分化为浆细胞后产生某种泛特异性抗体。

（三）根据抗原与机体亲缘关系分类

1. 异种抗原（xenoantigen）

异种抗原是指来自其他物种的抗原性物质，如病原微生物或其产物、动物免疫血清和异种器官移植物等。

（1）病原微生物（pathogenic microorganism）：对机体有很好的免疫原性，将其制成疫苗进行预防接种可诱导机体对相应病原体感染产生有效的免疫保护作用。

（2）外毒素（exotoxin）：是指某些细菌分泌的具有很强免疫原性的毒性蛋白物质。它们对机体某些特定组织细胞有极强的毒性作用，因此不能直接作为免疫原进行免疫接种。

（3）类毒素（toxoid）：是指外毒素经 0.3%～ 0.4%甲醛溶液处理后获得的丧失毒性作用而保留原有免疫原性的生物制剂，临床常用的类毒素有破伤风类毒素和白喉类毒素等。用类毒素给人免疫接种，可预防由相应外毒素引起的疾病；免疫动物可获得相应抗毒素血清。

（4）抗毒素（antitoxin）：通常用类毒素免疫马匹后取免疫血清制备而成，其中所含抗毒素抗体能与相应外毒素特异性结合，具有防治疾病的作用。抗毒素作为异种蛋白反复使用有可能诱导人体产生超敏反应，因此临床应用此类生物制剂前必须做皮肤过敏试验。

2. 异嗜性抗原（heierophilic antigen）

异嗜性抗原是指存在于人、动物、植物和微生物等不同种属之间的具有相同抗原表位的共同抗原。此类抗原可引发某些疾病，例如 A 族溶血性链球菌表面与人肾小球基底膜和心肌组织具有相同的抗原表位，故上述链球菌感染后刺激机体产生的抗体不仅能与链球菌特异性结合，也能与人肾小球基底膜和心肌组织中的共同抗原表位结合，即通过交叉反应引起肾小球肾炎或心肌炎。

3. 同种异型抗原（alloantigen）

同种异型抗原是指同一种属不同个体间所具有的抗原性物质。人类同种异型抗原主要包括血型抗原、人类主要组织相容性抗原抗体的同种异型抗原。

4. 自身抗原（autoantigen）

自身抗原是指能够诱导机体发生自身免疫应答或自身免疫病的自身组织成分，主要包括隐蔽抗原、改变 / 修饰的自身抗原和抗体的独特型抗原。

（1）隐蔽抗原（sequestered antigen）：是指正常情况下与机体免疫系统隔绝，从未与 T、B 淋巴细胞接触过的某些自身组织成分，如眼晶状体蛋白、精子和脑组织等。上述隐蔽抗原在外伤、感染或手术等情况下释放后，可被相应抗原特异性 T、B 淋巴细胞识别，引发自身免疫应答或自身免疫病。

（2）改变 / 修饰的自身抗原：是指在病原微生物感染和某些物理（如辐射）或化学（如药物）因素作用下，自身组织结构改变产生新的抗原表位或使隐蔽性抗原表位暴露所形成的自身抗原。此种改变 / 修饰的自身抗原可刺激机体产生自身免疫应答，重者可引发自身免疫病。

（四）根据抗原提呈细胞内抗原的来源分类

1. 内源性抗原（endogenous antigen）

内源性抗原是指某些在抗原提呈细胞（APC）内合成后存在于细胞质内

的抗原性物质，如病毒感染细胞内合成的病毒蛋白和肿瘤细胞内合成的肿瘤抗原等。此类抗原在细胞内经蛋白酶体作用后，能以抗原肽 –MHC Ⅰ类分子复合物的形式表达于 APC 表面，供 CD8$^+$T 细胞识别，属于中医学的"内生五邪"范畴。

2. 外源性抗原（exogenous antigen）

外源性抗原是指 APC 通过胞吞、胞饮和受体介导的内吞作用从外界摄入胞内的抗原性物质，如细菌和某些可溶性蛋白等。此类抗原经内体 / 溶酶体降解后，能以抗原肽 –MHC 类分子复合物的形式表达于 APC 表面，供 CD4$^+$T 细胞识别，属于中医学的"外感六淫"范畴。

（五）单克隆抗体分析鉴定的白细胞分化抗原

白细胞分化抗原（leukooyte diFereniaion anigen，LDA）简称 CD 分子，是指造血干细胞在分化发育为不同谱系和各谱系分化不同阶段，以及成熟血细胞活化过程中所表达的膜分子。白细胞分化抗原不仅表达于白细胞表面，也表达于红细胞、血小板、血管内皮细胞、上皮细胞和成纤维细胞等其他细胞表面。常见的 CD 分子有 TCR–CD3、CD4/CD8、CD28 和 CD40 分子、Toll 样受体。

二、超抗原（superantigen）

超抗原是一类只需极低浓度（1 ～ 10ng/mL）即可非特异刺激多克隆 T 细胞活化（占 T 细胞总数的 2%～ 20%），使之产生大量细胞因子，引发强烈免疫反应的大分子蛋白物质。超抗原能以完整蛋白形式，在抗原提呈细胞（antigen presenting cell，APC）参与下激活多克隆 T 细胞。目前已知作用于 αβT 细胞的超抗原有金黄色葡萄球菌肠毒素（staphylocoecal enterotoxin，SE）、A 族链球菌致热外毒素和小鼠乳腺肿瘤病毒蛋白等。作用于 γδT 细胞的超抗原有热休克蛋白（heat shock protein，HSP）。

三、丝裂原（mitogen）

丝裂原又称有丝分裂原，是指能够非特异刺激多克隆 T、B 淋巴细胞发生有丝分裂的物质。此类物质可直接与静息 T、B 淋巴细胞表面相应丝裂原受体结合，使之发生母细胞转化和有丝分裂，导致体内 30%～60% 的 T、B 淋巴细胞活化。

丝裂原通常来自植物种子中的糖蛋白和某些细菌的产物，主要包括：植物血凝素（phytohcmagglutinin，PHA）、刀豆蛋白 A（concanavalin A，ConA）、美洲商陆丝裂原（pokeweedmitogen，PWM）、脂多糖（lipopolysaccharide，LPS）和葡萄球菌蛋白 A（stapuylococcal protein A，SPA）。T、B 淋巴细胞表面具有多种丝裂原受体，可接受相应丝裂原刺激产生增殖反应。据此建立的淋巴细胞转化试验已用于机体免疫功能的检测。

四、佐剂（adjavant）

佐剂是指预先或与抗原同时注入体内，可增强机体对抗原的免疫应答能力或改变免疫应答类型的非特异性免疫增强剂。佐剂的种类很多，主要包括：①生物性佐剂，如卡介苗、短小棒状杆菌、百日咳杆菌、细胞因子等。②无机化合物佐剂，如氢氧化铝、磷酸铅和磷酸钙。③人工合成佐剂，如胞苷酸（polyI:C）、鸟苷酸（polyA:U）、免疫刺激复合物和低甲基化 CpG 寡核苷酸等。

第四节　外伤（injuries）

外伤是指物理因素引起的损伤，包括机械损伤、烧烫伤、冻伤、触电伤、气压伤、辐射伤、噪声伤和溺水伤。

外伤的致病性主要取决于作用强度、部位及持续时间：①大多数外伤只引发疾病但不影响疾病的发展。②除紫外线和电离辐射外，一般潜伏期较短或无潜伏期。③对组织损伤无明显选择性。④致病作用与人体的反应性关系不大。

一、机械损伤（mechanical damage）

机械损伤是指因机械暴力引起的创伤。包括跌仆、坠落、持重、挤轧、撞击、努责、金刃、虫兽叮咬、自缢、胎产、运动、摩擦、搔抓等。可使肌肉、血管破损而见局部青紫、肿痛或出血；也可致筋肉撕裂、关节脱臼、骨折；严重者可以皮开肉绽、损及内脏，甚或损伤严重，出血过多，危及生命。

二、烧烫伤（burn）

烧烫伤是指火焰、沸水、热油、蒸汽等灼伤。轻者灼伤皮肤而见局部灼热、红肿、疼痛或起水泡；重者焦炙肌肉筋骨而见患部如皮革样，或呈蜡白、焦黄，甚至炭化样改变。

三、冻伤（frostbite）

冻伤是指低温所造成的全身或局部损伤。局部性冻伤多发生在手、足、耳、鼻及面颊等裸露和末端部位。初期可见肌肤苍白、冷麻、疼痛、肿胀青紫，痒痛或起泡，甚至溃烂，久则见组织坏死。全身性冻伤多表现为面色苍白、唇舌指甲青紫、感觉麻木、反应迟钝、甚则呼吸微弱、昏迷。

四、触电伤（electric shock）

触电伤是指触电、雷击引起的损伤，如电流通过心脏可引起心室纤维颤动或骤停，电流横贯脑干可引起呼吸中枢麻痹，呼吸停止。

五、气压伤（barotrauma）

气压伤是指气压过高或过低引发的损伤。高气压引发损伤常发生于飞机快速升降、潜水、爆炸、机械通气及高压氧治疗，表现为耳闷、耳鸣、耳道内刺痛、哮喘；低气压引发损伤常发生于高原缺氧，表现为呼吸急促、心率加快、头晕、头痛、恶心、呕吐、无力、情绪压抑。

六、辐射伤（radiation injury）

辐射伤是指辐射引发的损伤。其中，辐射是指以波或粒子的形式向周围空间或物质发射并在其中传播的能量。根据能量的高低及电离物质的能力，可将辐射分为电离辐射和非电离辐射：电离辐射包括宇宙射线、X射线和来自放射性物质的辐射；非电离辐射包括紫外线、热辐射、无线电波、微波。根据来源不同，可将辐射分为天然辐射和人工辐射：天然辐射包括宇宙辐射、地球辐射及人体内放射物质的辐射；人工辐射包括放射辐射和职业照射等。辐射可引起急性放射病，也可通过损伤染色体和／或改变基因而引起先天畸形或遗传性疾病。长时间处于烈日照射下可导致热射病，中枢神经系统、呼吸系统、循环系统先过度兴奋而后发生衰竭，最终导致死亡。

七、噪声伤（noise）

噪声伤即干扰生活环境的嘈杂声音，包括工业噪声、建筑施工噪声、交通运输噪声、社会生活噪声，可导致情绪烦躁或噪声性耳聋。

八、溺水伤（drowning）

溺水伤是指人淹没于水中，常由于水吸入肺内或喉痉挛导致窒息死亡。

第五节　医过（medical errors）

医过是指不当用药或技术过失，属于医源因素，中医学称"方术不治"。

一、药毒（improper medication）

药毒是指不当使用的化学药物或中药。形成原因主要有3类：

①药物的毒副作用。如长期服用糖皮质激素引发满月脸、水牛背、骨质疏松。[131]I治疗、碘过量、抗甲状腺药物引起甲减。化疗药物导致骨髓抑制。②误服或过服有毒药物。如妇女妊娠误用破血逐瘀中药会引起流产、畸胎或死胎。长期服用朱砂会致汞蓄积中毒。过用发汗、催吐、泻下药物引发等渗性失水。③中药炮制、配伍或使用不当。如附子、半夏合煎可因乌头碱、去氧乌头碱等含量增高导致中毒。

不当使用的药物很多，药物的毒副作用很多，诱发和加重的疾病也很多，不做详述。

二、失术（technical defects）

失术是指不成熟或不恰当应用的医疗技术。

命名依据：①方药之外的各种诊疗技术中医学称"术"。②《素问·徵四失论》描述了4种施术之失。

常见的失术包括：①手术治疗失术　如头颈、胸壁和肺手术损伤静脉引发气栓；手术切除卵巢引发绝经综合征；心外科手术诱发房性心律失常；全髋关节或膝关节置换、中心静脉置管或起搏器诱发肺血栓栓塞症；β淀粉样蛋白污染神经外科器械引发脑淀粉样血管病。②放射治疗失术　如放射治疗引发骨髓抑制；甲状腺放射性碘治疗引发黏液性水肿。③辅助治疗失术　如腹膜透析诱发结核性腹膜炎；高浓度氧疗诱发间质性肺疾病；呼吸机使用不当导致呼吸性碱中毒；血液透析诱发原发性皮肤淀粉样变性；长期鼻饲高蛋白流质导致溶质性利尿；阴道灌洗引发阴道微生态失调；人工流产诱发子宫腺肌病；导尿或留置导尿管诱发尿路感染；心理治疗诱导多重人格；射频消融术后诱发房性心律失常；人工气胸或气腹误伤静脉引发气栓。④输液治疗失术　如静脉液体输入过多、过快诱发心力衰竭；持久、反复静脉输液，尤其是输入刺激性较大的药物诱发浅静脉血栓形成；使用正压静脉输液引发气栓。⑤诊断操作失术　如肾动脉造影、经皮肾动脉球囊扩张术引发肾动脉血栓；膀胱镜和输尿管镜检查、逆行性尿路造影诱发尿路感染。

第六节　杂毒（chemical toxins）

杂毒是指有害的体外化学物质（不当使用的中药或化学药物除外），属于化学因素，名称源于《诸病源候论》。

根据入侵途径，有害化学物质可分为5类：①通过消化道吸收的化学物质，如食品中的防腐剂和色素、除草剂、有机磷农药、杀虫剂、铝、砷。②通过呼吸道吸收的化学物质，如花粉、石棉纤维、香烟烟雾、苯、甲苯、二硫化碳。③通过皮肤吸收的化学物质，如氯丁二烯、氯乙烯单体。④通过螫、咬进入人体的化学物质，如蜂、蝎、蚂蚁螫伤，蜈蚣、毒蛇咬伤。⑤直接损伤皮肤黏膜的化学物质，如腐蚀皮肤黏膜的强酸、强碱、磷、氯化汞；腐蚀胃黏膜的胃酸和消化液；腐蚀外阴部的粪便和尿液。

有害化学物质的致病特点：①某些化学物质对人体的作用有一定的器官或组织的选择性。如四氯化碳主要损害肝，一氧化碳与血红蛋白结合，氟主要作用于骨及肌肉。②某些化学物质对人体不具有器官或组织的选择性，例如强酸、强碱等腐蚀剂只要达到足够浓度，一经接触即可引起人体损伤；空气污染不但引发呼吸系统疾病，还显著升高冠心病、心肌梗死、高血压和脑卒中的发病风险和死亡率；由重金属引起的水污染可导致肝病、骨髓抑制、痴呆症等，饮用亚硝酸化合物、三氯甲烷污染的水可引起癌症。③某些微量化学物质有蓄积作用，长期摄取可致慢性中毒，如职业性铅中毒、地方性氟中毒等。

第七节　胎传（congenital factors）

胎传是指导致先天性疾病的胎产因素。其中，先天性疾病是指胎儿发育不良或畸形。

受精后至胚胎发育第 3 周，内、外、中 3 个胚层先后形成；在第 4～8 周，3 个胚层各自进行特殊分化，形成特定的组织器官原基；在第 8 周末，90% 的人体器官均已形成。故受精后的前 8 周是格外脆弱的时期，在该阶段容易受各种损伤因子的影响，导致胎儿发育不良或畸形，称胚胎敏感期。这些损伤因子包括外伤（射线、高温）；营亏（碘缺乏、营养失调）；药毒（乙烯雌酚、四环素、链霉素、卡那霉素、氯丙嗪、异丙嗪、氯苯甲嗪、三氯拉嗪、苯巴比妥、苯妥英钠、丙戊酸钠）；杂毒（环境污染、食品污染）；淫气（亲代传给子代的微生物如乙型肝炎病毒、苍白密螺旋体、艾滋病病毒）；恶习（母亲的不良习惯如吸烟、酗酒）；正实［如引发胎儿 / 新生儿甲亢的通过胎盘进入胎儿体内的母体的促甲状腺激素受体抗体（TRAb）］。导致胎儿畸形的分娩因素包括胎位不正、早产、低出生体重、产时缺氧窒息、分娩时间过长、脐带绕颈、胎盘早剥、前置胎盘导致胎儿脑缺氧。上述因素影响肾藏的全形功能，可导致胎儿发育不良或畸形。

第八节　异物（foreign matters）

异物是指进入人体的异常物体，既可以是外来异物，如金属、木屑、导管、手术缝线等；又可以是自身异物，如沿输卵管进入盆腔的经血、进入静脉和淋巴管的子宫内膜。

异物可：①引发炎症反应，如支气管异物阻塞引发肺脓肿，子宫颈异物引发急性子宫颈炎，阴道内异物引发婴幼儿外阴阴道炎，心包异物引发缩窄性心包炎。②引发结石，如尿路异物引发肾结石，膀胱导管、缝线引发膀胱结石。③引发癌症，如子宫托引发阴道癌。④影响功能，如消化道异物引发消化道出血，异物阻塞气管引发呼吸性酸中毒。⑤产生畸形，如子宫内膜异位症。

第二章

条件（conditions）

条件是指致病因素中诱发病因，促进疾病发生发展的个体因素和环境因素。本章将讨论 11 种个体因素和 5 种环境因素的客观实在。详见表 2–1。

表 2–1　条件的客观实在

分类	条件	客观实在
个体因素	性别	好发和特发疾病的性别因素
	年龄	好发疾病的年龄因素
	饮食	诱发和加重疾病的不良饮食
	过劳	过多的体力或脑力劳动
	过逸	过少的体力或脑力劳动
	七情	不良情绪
	人格	人格障碍
	胎禀	遗传性疾病或先天性疾病
	宿疾	陈旧疾病
	恶习	不良生活习惯
	殊态	特殊生理或病理状态
环境因素	气候	诱发或加重疾病的气候因素
	季节	诱发或加重疾病的季节因素
	地域	诱发或加重疾病的地域因素
	社会	诱发或加重疾病的不良家庭和社会因素
	职业	诱发或加重疾病的职业因素

第一节　个体因素（individual factors）

个体因素是指诱发或加重疾病的个体差异，包括性别、年龄、饮食、过劳、过逸、七情、人格、胎禀、宿疾、恶习和殊态。

一、性别（sex factors）

性别是指好发和特发疾病的性别因素。

男性好发：①运化病：如胃癌、胰腺癌。②主气病：如肺癌、睡眠呼吸暂停低通气综合征、肺泡蛋白沉着症、气胸。③主水病：如膀胱癌、肾脏囊肿、糖尿病肾病、IgA 肾病、肾结石。④主血脉病：如动脉粥样硬化、闭塞性周围动脉粥样硬化、主动脉夹层、心脏性猝死。男性特发生育病，如先天性睾丸发育不全、睾丸感染、睾丸间质细胞病变、附睾炎、附睾头异位、附睾管闭锁、输精管缺如或不发育、射精管阻塞、先天性精囊缺乏、前列腺癌。

女性好发：①运化病：如胆囊结石、肝囊肿、酒精性肝病。②全形病：如结节性红斑、夏季皮炎、黄褐斑、硬皮病、红斑狼疮、骨关节炎。③藏精病：如甲状腺功能亢进症、甲状腺功能减退症、亚急性甲状腺炎。④疏泄病：如失眠障碍、延长哀伤障碍、惊恐障碍。⑤藏神病：如社交焦虑障碍、皮肤搔抓障碍、拔毛症、神经性贪食、阿尔茨海默病。⑥主血脉病：如心血管神经症、雷诺病。女性特发生育病，如卵巢上皮性肿瘤、卵巢非上皮性肿瘤、卵巢转移性肿瘤、子宫颈炎、子宫肌瘤、子宫腺肌病、子宫肉瘤、子宫内膜癌、子宫颈癌、子宫颈鳞状上皮内病变、细菌性阴道病、滴虫阴道炎、外阴阴道假丝酵母菌病、萎缩性阴道炎、阴道癌、非特异性外阴炎、外阴良性肿瘤、外阴恶性肿瘤、妊娠滋养细胞肿瘤、胎盘部位滋养细胞肿瘤、前庭大腺炎症、乳腺癌。

二、年龄（age factors）

年龄是指好发疾病的年龄因素。①婴幼儿好发重症肌无力、脑性瘫痪、化脓性脑膜炎、维生素 C 缺乏、分离性焦虑障碍、特殊恐惧障碍、泰萨克斯病。②青少年好发风湿热、异态睡眠、抗磷脂综合征、风湿性舞蹈症、特发性肺含铁血黄素沉着症、痤疮、手足口病。③中青年好发溃疡性结肠炎、肠结核、结核性腹膜炎、结节性红斑、马拉色菌毛囊炎、玫瑰糠疹、结节病、淋病、心血管神经症。④老年人好发慢性胃炎、特发性肺纤维化、急性气管–支气管炎、肺炎衣原体肺炎、高黏滞血症、抗利尿激素分泌失调综合征、延长哀伤障碍、帕金森病、大动脉粥样硬化型脑梗死、阿尔茨海默病、房性心律失常、主动脉瓣关闭不全、主动脉瓣狭窄、心脏性猝死、闭塞性周围动脉粥样硬化。高糖血症、高同型半胱氨酸血症、高甘油三酯血症、高胆固醇血症、阻塞性睡眠呼吸暂停低通气综合征、慢性阻塞性肺疾病、睡眠–觉醒时相提前障碍、骨关节炎、肾脏囊肿、膀胱癌、肺源性心脏病则随年龄增长而发病率上升。

三、饮食（poor diets）

饮食是指诱发和加重疾病的不良饮食。

1. 过饥

过饥是指食物摄入不足，常因天灾、贫困、俘虏、囚禁、绝食、特定宗教活动、进食或生理功能受限或损害所致。过饥常导致代谢性酸中毒、失眠障碍、胰岛素瘤。

2. 过饱

过饱是指摄食过量或暴饮暴食。过饱常导致失眠障碍、慢性心肌缺血综合征、急性胰腺炎。

3. 饮食不洁

饮食不洁是指食用不清洁、不卫生、有毒、陈腐霉变食物。不清洁、不卫生食物常诱发消化道炎症；吃有毒食物常导致食物中毒；吃陈腐霉变食物诱发胃癌。

4. 饮食不节

饮食不节是指进食不规律、厌食、拒食、禁食等。不规律饮食诱发小肠恶性肿瘤；进行药物治疗的糖尿病患者少食、不食、延迟进食常诱发低血糖。

5. 偏食

偏食是指偏爱某种食物。如偏爱高能量、高脂食物易患高脂血症、非酒精性脂肪性肝病、冠心病、闭塞性周围动脉粥样硬化；高糖饮食易患糖尿病；

低纤维素和高能量饮食导致大便干结；嗜盐过重常诱发高血压病；维生素 D 摄入过多导致维生素 D 中毒；偏食富含蛋氨酸食物易患高同型半胱氨酸血症；在少尿基础上饮食钾过多用易患高钾血症。

6.饮少

饮少即水摄入不足。航海迷航或沙漠中缺乏水源、昏迷、消化道病变导致饮水困难，脑外伤及脑血管意外等导致渴感中枢迟钝或渗透压感受器不敏感，原发性饮水过少症等均可引发饮少。饮少可导致高钠血症和便秘。

四、过劳（excessive fatigues）

过劳是指过多的体力或脑力劳动。

1.劳力过度

劳力过度是指体力劳动过多、体育锻炼过多或病后体虚而勉强劳作。癫痫持续状态、破伤风和分娩过程可引发劳力过度。长期繁重的体力劳动可导致垂体–肾上腺和垂体–性腺激素水平下降，垂体–甲状腺激素水平升高，细胞免疫及体液免疫功能下降，可造成肌肉、关节组织损伤，出现疼痛或活动受限。过度体力活动还可诱发心衰。

2.劳神过度

劳神过度即脑力劳动过多。交感–肾上腺髓质系统兴奋，导致消化道运动减弱，腺体分泌抑制和血流量减少，表现为食欲不振。儿茶酚胺（去甲肾上腺素、肾上腺素）分泌增加，中枢神经系统兴奋，表现为警觉、失眠、应激。脑力劳动也是高血压病的条件之一。

五、过逸（excessive relaxations）

过逸是指过少的体力或脑力劳动。

1.体力过逸

体力过逸即体力劳动过少或体育锻炼过少。①对脂类物质的利用下降，导致肥胖。②高密度脂蛋白含量降低，低密度脂蛋白与极低密度脂蛋白含量增加，使血管壁脂质沉积，形成粥样斑块，管壁增厚变硬，导致动脉硬化；使静息心率较快而每搏输出量较小，血液循环速度相对较慢，加大动脉硬化的概率；动脉硬化的血管管壁增厚变硬，弹性下降，顺应性下降，造成外周阻力增加，导致高血压。③血液循环相对较慢，骨的营养供给及新陈代谢减弱，不利于骨的正常生长发育，骨有机基质生成不良，导致骨密度相对较低，骨小梁数量减少、排列变稀疏；也不利于皮肤内的胆固醇转化为维生素，不利于人体对钙的吸收。④长期卧床导致褥疮、肌肉萎缩。

2. 脑力过逸

脑力过逸即脑力劳动过少，导致神经－内分泌紊乱，使体内新陈代谢失常，脑啡肽及脑内核糖核酸等生物活性物质水平降低，使大脑功能呈渐进性退化，思维及智能逐渐迟钝，分析判断能力降低。

六、七情（bad emotions）

七情即不良情绪，包括易激惹和情绪脆弱。其中，情绪（emotion）是指刺激信号（如人际关系、社会动乱、自然灾害、胃肠不适）与自身需求相比较产生的内心体验；易激惹（irritability）是指对一般甚至轻微的刺激即引起强烈而不愉快的情绪，表现为愤怒争吵、声音发颤、手脚发抖、心跳加快、脸颊涨红，常见于双相障碍中的躁狂、分离障碍和器质性精神障碍，也见于甲亢等某些躯体疾病；情绪脆弱（emotional fragility）是指因微不足道的小事而伤感、哭泣，常见于抑郁症、神经衰弱等疾病。

不良情绪形成的条件：①不满足自身需求的外部刺激。能够诱发情绪反应的外部刺激有两类，一类是能够满足自身需求的外部刺激，诱发的情绪反应是积极的、良好的，另一类是不能满足自身需求的外部刺激，诱发的情绪反应是消极的、不良的。②内脏功能紊乱。内脏活动主要由边缘系统调节，边缘叶和岛叶接受内脏感觉信号，产生内脏运动信号并通过内脏神经调节内脏运动。内脏本身的功能紊乱或内脏之间协调关系的紊乱引发的饿、胀、渴、恶心、便意、胸闷、窒息、性欲、心慌、疼痛等不良感觉信号经内脏感觉神经传导到边缘系统，很有可能影响边缘系统对刺激信号与自身需求的比较判断，产生不良的内心体验。③认知障碍。又称认知缺陷，即与学习、记忆及思维判断有关的大脑高级智能加工过程出现异常。尽管刺激信号正常，但由于对刺激信号的认知异常，与自身需求不吻合，故产生不良的内心体验。④得意的经历或心灵创伤。人在社会交往中逐步建立的高级需求如果是得意的既往经历或巨大心灵创伤，信息以非陈述性长时记忆（又称内隐记忆）的形式存储于纹状体、运动皮质、感觉联合皮质、小脑、杏仁核，很有可能影响边缘系统对刺激信号与自身需求的比较判断，产生不良的内心体验。

七情诱发和加重的疾病：①运化病，如便秘、肠易激综合征、非器质性遗粪症、功能性消化不良、消化性溃疡、急性胃炎、非酒精性脂肪性肝病。②散精病，如高胆固醇血症、高同型半胱氨酸血症。③生育病，如异常子宫出血、经前期综合征、下丘脑性闭经、乳腺癌、精子畸形、不育症、性功能障碍。④全形病，如白癜风、黄褐斑、扁平苔藓、脂溢性皮炎、湿疹、荨麻疹、带状疱疹。⑤气化病，如高糖血症、多汗症。⑥疏泄病，如失眠障碍、发作性睡病、嗜睡障碍、异态睡眠、抑郁障碍、恶劣心境、分裂情感性障碍、延长哀伤障碍、混合性抑郁和焦虑障碍、场所恐惧障碍、适应障碍、皮肤搔抓障碍。⑦藏血病，如癫痫、重症肌无力、脑出血、瘙痒症。⑧藏神病，如人格解体 - 现实解体综合征、躯体变形障碍、囤积障碍、暴食障碍、分离性神经症状障碍。⑨主血脉病，如窦性心动过速、房性心律失常、心力衰竭、心脏骤停或心脏性猝死、慢性心肌缺血综合征、闭塞性周围动脉粥样硬化、心血管神经症、雷诺病。

七、人格（personality disorders）

人格是指个体在对人、对事、对己等方面的社会适应中行为上的内部倾向性和心理特征，表现为能力、气质、性格、动机、理想和价值观等方面的整合。人格障碍是指影响人行使社会功能的异常行为模式，包括偏执型人格障碍、分裂样人格障碍、反社会型人格障碍、边缘型人格障碍、表演型人格障碍、强迫型人格障碍、回避型人格障碍、依赖型人格障碍。

人格障碍诱发和加重的疾病：①疏泄病，如非 24h 节律睡眠障碍、失眠障碍。②藏神病，如拔毛症、囤积障碍、妄想性障碍、疑病障碍、急性短暂性精神病性障碍、神经性贪食、神经性厌食、嗅觉牵涉障碍、分离性神经症状障碍、性心理障碍、颅内感染所致的神经认知及精神障碍。

八、胎禀（genetic and congenital diseases）

胎禀是指遗传性疾病或先天性疾病。其中，遗传性疾病由遗传因素引发，先天性疾病由胎产因素引发，遗传因素和胎产因素中医学称"胎弱"和"胎传"。

常见的胎禀包括：①运化病，如大肠家族性腺瘤性息肉病、遗传性非息肉病性大肠癌、遗传性结直肠癌、先天性胆管囊性扩张症、先天性胰胆管汇合异常、α_1-抗胰蛋白酶缺乏症。②散精病，如脂蛋白受体、脂蛋白代谢酶、载脂蛋白的遗传性缺陷、家族性 α 脂蛋白缺乏症、LCAT 缺乏症。③统血病，如先天性异常纤维蛋白原血症、抗凝血酶原Ⅲ缺乏症、Ⅻ因子缺乏、纤溶酶原缺乏、蛋白 S 缺乏、蛋白 C 缺乏、纤溶酶原不良血症、血栓调节蛋白异常、纤溶酶原激活物抑制因子过量、Von Wil-lebrand 病。④生育病，如先天性精囊缺乏、附睾头异位、附睾管闭锁、输精管缺如或不发育、46-XX 单纯性腺发育不全、46-XY 单纯性腺发育不全、始基子宫、无子宫、无阴道、阴道横隔、无孔处女膜、纵隔子宫、双角子宫、双子宫、先天性输卵管发育异常、先天性性腺发育不全、真两性畸形。⑤主水病，如家族遗传性肾炎、先天性肾病综合征、尿道阴道括约肌障碍、遗传性肾病、多囊肾病、Apert 综合征。⑥全形病，如先天性内因子缺乏、血色病、先天性红系造血异常性贫血、先天性再生障碍性贫血、Treacher-Collins 综合征、软骨发育不全、枕骨大孔发育畸形、家族性白血病、Bloom 综合征、先天性免疫球蛋白缺乏症、遗传性补体缺陷病、遗传性血色素沉着症、迟发性皮肤卟啉症、遗传性大脑出血性淀粉样变性、家族性淀粉样变多发性神经病变、Wilson 病、Down 综合征、先天性胸腺发育不全。⑦藏血病，如共济失调-毛细血管扩张症、先天性导水管狭窄畸形、第四脑室孔闭塞综合征、小脑扁桃体下疝、Galen 大静脉畸形、Chiari 畸形Ⅱ型、胎内已形成的后颅窝肿瘤与脉络丛乳头状瘤、脑膜脑膨出、脑穿通畸形、无脑回畸形、家族性小脑畸形、先天性脑积水、神经管闭合不全。⑧主血脉病，如先天性心脏病、家族性淀粉样变性心肌病、先天性肺动脉瓣狭窄伴风湿性二尖瓣病变。

九、宿疾（previous illnesses）

宿疾是指陈旧疾病，如久病重病、慢性消耗性疾病、长期发热、恶性肿瘤等。

久病重病加重供能物质不足、靶器官对胰岛素作用的敏感性降低；慢性消耗性疾病诱发或加重同型半胱氨酸血症、低白蛋白血症、继发性多汗症、全身性水肿或局部性水肿；长期发热、恶性肿瘤加重低蛋白血症；严重的慢性基础病加重免疫力低下；罹患躯体疾病诱发疑病障碍；急性子宫颈炎迁延不愈演化为慢性子宫颈炎；淋巴瘤、多发性骨髓瘤、MDS、PNH 等其他血液病最终可演化为白血病。

十、恶习（bad habits）

恶习是指不良生活习惯，如吸烟、酗酒、夜晚大量暴露于明光或电子屏幕、仰卧睡姿、房事不洁、性活跃、穿紧身化纤内裤、鞋袜过紧、不良排便习惯、不良卫生习惯、紫外线照射不足。

吸烟诱发或加重支气管哮喘、慢性阻塞性肺疾病、特发性肺纤维化、类风湿关节炎、肾癌、膀胱癌、闭塞性周围动脉粥样硬化；长期饮酒诱发或加重阻塞性睡眠呼吸暂停低通气综合征、急性胰腺炎、酒精性肝病；酒精中毒引发低镁血症、低磷血症、代谢性酸中毒、呼吸性酸中毒；吸烟、长期饮酒诱发或加重胃食管反流病、高脂蛋白血症、失眠障碍、嗜睡障碍、窦性心动过速、原发性高血压、心脏性猝死、消化性溃疡、食管癌；夜晚大量暴露于明光或电子屏幕引发睡眠 – 觉醒时相延迟障碍；仰卧睡姿可促发异态睡眠；房事不洁诱发传染性软疣、淋病；性活跃引发阴道微生态失调；自身冶游史引发梅毒所致精神障碍；穿紧身化纤内裤诱发外阴阴道假丝酵母菌病；碱性过强的肥皂、清洁护肤化妆品、贴身穿着的衣物引发瘙痒症；鞋袜过紧加重冻疮；不良排便习惯引发便秘、非器质性遗粪症；不良卫生习惯引发毛囊炎、疖和痈；紫外线照射不足引发低钙血症。

十一、殊态（special conditions）

殊态是指特殊生理或病理状态，如疼痛、妊娠、分娩、哺乳、产褥、母龄过大、负重、睡眠 – 觉醒、突然停用镇静剂、长期卧床、应激、长期禁欲、大龄未生育、费劲用力、旅行体位。

疼痛：①引起激素和活性物质释放，使血压升高、心动过速、心律失常、糖尿病加重和心肌缺血。②引起的应激反应，一方面使淋巴细胞减少、白细胞增多、网状内皮系统处于抑制状态，易致感染，另一方面因体内杀伤性 T 细胞功能下降和数量减少，可致肿瘤转移或复发。③使血小板的黏附功能增强，纤维蛋白溶解能力降低，机体处于高凝状态，可致脑血栓或心血管意外。④引起恐惧、失眠、焦虑等心理改变。⑤胸腹部疼痛，肌张力增加，通气功能下降，可致缺氧和二氧化碳蓄积。

另外，妊娠期妇女易见低钙血症、压力性尿失禁、继发性高血压、水肿；妊娠后期、分娩过程易诱发心力衰竭、重症肌无力；分娩或流产诱发气栓；妊娠期和哺乳期妇女易见叶酸缺乏、维生素B_{12}缺乏、缺铁性贫血；产褥期易见继发性多汗症；母龄过大易见染色体畸变；负重诱发胃食管反流病、盆腔器官脱垂；癫痫发作与睡眠－觉醒周期有密切关系，如全面强直－阵挛发作常在晨醒后发生，婴儿痉挛症多在醒后和睡前发作，伴中央颞区棘波的良性儿童癫痫多在睡眠中发作；长期服用镇静剂后突然停用诱发谵妄；长期卧床诱发肾结石；瘫痪、长途航空或乘车旅行、急性内科疾病住院、居家养老护理诱发肺血栓栓塞症；应激、精神紧张事件诱发银屑病；长期禁欲导致死精；大龄未生育易发卵巢上皮性肿瘤、卵巢非上皮性肿瘤；费劲用力诱发脑出血；旅行体位引发旅行性水肿；跨越多个时区旅行常导致时差变化睡眠障碍。

第二节　环境因素（environmental factors）

环境因素是指诱发或加重疾病的生活和工作环境，包括气候、季节、地域、社会和职业。

一、气候（climate factors）

气候即诱发或加重疾病的气候因素。风、暑、燥、寒是春、夏、秋、冬四季的大气候特征，也是东、南、西、北四方的大气候特征，还是生活居处或工作环境的小气候特征。气候变化可诱发或加重多种疾病，如环境高温、高热引发多汗症、高钠血症；气候寒热骤变引发无排卵性异常子宫出血；受寒、受潮湿诱发风湿热；温度、湿度较高的生活居住和工作环境好发瘙痒症；淋雨、受凉、气候骤然变冷常诱发急性上呼吸道感染、气管－支气管炎、慢性阻塞性肺疾病、肺源性心脏病急性发作。

因为无热不成暑，无湿不成暑，中医学将风、暑、燥、寒拆分为风、寒、暑、湿、燥、火六气。当六气太过、不及、当至不至、不至而至时，可诱发或促进疾病的发生发展，中医学称"六淫"：

1. 外湿（wet）

湿即环境湿度大。夏季多湿，南方多湿，还见于生活居处或工作环境潮湿。诱发或加重疾病的湿即为外湿，具有如下致病特点：

（1）重着黏滞：重着黏滞是指外湿致病具有重着和缠绵难愈的特点。在潮湿的环境下，关节滑膜免疫力降低，易产生自身免疫病，如风湿性关节炎、类风湿关节炎，表现为关节肿痛、沉重、变形，反复发作，缠绵难愈。这时的外湿不仅指环境潮湿，还是逆气入侵的条件。其中，环境潮湿归于外湿，引发炎症反应的免疫原归于逆气。

（2）秽浊趋下：秽浊趋下是指外湿致病具有秽浊、多伤人体下部的特点。阴囊、阴道、趾缝等人体隐匿部位汗液排出不畅，真菌繁殖，常损伤皮肤黏膜。如念珠菌阴道炎表现为白带增多；阴囊湿疹表现为皮损、瘙痒；足癣系真菌感染引起，水疱主要出现在趾腹和趾侧，可出现糜烂、渗液。其中，患病部位潮湿归于外湿，引发炎症反应的病原微生物归于淫气。

2. 外燥（dry）

燥即环境干燥。秋季多燥，西方多燥，还见于生活居处或工作环境干燥。诱发或加重疾病的燥即为外燥，具有如下致病特点：

（1）干涩收敛：干涩收敛即外燥常导致皮肤干燥、皱缩甚至皲裂脱屑。人体每天通过皮肤非显性蒸发水分约 500mL，环境干燥一方面加大皮肤水分的蒸发，另一方面诱发病原微生物入侵皮脂腺，导致干燥性皮炎或称乏脂性湿疹，故见诸症。其中，环境干燥归于外燥，入侵皮脂腺的病原微生物归于淫气。

（2）燥易伤肺：燥易伤肺即外燥易致鼻干、喉干、干咳少痰、痰黏难咯。人体每天通过呼吸蒸发水分约 350mL。环境干燥一方面会加大呼吸道黏膜水分的蒸发，另一方面降低了呼吸道黏膜的抵抗力，容易感染，故见诸症。其中，环境干燥归于外燥，伤肺的病原微生物归于淫气。

3. 外寒（cold）

寒即环境温度低。冬季多寒，北方多寒，还见于生活居处或工作环境寒冷。诱发或加重疾病的寒即为外寒，具有如下致病特点：

（1）易伤元阳：易伤元阳即外寒易致畏寒怕冷、面色苍白、躯体蜷缩、手脚发凉。人的最适宜环境温度是 18～25℃。环境温度低，皮肤冷感受器兴奋，故见恶寒怕冷；皮肤毛细血管收缩以减少散热，则见面色苍白；躯体蜷缩、手脚发凉也是减少散热的顺应性保护反应。这时的外寒仅是指环境低温。

（2）凝滞收引：凝滞收引即外寒常导致恶寒、寒战、头身痛、无汗、汗毛耸立、发热。环境温度低，呼吸道黏膜上皮的纤毛活动减慢，血中红细胞沉降率下降，免疫球蛋白含量下降，人体免疫功能降低。细菌、病毒、真菌、螺旋体、疟原虫等入侵，体温调定点上移，原来的正常体温变成"冷刺激"，使人感到恶寒；骨骼肌收缩以增加产热，故见寒战；分解代谢率升高，供氧相对不足，乳酸存积骨骼肌，故见头身疼痛；竖毛肌收缩，汗孔关闭，可见无汗、起"鸡皮疙瘩"；产热增多，散热减少，则见发热。其中，环境低温归于外寒，引发炎症全身反应的病原体归于淫气、尸虫。

4. 外风（wind）

风即空气流动。春季多风，东方多风，还见于生活居处或工作环境多风。诱发或加重疾病的多风和少风均称外风，具有如下致病特点：

（1）风为百病之长：风为百病之长是指外风易引发寒、热、湿、燥诸外邪入侵人体而致病。风能加强热的传导和对流，故气温低而有风常使人感觉更冷，气温高而少风常使人感觉更热。风能加快体表湿气的散发，故气候潮湿而少风使人感觉更潮湿，气候干燥而有风使人感觉更干燥。这时的外风不仅是指环境多风或少风，还是加重其他气候影响的条件。

（2）易袭阳位、善行数变：易袭阳位、善行数变是指外风易袭人体上部、病位游移、变幻无常。空气中的结核分枝杆菌、白喉棒杆菌、溶血性链球菌、金黄色葡萄球菌、脑膜炎奈瑟性球菌、流行性感冒病毒、麻疹病毒常引起上呼吸道感染；面神经发炎可见口眼㖞斜（周围性面瘫）；面部皮下组织发炎可见面部水肿；一侧或两侧颈肩部肌肉筋膜无菌性炎症可见落枕；关节滑膜组织的某些特殊成分或体内产生的内源性物质引发的类风湿关节炎关节游走性疼痛；空气中的粉尘、花粉颗粒、尘螨排泄物、真菌菌丝及孢子、动物皮毛等过敏原，常引起Ⅰ型变态反应性疾病，表现为皮疹、哮喘。其中，环境多风归于外风，引发炎症反应的病原微生物、免疫原归于淫气、逆气。

5. 外热（hot）

热即环境温度高。夏季多热，南方多热，还见于生活居处或工作环境炎热。诱发或加重疾病的热即为外热，具有如下致病特点：

（1）热为阳邪：热为阳邪即外热伤人常见面赤、脉洪大滑数。人体主要通过皮肤的辐射、传导和对流散热。高温环境下，人体处于热应激状态，交感神经兴奋，心肌收缩力增强，心率加快，故脉洪大滑数；体表毛细血管扩张散热，则见面赤。

（2）热性升散，易伤津耗气：热性升散，易伤津耗气即外热常引发多汗、尿赤短少、口渴、四肢乏力。高温环境通过热辐射或热传导方式使血液及皮温升高，热信号刺激中枢引起大量出汗。汗出过多会造成低容量性高钠血症，故见尿赤短少；细胞外液高渗，通过渗透压感受器刺激中枢引起口渴；细胞外液高渗使骨骼肌细胞脱水，故四肢乏力。

（3）热易扰神：热易扰神即外热常引起中暑。环境高温导致体温调节中枢功能紊乱，表现为高热、汗闭、谵妄、惊厥或昏迷。

（4）热多夹湿：热多夹湿即外热、外湿易相合引发伤暑。暑季（公历7、8月间）既是天气炎热的季节，又是降雨量最大的季节。环境湿热，霉菌繁殖，食物易发霉变质，人进食这样的食物易引发急性胃肠炎，表现为上吐下泻。其中，环境湿热归于外热和外湿，引发急性胃肠炎的病原微生物归于淫气。

二、季节（seasonal factors）

季节是指诱发或加重疾病的季节因素。

夏季蜱活动频繁的5～7月为人粒细胞无形体病发病高峰；夏秋季节流行细菌性痢疾、日本血吸虫病；冬春季节好发急性上呼吸道感染、气管－支气管炎、病毒性肺炎、慢性阻塞性肺疾病、肺源性心脏病；冬季与初春好发肺炎链球菌肺炎；初冬、初春易发冻疮；春秋季节好发玫瑰糠疹、亚急性甲状腺炎。

三、地域（geographical factors）

地域是指诱发或加重疾病的地域因素，包括水土、城乡、方位、国度和地域的不同。

①水土不同，甲状腺滤泡状癌、弥漫性非毒性甲状腺肿在碘缺乏地区更为常见；缺乏新鲜蔬菜及水果的地区好发维生素C缺乏症。②城乡不同，睡眠障碍、抑郁症、焦虑症、高脂血症好发于城市居民；肺源性心脏病、特发性肺含铁血黄素沉着症、分离性神经症状障碍好发于乡村地区。③方位不同，南方地区高发泌尿系统结石；北方地区肺源性心脏病患病率高发；脑型血吸虫病主要流行于长江中下游流域及南方十三省；脑棘球蚴病主要流行于我国的西部和北部广大农牧地区。④国度不同，日本是贝赫切特综合征的高发地区；欧美地区多见Friedreich型共济失调；工业发达国家好发卵巢上皮性肿瘤；以畜牧业为主的国家多见囊型棘球蚴病；慢性淋巴细胞白血病欧美各国

常见；欧洲、北美及北非地区膀胱癌的发病率最高；欧美国家、中东和亚洲居民好发人粒细胞无形体病。⑤地域不同，人粒细胞无形体病好发于森林、丘陵地区；日本血吸虫病好发于湖沼、水网地区；低氧血症好发于高原缺氧地区；多发性硬化离赤道越远发病率越高。

四、社会（social factors）

社会是指诱发或加重疾病的不良家庭和社会因素。包括：①影响儿童的不良家庭因素：如父母溺爱、父母严苛、父母离异、情感虐待、躯体虐待、性虐待、负性事件、应激事件、贫困、居住拥挤、迁居、转学、性教育不当。②影响成人的不良社会因素：如失业、转岗、退休、生离死别、婚姻不和谐、婚外性行为、过分注重仪表、严重被忽视、外来文化入侵、社会适应不良、与他人交往少、灾荒、战争、地震、移民、社会阶层。

诱发或加重的疾病主要包括：①疏泄病：如性心理障碍、失眠障碍、睡眠－觉醒时相延迟障碍、睡眠－觉醒时相提前障碍、不规律型睡眠－觉醒节律紊乱、抑郁障碍、恶劣心境、延长哀伤障碍、广泛性焦虑障碍、社交焦虑障碍、混合性抑郁和焦虑障碍、惊恐障碍、适应障碍。②藏神病：如拔毛症、躯体变形障碍、躯体忧虑障碍、反应性依恋障碍、疑病障碍、多重人格、对立违抗障碍和品行障碍、注意缺陷多动障碍、去抑制型社会参与障碍、强迫症、精神分裂症、嗅觉牵涉障碍、分离性神经症状障碍、神经性厌食、暴食障碍、异食癖、偏执型人格障碍、反社会性人格障碍、边缘型人格障碍、人格解体－现实解体综合征。

五、职业（occupational factors）

职业是指诱发或加重疾病的职业因素。如倒班工作易发倒班工作相关的睡眠障碍；值夜班易患嗜睡障碍；脑力劳动者及旅游者易患人粒细胞无形体病；脑力劳动者或高精神紧张性职业发生高血压的可能性较大；木材业、金属矿、金属产品制造工人易发特发性肺纤维化；煤矿、金矿和与硅石接触的人群硬皮病发病率较高；动物饲养员、屠宰厂工作人员以及医务人员易患弓形虫病；与犬接触密切的牧民或农民多见囊型棘球蚴病；渔民日本血吸虫病感染率高；审美体育、体重相关运动员、时装模特易患神经性厌食。

第三章

流病（fluid diseases）

一个活生生的人可分为结构（躯体）和功能（生命）两部分，结构又分为固定结构和流变结构。固定结构以组织型体细胞为构成要素，流变结构以物质流和能量流为构成要素。中医学分别将固定结构和功能态势称"形"和"神"，因袭将流变结构称"流"。

根据五藏的不同，所有继发致病因素可分为脾藏病、肺藏病、肾藏病、肝藏病和心藏病5类；根据五藏的功能性质不同，所有继发致病因素可分为运化病、散精病、主肌肉病、统血病、主气病、生育病、全形病、气化病、主水病、藏精病、疏泄病、藏血病、藏神病和主血脉病14类；根据人的组成不同，所有继发致病因素可分为流病、形病和神病3类。

流病即流变结构的数量（如糖盈、糖亏）、结构（如染色体畸变）和功能态势（如靶细胞受体对激素的反应性过度敏感或迟钝）异常。根据流变结构的不同，流病又分为精病、气病、血病、津病和液病5类。

本章将讨论42种常见流病的内涵及病因病机，详见表3-1。

表3-1　流病的客观实在

分类	流病	客观实在
先天之精病	精畸	精子畸形率高
	血精	精液中混有血液
	精淤	精液不液化或排卵障碍
	精少	精液量少、精子量少、无精、死精或卵泡发育不良
水谷之精病	营盈	营养过盛
	营亏	营养不良

（续表）

分类	流病	客观实在
成形之精病	胎弱	引发遗传性疾病的染色体畸变、基因突变和基因易感
	癥原	引发肿瘤的基因突变
化气之精病	糖盈	高糖血症
	糖亏	低糖血症
	脂盈	高甘油三酯血症
	蛋白亏	低蛋白血症
	氧亏	组织缺氧
调节之精病	精乱	神经递质、激素、细胞因子和受体异常
推动之气病	气虚	化学能产生不足
	气实	化学能产生过多
温煦之气病	内热	高能量代谢状态
	内寒	低能量代谢状态
载气之血病	瘀血	低氧血症
	血热	高血红蛋白血症
	血虚	低血红蛋白血症
免疫之血病	正实	免疫功能亢进
	正虚	免疫功能低下
摄血之血病	凝拙	凝血障碍
	溶拙	抗凝血障碍
津病	水亏	脱水
	钠盈	高钠血症
	钠亏	低钠血症
	钾盈	高钾血症
	钾亏	低钾血症
	钙盈	高钙血症
	钙亏	低钙血症
	镁盈	高镁血症
	镁亏	低镁血症
	磷盈	高磷血症

（续表）

分类	流病	客观实在
	磷亏	低磷血症
	氯盈	高氯血症
	氯亏	低氯血症
	酸盈	酸中毒
	碱盈	碱中毒
液病	秽浊	外分泌过多
	内燥	外分泌过少

第一节　精病（material flow disorders）

精病即构成和维持人体生命活动的流变物质异常。本节将介绍 14 种精病的内涵和病因病机。

一、先天之精病

先天之精病又称先天因素（congenital factors），是指精子、卵子、受精卵、胚胎、胎儿及其营养物质异常。

（一）精畸（sperm malformation）

精畸是指精子畸形率高于 50%。

条件：七情（精神因素有致病作用）。

病因：生育痰饮（睾丸炎症、泌尿生殖道感染）、生育癥积（睾丸恶性肿瘤）、生育畸形（精索静脉曲张）、胎禀（先天遗传）、藏精神少（促性腺激素分泌不足）、外毒（接触毒物，如多氯联苯）、药毒（呋喃类药物）、恶习（吸烟、吸食大麻）、外热（高温）。

病机：肾藏的生育功能异常（睾丸的生精功能受损，畸形精子数量增多），则见精畸。

（二）血精（ematospermia）

血精是指精液中混有血液。

条件：淫气（结核）；尸虫（血丝虫）；生育结石（精囊腺结石）；外伤（损伤）。

病因：①生育癥积（精囊癌、前列腺癌）、生育畸形（良性前列腺肥大、精索静脉曲张）、生育痰饮（精囊及前列腺的炎症）。②全形形病（白血病）；营亏（维生素 C 缺乏）。

病机：①肾藏生育功能的执行结构出血。②脾藏的统血功能异常（血小板减少；毛细血管脆性增加），表现为肾藏生育功能的执行结构出血，则见血精。

（三）精淤（prolonged liquefaction or ovulation failure）

精淤是指精液不液化或排卵障碍。

条件：年龄（年龄增大）、七情（生活压力、焦虑）、杂毒（化妆品、环境污染）、偏食（高糖、高脂饮食）。

病因：①生育痰饮（前列腺和精囊发生炎症）。②藏精神乱（下丘脑、垂体、卵巢、肾上腺、甲状腺功能紊乱）。

病机：①肾藏的生育功能异常（精液的凝固是由精囊产生凝固蛋白所致，液化是由前列腺分泌的一系列蛋白水解酶即液化因子作用的结果。前列腺和精囊发生炎症，凝固蛋白增多或蛋白水解酶减少）。②肾藏的生育功能异常（卵子无法正常排出），则见精淤。

（四）精少（oligospermia or follicular dysplasia）

精少即精液量少、精子量少、无精、死精或卵泡发育不良。

1. 精液量少

精液量少即每次射精的精液量少于 1mL（正常男性每次射精量为 2～6mL）。

病因：①生育痰饮（生殖道有感染性疾病）、生育畸形（精囊囊肿、尿道狭窄、尿道憩室、输精管道损伤）；胎禀（先天性精囊缺乏）。②藏精形病（脑垂体或睾丸间质细胞病变）。

病机：①肾藏生育功能的执行结构畸形（射精管阻塞），影响肾藏的生育功能（精液排出障碍）。②肾藏的藏精功能异常（促性腺激素降低或雌激素减少），影响肾藏的生育功能（精液生成减少），则见精液量少。

2. 精子少弱

精子少弱是指精子数目少于 2000 万 /mL 或前向运动能力差。

病因：①生育畸形（隐睾、精索静脉曲张）。②生育痰饮（生殖道感染，附属生殖腺的慢性感染）。③痰饮（自身免疫）。④失术（放射损伤阴囊）、杂毒（化学毒品）、药毒（药物）。⑤藏精癥积（催乳素瘤）。

病机：①肾藏的生育功能异常（睾丸的局部温度升高，有毒物质积聚，精子产生减少）。②肾藏的生育功能异常（诱发精囊炎，精液分泌或渗出过多，精液中精子密度下降）。③肾藏的生育功能异常（抗精子抗体影响精子的产生和运送）。④肾藏的生育功能异常（影响生精功能）。⑤肾藏的藏精功能异常（过量分泌催乳素，引发高催乳素血症，下丘脑分泌促性腺激素释放激素的频率和幅度均明显减低，导致垂体分泌促黄体生成素与卵泡刺激素的频率和幅度减退，睾丸合成雄激素的量明显下降），影响肾藏的生育功能（精子生成的功能减退），则见精子量少。

3. 无精

无精是指射出的精液离心沉淀后，经显微镜检查无精子。

病因：生育畸形［克氏（Klinefelter）综合征、无睾症、隐睾症、染色体核型异常、生殖细胞发育不良、输精管发育异常、睾丸扭转、睾丸血管病变、输精管道阻塞、精索静脉曲张］；生育癥积（睾丸肿瘤）；生育痰饮（睾丸炎症、生殖道感染）；藏精病（垂体肿瘤、内分泌疾病、垂体功能亢进或低下、肾上腺功能亢进或低下、甲亢或甲低）；宿疾（严重的全身性疾病）；营亏（营养不良）；失术（放射损伤）；外伤（睾丸创伤、辐射、热损伤）；药毒（细胞毒性药物）；胎禀（先天性畸形，常见有附睾头异位、附睾管闭锁、输精管缺如或不发育、附睾处囊肿压迫附睾管）；失术（输精管结扎术后、其他引起睾丸供血损伤、生殖道梗阻的外科手术）；淫气（淋球菌、结核菌和其他一些细菌感染）。

病机：肾藏的生育功能异常（精子生成障碍）或肾藏生育功能的执行结构异常（输精管道阻塞），影响肾藏的生育功能（无精子排出），则见无精。

4. 死精

死精即死精子症，是指精液中精子成活率减少，精液检查中发现死精子超过 40% 者为死精子症，亦称死精子过多症。

条件：殊态（长期禁欲，长期不射精，精子密度高，死精子多，精子活动度差）。

病因：①生育痰饮（生殖系感染）。②生育畸形（精索静脉曲张）。

病机：①肾藏的生育功能异常（精浆成分改变，锌、镁、柠檬酸、果糖减少、pH升高影响精子活力）。②肾藏的生育功能异常（睾丸、附睾血液循环障碍，局部温度升高，有毒物质积聚，使精子活动力低下），则见死精。

5. 卵泡发育不良

卵泡发育不良是指在卵泡晚期，卵泡生长始终不能达到成熟卵泡大小，且功能差，分泌雌激素不足。

病因：藏精病（垂体或下丘脑疾病、多囊卵巢综合征、单纯性腺发育不全综合征、性腺形成不全症、卵巢功能早衰、黄体化未破裂卵泡综合征）。

病机：肾藏的生育功能异常（卵泡发育不良），则见卵泡发育不良。

二、后天之精病

后天之精病即水、电解质（如 Na^+、K^+、Ca^{2+}、Mg^{2+}、Cl^-、HCO_3^-、HPO_4^{2-}/$H_2PO_4^-$）、小分子有机化合物（如氨基酸、脂肪酸、甘油、葡萄糖、维生素、酒精）、膳食纤维和氧气异常，病因病机详见化气之精和承载之津的异常。

（一）营盈（overnutrition）

营盈即营养过盛。

病因：①运化神亢（消化吸收功能亢进）、偏食（嗜食膏粱厚味）。②气化神乱（糖尿病）、脂盈（高甘油三酯血症）、过逸（运动过少）。

病机：①脾藏的运化功能异常（从膳食中消化吸收的营养物质过多）。②肾藏的气化功能异常（营养物质消耗过少），则见营盈（常表现为高糖血症、高甘油三酯血症、肥胖）。

（二）营亏（malnutrition）

营亏即营养不良，这里主要介绍维生素的摄入不足。

1. 叶酸缺乏（folic acid deficiency）、维生素 B_{12} 缺乏（Vit B_{12} deficiency）

病因：①偏食（食物缺乏叶酸或 Vit B_{12}）、运化病（小肠炎症，腹泻，胃酸、胃蛋白酶、胰蛋白酶缺乏）、恶习（嗜酒）、药毒（对氨基水杨酸、新霉素、二甲双胍、秋水仙碱、苯乙双胍）、胎禀［先天性内因子（由胃黏膜壁细胞分泌的糖蛋白，是肠道吸收维生素 B_{12} 的必需因子）缺乏］。②殊态（哺乳期、孕妇）。③胎弱（遗传因素）、药毒（氧化亚氮）。④药毒（甲氨蝶呤、甲氧苄啶、氨苯蝶啶、氨基蝶呤和乙胺嘧啶）、尸虫［肠道寄生虫（如阔节裂头绦虫病）］、淫气（细菌大量繁殖）。⑤失术（血液透析）。

病机：①脾藏的运化功能异常（叶酸或 Vit B_{12} 摄入不足、吸收不良）。②肾藏的全形功能异常（叶酸或 Vit B_{12} 需求量增加）。③肾藏的全形功能异常［甲基 FH4 转移酶、N^5, N^{10}－甲烯基 FH_4 还原酶、FH_2 还原酶和亚氨甲基转移酶缺陷可影响叶酸利用，先天性转钴蛋白Ⅱ（TCⅡ）缺乏引起 Vit B_{12} 输送障碍；氧化亚氮将钴胺氧化而抑制甲硫氨酸合成酶］。④肾藏的全形功能异常（干扰叶酸利用；维生素 B_{12} 过量消耗）。⑤肾藏的主水功能异常（叶酸排出增加），则见叶酸或维生素 B_{12}（Vit B_{12}）缺乏。

2. 维生素 C 缺乏（Vit C deficiency）

维生素 C 缺乏又称坏血病，因缺乏维生素 C（抗坏血酸）引起，临床特征为出血和骨骼病变。常有倦怠、全身乏力、精神抑郁、营养不良、牙龈出血等症状。我国普通膳食中有大量新鲜蔬果，婴儿多为母乳喂养（母乳约含维生素 C227.2 ～ 397.5mol/L），大多均能维持维生素 C 生理需要量，因此本病少见。

条件：年龄（多见于 6 ～ 24 个月的小儿）；地域（缺乏新鲜蔬菜及水果的地区）；恶习（吸烟）。

病因：偏食（食物缺乏维生素 C）。

病机：影响脾藏的运化功能（维生素 C 摄入不足、吸收不良），则见维生素 C 缺乏症。

3. 维生素 A 缺乏症（vitamin A deficiency）

维生素 A 缺乏症是指一种维生素 A 缺乏所致的营养障碍性疾病，表现为皮肤干燥和粗糙、四肢伸侧圆锥形毛囊角化性丘疹、夜盲、角膜干燥和软化等。

病因：①偏食（缺乏维生素 A 和胡萝卜素的食物、长时间禁食、长期低脂饮食）、运化病（肝胆胰疾病、慢性肠道疾病、脂肪吸收障碍综合征）。②殊态［婴幼儿（尤其是早产儿）、孕妇、乳母等群体］、癥积（肿瘤）、痰饮（急慢性感染性疾病）；散精病（肝病）、藏精神少（甲状腺功能低下）、气化神乱（糖尿病）。③主水病（泌尿系统疾病）。

病机：①影响脾藏的运化功能（维生素 A 摄取不足）。②影响肾藏的全形功能（维生素 A 需求过多、消耗过多；胡萝卜素无法转变成维生素 A）。③肾藏的主水功能异常（维生素 A 排泄增加），则见维生素 A 缺乏症。

三、成形之精病

成形之精病即核酸、糖、类脂、蛋白质、钙、磷等结构物质异常，病因病机详见承载之津的异常，这里主要介绍核酸的异常。

（一）胎弱（hereditary factors）

胎弱是指引发遗传性疾病的染色体畸变（chromosome aberration）、基因突变（gene mutation）和基因易感（genetic susceptibility），名称源于《幼幼集成》。其中，遗传性疾病（genetic disease）是指遗传物质结构或功能改变引发的疾病。

1. 染色体畸变

染色体畸变是指细胞分裂时的染色体不分离、断裂和重新连接。染色体畸变分为染色体数目变异和染色质结构变异两类，染色体数目变异发生在分裂前期，而染色质结构变异发生在分裂间期。基因突变引发染色体病，如先天愚型、Patau 综合征、Edwards 综合征、克兰费尔特综合征、特纳综合征、真两性畸形等，表现为先天性智力低下，生长发育迟缓，伴五官、四肢、皮纹及内脏等多发畸形，中医学称"五迟"（立迟、行迟、发迟、齿迟、语迟）、"五软"（头项软、口软、手软、足软、肌肉软）。

条件：殊态（母龄过大）。

病因：杂毒（食品的防腐剂和色素、除草剂、杀虫的砷制剂、有机磷农药、苯、甲苯、铝、二硫化碳、氯丁二烯、氯乙烯单体等，会通过饮食、呼吸或皮肤接触等途径进入人体）；药毒（抗肿瘤药物、保胎及预防妊娠反应的药物、抗痉挛药物苯妥英钠）；外伤（天然辐射包括宇宙辐射，地球辐射及人体内放射物质的辐射；人工辐射包括放射辐射和职业照射等）；淫气、尸虫（病原体及其产生的毒素）；胎弱（常表现为家族性倾向，这提示染色体畸变与遗传有关）；全形病（自身免疫性疾病在染色体不分离中起一定作用，如甲状腺原发性自身免疫抗体增高与家族性染色体异常之间有密切关系）；生育病（生殖细胞老化）。

病机：肾藏的全形功能异常（细胞分裂时的染色体不分离、断裂和重新连接），则见染色体畸变。

2. 基因突变

基因突变是指在一定的外界条件或内部因素作用下，DNA 在复制过程中发生的碱基缺失、增添和代换。基因突变引发的子代分子病，如血友病、哮喘、白化病、镰刀型贫血症、地中海贫血、红绿色盲、先天性耳聋、脑积水、癫痫、自闭症、先天性内因子缺乏等，详见"胎禀"。

病因：杂毒（化学物质）；淫气（病毒）；外伤（辐射）。

病机：肾藏的全形功能异常（生殖细胞在一定的外界条件或内部因素作用下，DNA 在复制过程中发生碱基缺失、增添和代换），则见基因突变。

3. 基因易感

基因易感是指在适宜的环境刺激下能够编码遗传性疾病或获得疾病易感性的基因。疾病易感性是指不同人群、不同个体由于遗传结构不同，在外界环境影响下呈现出易患多基因病的倾向。如肿瘤、特发性肺纤维化（IPF）、消化性溃疡、糖尿病肾病、类风湿关节炎等都具有遗传易感性，详见"胎弱"。

病因：个体因素（不同人群、不同个体）。

病机：肾藏的全形功能异常，产生易感基因。

（二）瘤原（neoplastic gene mutations）

瘤原是指引发肿瘤的基因突变，因中医学称肿瘤为癥积而得名。

病因：杂毒（香烟烟雾、某些食品成分、石棉纤维）；痰饮 ［炎症、氧化应激反应及反复组织损伤产生的活性氧自由基（reactive oxyradical）］；外伤（电离辐射、紫外线辐射）；淫气（病原微生物）；尸虫（寄生虫）；胎弱（个人遗传特征中有肿瘤易感性）。

病机：影响肾藏的全形功能（基因突变），则见基因突变。

四、化气之精病

化气之精病即糖、脂肪、蛋白质和氧气（中医学统称"宗气"）的异常。

（一）糖盈（hyperglycemia）

糖盈即高糖血症是指空腹血糖高于 6.1mmol/L，餐后 2 小时血糖高于

7.8mmol/L，是糖尿病的特征。

条件：恶习（现代生活方式）；七情（应激）；年龄（年龄增长）；过逸（体力活动不足）；营盈（营养过剩）；生育病（宫内高血糖环境使得后代发生胰岛素抵抗）。

病因：①胎弱［易感基因（如 HLA）］；淫气（风疹病毒、腮腺炎病毒、柯萨奇病毒、脑心肌炎病毒、巨细胞病毒、肠道病毒）；杂毒（链脲佐菌素、四氧嘧啶、吡甲硝苯脲）；痰饮（自身免疫病）。②藏精神少（胰岛 β 细胞功能缺陷、α 细胞功能异常、肠道 L 细胞功能缺陷）；藏精癥积（垂体瘤、胰岛细胞癌、下丘脑错构瘤、支气管类癌）。③运化病（肠道菌群失调）。④藏精神亢（生长激素过度分泌，常引发肢端肥大症和巨人症）。⑤主气神乱（阻塞性睡眠呼吸暂停低通气综合征）。

病机：①肾藏藏精功能的执行结构畸形（借助免疫系统损伤 β 细胞；直接损伤 β 细胞或导致自身免疫反应损伤 β 细胞；引发非免疫介导性 β 细胞破坏或免疫介导性 β 细胞破坏；通过体液免疫或细胞免疫破坏 β 细胞），借助肾藏的藏精功能（胰岛素分泌减少），影响肾脏的气化功能（葡萄糖利用减少）。②肾藏的藏精功能异常［胰岛素分泌量的缺陷、模式异常和质的缺陷、胰高血糖素分泌增多、肠促胰素（GLP-1）分泌缺陷；生长激素（GH）和 IGF-1 过度分泌；通过损伤胰岛 β 细胞，减少胰岛素分泌］，影响肾脏的气化功能［胰岛素作用的靶器官（主要是肝脏、肌肉和脂肪组织）对胰岛素作用的敏感性降低，葡萄糖利用减少］。③脾藏的运化功能异常（产丁酸盐的益生菌减少，肠道细胞分泌肠促胰素减少，影响胰岛素分泌；有害菌产生内毒素、氧化三甲胺等，损伤胰岛 β 细胞；产生短链脂肪酸的益生菌减少，引发肠道炎症反应造成胰岛素抵抗）。④影响肾藏的气化功能（刺激脂肪细胞分解，释放甘油三酯，血清中游离脂肪酸的升高），借助肾藏的藏精功能（可通过损伤胰岛 β 细胞，减少胰岛素分泌，降低外周组织对胰岛素的敏感性），肾藏的气化功能（糖利用降低），影响脾藏的散精功能。⑤瘀血（低氧血症），借助肝藏的疏泄功能（交感神经兴奋），肾藏的藏精功能（胰岛素抵抗，胰岛 β 细胞失代偿），肾藏的气化功能（对糖原的合成和储存功能减弱），影响脾藏的散精功能，则见糖盈（高糖血症）。

（二）糖亏（hypoglycemia）

糖亏即低糖血症，是一组由多种病因引起的血中葡萄糖浓度过低（通常

< 2.8mmol/L），临床以交感神经兴奋和（或）神经缺糖症状为主要表现的综合征。常表现为心悸、震颤、焦虑、嗜睡、意识模糊等。低糖血症病因复杂，多发生于糖尿病患者，也可发生于一些疾病、药物的使用及过度饮酒等情况中。

条件：饮食不节（进行药物治疗的糖尿病患者中，少食、不食、延迟进食、未加餐，易诱发低血糖）；过劳（体力活动过多在糖原贮备不足的人群中，进行跑步、登山等运动，消耗明显增加，易诱发低血糖）。

病因：①药毒（降糖药物，外源性胰岛素和刺激内源性胰岛素分泌的药物，如格列本脲、格列齐特、格列吡嗪、格列美脲、瑞格列奈、那格列奈）；恶习（嗜酒）。②主血脉神少（心功能不全）。③营亏（营养供给不足）。④藏精神少（肾上腺皮质功能减退症或垂体 – 肾上腺功能低下）；癥积（非胰岛细胞肿瘤，通常是间叶细胞型或上皮细胞型巨大肿瘤）；藏精病（β 细胞肿瘤、β 细胞功能性疾病、胰岛素自身免疫性低血糖、婴儿持续性高胰岛素血症性低血糖、先天性高胰岛素血症）。⑤气化病（肝细胞广泛损伤、肝癌、肝硬化、肾衰竭）。⑥藏精癥积（胰腺神经内分泌肿瘤、胰岛素瘤）、全形畸形（贝克威思 – 威德曼综合征）。⑦内湿（半乳糖血症）、气化内湿（Ⅰ型糖原贮积症）。⑧疏泄畸形（糖尿病性多发性周围神经病）。

病机：①肾藏的气化功能异常（促进全身组织对葡萄糖的摄取和利用，抑制肝糖原的分解以及糖异生；酒精抑制体内糖异生与肝糖原分解）。②氧亏（机体缺氧），一方面影响肾藏的气化功能（肝、肾因缺氧糖原储存、分解及糖异生能力进一步下降；心力衰竭者由于睡眠差、出汗、呼吸费力等因素，导致葡萄糖消耗增加）；另一方面，影响脾藏的运化功能（小肠对糖的吸收进一步减少）。③脾藏的运化功能异常（葡萄糖生成不足）。④肾藏的藏精功能异常［对抗胰岛素的激素分泌不足；生成加工不完整的胰岛素样生长因子2（IGF-2），致内源性胰岛素的合成相应地受抑；内源性高胰岛素血症影响胰岛素的分泌速率，当血浆葡萄糖浓度降至低血糖水平时，胰岛素的分泌速率不能相应降低；胰岛素分泌失调］。⑤一方面直接影响肾藏的气化功能（肝细胞广泛损害或致肝糖原合成储备严重不足，糖原分解减少、糖异生障碍；肝癌或肝硬化时对葡萄糖消耗增多；肾糖异生减少），另一方面，借助肾藏的藏精功能（肝癌组织细胞产生胰岛素样物质，对胰岛素的分解灭活减少，雌激素灭活减弱；肾廓清胰岛素能力减低，使血浆胰岛素水平增高，或拮抗生长激素及胰高血糖素），影响肾藏的气化功能。⑥借助肾藏的藏精功能（胰岛素、胰岛素样生长因子 2 过量分泌），影响肾藏的气化功能（促进组织细胞摄取和利用葡萄糖）。⑦影响肾藏的气化功能（半乳糖抑制糖原分解为葡萄糖；糖原不能分解为葡萄糖，血液中葡萄糖减少）。⑧表现为肝藏的疏泄功能异常（交感神经兴奋性降低），借助肾藏的藏精功能（肾上腺素分泌减少），影响肾藏的气化功能（肝糖原分解减少），则见糖亏（低糖血症）。

（三）脂盈（hypertriglyceridemia）

脂盈即高甘油三酯血症，是指血液中甘油三酯含量大于 1.7mmol/L。

条件：年龄（血脂水平随年龄增加而升高，后期趋于平稳或略有下降）；性别（中青年女性血脂水平低于男性，绝经期后显著升高，高于同年龄段男性）；恶习（吸烟、酗酒、不爱运动）；偏食（高能量、高脂、高糖饮食）。

病因：①胎弱［参与甘油三酯（TG）代谢的脂蛋白脂酶（LPL）、载脂蛋白（ApoC2 或 ApoA5）基因突变］。②气化神乱（糖尿病）。③藏精神少（甲状腺功能减退症）。④药毒（服用噻嗪类利尿剂、糖皮质激素）。⑤藏精神少（腺垂体功能减退症）。⑥藏精癥积（嗜铬细胞瘤）。⑦藏精神亢（库欣综合征）。⑧偏食（食物含过多饱和脂肪酸）。⑨藏精畸形（多囊卵巢综合征）。⑩全形痰饮（系统性红斑狼疮）。

病机：①肾藏气化功能的执行结构畸形（脂蛋白脂酶和载脂蛋白缺乏），影响肾藏的气化功能（甘油三酯代谢异常）。②借助肾藏的藏精功能（1 型糖尿病胰岛素缺乏；2 型糖尿病常有胰岛素抵抗，内源性胰岛素过多分泌，引起高胰岛素血症），影响肾藏的气化功能（刺激脂肪细胞分解释放甘油三酯，血清中游离脂肪酸升高）。③肾藏的藏精功能异常［促甲状腺激素（TSH）分泌增多］，影响肾藏的气化功能［TSH 促进甘油三酯（TG）合成］。④肾藏的气化功能异常（噻嗪类利尿剂可引起血清甘油三酯升高；糖皮质激素促进脂肪分解）。⑤肾藏的藏精功能异常（生长激素分泌不足），借助肾藏的气化功能（脂肪代谢障碍）。⑥肾藏的藏精功能异常（释放过多的儿茶酚胺），借助肾藏的气化功能（加速脂肪分解）。⑦肾藏的藏精功能异常（糖皮质激素分泌过多，刺激胰岛 β 细胞分泌胰岛素），借助肾藏的气化功能（促进脂肪分解）。⑧脾藏的运化功能异常（饱和脂肪酸摄入过多）。⑨借助肾藏的藏精功能（雌激素水平下降），导致脾藏的散精功能异常（导致肝脏合成更多的甘油三酯）。⑩肾藏主水功能的执行结构畸形（肾损害，肾小球滤过屏障受损），借助肾脏的主水功能（HDL、载脂蛋白、脂解酶等流失），肾藏的气化功能（LPL 活性缺乏，干扰甘油三酯降解），影响脾藏的散精功能（使血中的游离脂肪酸增高），则见脂盈（高甘油三酯血症）。

（四）蛋白亏（hypoproteinemia）

蛋白亏即低蛋白血症，不是一个独立的疾病，而是各种原因所致氮负平衡的结果。血液中的蛋白质主要是血浆蛋白质及红细胞所含的血红蛋白。血浆蛋白质包括血浆白蛋白、各种球蛋白、纤维蛋白原及少量结合蛋白如糖蛋白、脂蛋白等，总量为 65 ～ 78g/L。若血浆总蛋白质低于 60g/L，则可诊断为低蛋白血症。

病因：①运化病（食欲不振及厌食，如严重的心、肺、肝、肾脏疾患，胃肠道淤血，脑部病变；消化道梗阻，摄食困难如食管癌、胃癌；慢性胰腺炎、胆道疾患、胃肠吻合术所致的吸收不良综合征）。②运化神病（消化道溃疡、痔疮、钩虫病）、生育神病（月经过多）、外伤（大面积创伤渗液）。③失术（反复腹腔穿刺放液、终末期肾病腹膜透析治疗）。④主水病（肾病综合征、狼疮性肾炎、糖尿病肾病）；主血脉神病（恶性高血压）。⑤运化病（消化道恶性肿瘤及巨肥厚性胃炎、蛋白漏出性胃肠病、溃疡性结肠炎、局限性肠炎）。⑥散精病（各种原因的肝损害）。⑦宿疾（长期发热、恶性肿瘤）。⑧藏精神亢（皮质醇增多症、甲状腺功能亢进症）。⑨散精畸形（肝硬化）。

病机：①脾藏运化功能异常（蛋白摄入不足或吸收不良）。②脾藏散精功能异常（大量血浆蛋白质丢失）。③脾藏散精功能异常（经腹膜丢失蛋白质）。④肾藏主水功能异常（蛋白质从尿中丢失）。⑤脾藏运化功能异常（由消化道丢失大量蛋白）。⑥脾藏散精功能异常（使肝脏蛋白合成能力减低，血浆蛋白质合成减少）。⑦肾藏的气化功能异常（使蛋白质分解速度超过合成速度）。⑧影响肾藏的气化功能（使蛋白质分解速度超过合成速度）。⑨影响脾藏的散精功能（血液循环阻力增大，导致门静脉高压，胃肠道、肠系膜等血液回流受阻，血管通透性升高，血液中的血浆成分外漏并伴有大量的蛋白质流失），则见蛋白亏（低蛋白血症）。

（五）氧亏（hypoxia）

氧亏即组织缺氧，常引发能量代谢障碍、组织损伤或炎症反应。

病因：①地域（高原、高空、通风不良的坑道、矿井）；主气神病（肺通气、换气功能障碍）。②主血脉畸形（房间隔或室间隔缺损）。③全形病（严重贫血）、偏食（食用大量含硝酸盐的腌菜）、外毒（CO 中毒）、失术（输入大量库存血、输入大量碱性体液）。④主血脉病（心力衰竭、休克、动脉硬化、血管炎、血栓形成、栓塞、血管痉挛或受压）。⑤药毒（氰化物中毒、2，4-二硝基苯酚）。⑥营亏（维生素 B_1、B_2 和 PP 缺乏）。⑦外伤（高温、大剂量照射）、淫气（细菌、毒素）。⑧碱盈（代谢性碱中毒）。

病机：①肺藏的主气功能异常（吸入气氧分压过低；外呼吸功能障碍）。②心藏的主血脉功能异常（静脉血分流入动脉）。③脾藏的散精功能异常（与氧结合的血红蛋白减少；高铁血红蛋白中的 Fe^{3+} 与羟基结合牢固；CO 与血红蛋白结合牢固；血红蛋白与 O_2 的亲和力异常增高）。④心藏的主血脉功能异常（动脉和静脉血流障碍，氧运输异常）。⑤肾藏的气化功能异常（药物抑制线粒体的氧化磷酸化）。⑥肾藏的全形功能异常（呼吸酶合成减少）。⑦肾藏的气化功能异常（线粒体损伤）。⑧脾藏的散精功能异常（血 HCO_3^- 增多，H^+ 浓度降低，血液 pH 升高，使血红蛋白与 O_2 的亲和力增强，以致相同氧分压下血氧饱和度增加，血红蛋白氧离曲线左移，血红蛋白不易将结合的 O_2 释放出），则见氧亏。

五、调节之精病

调节之精病是指在细胞间和细胞内传递信息的信使分子、带电离子和受体异常。其中，信使分子又称配体（ligand），包括神经递质、激素和细胞因子。

精乱（ligand and receptor disorders）

精乱是指神经递质、激素、细胞因子和受体异常。包括：①藏精神亢，即神经递质、激素、细胞因子产生过多或受体超敏，如 5-HT、P 物质、血管活性肠肽、催乳素、生长激素、甲状腺激素、甲状旁腺激素、雌激素、孕激素、醛固酮、皮质醇产生增多，突触后多巴胺 D_2 受体超敏。②藏精神少，即神经递质、激素、细胞因子产生过少或受体抵抗，如甲状腺激素、甲状旁腺激素、雌激素产生减少、胰岛素抵抗、PTH 抵抗、甲状腺激素抵抗、雄激素不敏感。③藏精神乱，即神经递质、激素、细胞因子产生紊乱，如引发月经不调的雌孕激素分泌紊乱。病因病机详见第五章肾藏的藏精、肝藏的疏泄、藏血、心藏的藏神神病。

第二节　气病（energy flow disorders）

气病即化学能和热能异常。本节将介绍 4 种气病的内涵和病因病机。

一、推动之气病

推动之气病即具有推动作用的化学能异常。其中，推动作用在人体表现为化学能转化为机械能（如运动、呼吸）、电能（如心电、脑电、肌电及其形成的磁场）、光能（如红外线）和声能（如发音）。

（一）气虚（insufficient chemical energy）

气虚即化学能产生不足。气虚可表现为肠蠕动无力（机械能）、体力不足（机械能）、呼吸无力（机械能）、语声低微（声能）、脏器下垂（机械能，中医学称"气陷"）、精神不振（电能）、心肌收缩力弱（机械能，中医学称"脉虚"）。气虚可引发形病，如基因突变导致氧化呼吸链复合体 I（NADH 脱氢酶）结构改变，NADH 脱氢酶活性降低，视神经细胞的线粒体氧化磷酸化作用和产生 ATP 能力降低，视神经细胞提供的能量不能长期维持视神经的完整结构，导致视神经细胞退行性病变、萎缩，则见莱伯视神经萎缩。

病因：运化神少（消化吸收功能减退）、环境（食物供给不足）；宿疾（久病重病、癌症引起供能物质过度消耗）；氧亏（心、肺疾病引发的缺氧）；藏精神少（甲状腺功能减退、胰岛素抵抗）；气化形病（耳聋肌张力障碍综合征，线粒体内膜运输蛋白减少；线粒体 DNA 耗竭综合征 2，线粒体数目减少）。

病机：影响肾藏的气化功能（化学能产生不足），则见气虚。

（二）气实（sufficient chemical energy）

气实即化学能产生过多。气实可表现为肠蠕动过强（机械能）、体力强劲（机械能）、呼吸急促（机械能）、语声高亢（声能）、精神亢奋（电能）、心肌收缩力强（机械能，中医学称"脉实"）。

病因：运化气实（消化吸收功能亢进）、环境（食物供给充足）；藏精气实（甲状腺功能亢进）。

病机：影响肾藏的气化功能（化学能产生过多），则见气实。

二、温煦之气病

温煦之气病即具有温煦作用的热能异常，病因病机详见第五章肾藏的气化神病。

（一）内热（increased energy metabolism）

内热是指高能量代谢状态。常表现为体温升高（热能）、红外影像强（光能）。

条件：年龄（人在 25 岁的基础代谢率达到高峰）。

病因：藏精神乱（甲状腺激素分泌过多、胰岛素分泌减少，胰高血糖素分泌增多）；痰饮（病原微生物、寄生虫感染、抗原入侵炎症急性期）。

病机：肾藏的气化功能异常（分解代谢率较高，产热散热增多），则见内热。

（二）内寒（decreased energy metabolism）

内寒即低能量代谢状态。常表现为体温降低（热能）、红外影像弱（光能）。

条件：年龄（人在 25 岁之后的基础代谢率每 10 年会下降 2% ~ 5%）。

病因：①藏精神少（如甲状腺、肾上腺皮质和垂体前叶激素分泌不足）。②痰饮（病原微生物、寄生虫感染，抗原入侵，急性炎症的恢复期或慢性炎症）。

病机：①肾藏的气化功能异常（分解代谢率较低，产热散热均减少）。②肾藏的气化功能的执行结构血少（局部缺血），影响肾藏的气化功能（产热、供热、散热均减少），则见内寒。

第三节　血病（blood disorders）

血病即血液的成分或功能异常。本节将介绍 7 种血病的内涵和病因病机。

一、载气之血病

载气之血病即红细胞、血浆及其承载的 O_2 和 CO_2 数量异常。

（一）瘀血（hypoxemia）

瘀血即低氧血症，是指动脉血氧分压（PO_2）与血氧饱和度下降（成人正常的 PO_2 为 83 ～ 108mmHg），表现为面、唇、舌、甲色黯或青紫，能兴奋呼吸中枢，抑制心血管运动中枢。

低氧血症可引发组织缺氧，即瘀血可引发氧亏，但组织缺氧未必由低氧血症导致，如代谢性碱中毒引发血红蛋白与 O_2 的亲和力异常增高时，血氧饱和度高，但却存在组织缺氧。

病因：①主气病［外呼吸功能障碍，又称呼吸性缺氧（respiratory hypoxia），常见于各种呼吸系统疾病、呼吸中枢抑制或呼吸肌麻痹等］；地域［高原缺氧地区，吸入气体氧分压过低，又称大气性缺氧（atmospheric hypoxia）］。②胎禀（多见于先天性心脏病）；疏泄神病（交感神经功能紊乱）。③杂毒（含亚硝酸盐、喊萘、氯酸盐等化学物质）；胎弱（遗传）；药毒（苯佐卡因、利多卡因、甲氧氯普胺）。

病机：①影响肺藏的主气功能（人体从外界摄取的 O_2 较少）。②心藏的主血脉功能异常（静脉血分流入动脉，代谢产生的 CO_2 不能被及时排出；微动脉前括约肌收缩，血流障碍，CO_2 存积）。③肾藏的全形功能异常（无法产生足够的正铁血红蛋白酶素，不能把正铁血红蛋白还原为带氧的血红蛋白，或身体自行产生异常的正铁血红蛋白），则见瘀血（PO_2 下降或 PCO_2 分压升高）。

（二）血热（hyperhemoglobinemia）

血热即高血红蛋白血症，表现为面、唇、舌、甲鲜红、深红或红绛。

病因：①运化神病（连续呕吐与腹泻）。②胎禀（先天性心脏病）、主气病（支气管扩张症、肺气肿、肺结核等慢性呼吸器官疾病）、杂毒（乙酰苯胺等中毒）。

病机：①影响脾藏的散精功能（体液丢失，血液浓缩，红细胞相对增多）。②氧亏（组织缺氧），借助肾藏的藏精功能（红细胞生成素的分泌代偿性增多），影响肾藏的全形功能（红细胞产生增多）。

（三）血虚（hypohemoglobinemia）

血虚是指低血红蛋白血症，又称贫血（anemia），表现为面、唇、舌、甲苍白或淡白。

病因：①胎禀（先天性红系造血异常性贫血）。②失术（肿瘤放化疗）。③癥积（骨髓浸润，如血液恶性肿瘤、肿瘤骨髓转移造血组织损伤）；藏精神失（慢性肾功能衰竭，促红细胞生成素合成减少）；营亏（叶酸和/或维生素 B_{12} 缺乏或利用障碍，引起巨幼细胞贫血；铁缺乏或利用障碍，影响血红素合成）。④全形神病（溶血性贫血）、外伤（机械、温度等）；杂毒（化学毒物）；药毒（药物）；内湿（代谢产物）；淫气（微生物感染、生物毒素）。⑤凝拙（特发性血小板减少性紫癜、血友病、严重肝病导致凝血障碍）。⑥癥积（肿瘤）、淫气（结核）、主气畸形（支气管扩张）、运化畸形（消化性溃疡、痔疮）、散精畸形（肝病）、主水畸形（泌尿系统疾病）、生育畸形（生殖系统疾病）。

病机：①肾藏的全形功能异常（遗传性无效造血）。②肾藏的全形功能异常（骨髓受抑）。③肾藏的全形功能异常（红细胞生成过少）。④肾藏的全形功能异常（红细胞破坏过多）。⑤脾藏的统血功能异常（凝血障碍，红细胞丢失过多）。⑥心藏主血脉功能的执行结构畸形（血管破裂，红细胞丢失过多），则见血虚（血中红细胞浓度降低）。

二、免疫之血病

免疫之血病即免疫细胞和免疫分子异常。

（一）正实（hyperimmunity）

正实是指免疫功能亢进，常表现为免疫细胞和免疫分子的数量和被激活的数量过高，常见于免疫性疾病、感染性疾病、过敏性疾病和肿瘤性疾病。因袭其属中医学的"正气"和"实证"而命名。

病因：淫气（病原微生物）、尸虫（寄生虫）、外伤（机械性损伤）、杂毒（化学物质）、全形病（组织坏死）、逆气（花粉、虾、牛乳、蛋和异物等外源性抗原；病毒感染细胞内合成的病毒蛋白和肿瘤细胞内合成的肿瘤抗原等内源性抗原）。

病机：肾藏的全形功能异常（免疫细胞和免疫分子的数量或被激活的数量异常增多，常发生于炎症的急性期），则见正实。

（二）正虚（hypoimmunity）

正虚是指免疫功能低下，常表现为免疫细胞和免疫分子的数量或被激活的数量过低，包括①原发性免疫缺陷症，如合并免疫缺陷症、伴有典型症状的免疫缺陷综合征、抗体免疫缺陷病、免疫失调症、吞噬细胞缺陷、天然免疫缺陷、自身炎症性疾病、补体缺陷、拟表现型免疫缺陷。②继发免疫缺陷症，如传染病因素引起的免疫缺陷、由药物引起的免疫缺失、由霉菌中毒引起的免疫缺损、营养缺乏与免疫应答、AIDS。因袭其属中医学的"正气"和"虚证"而命名。

病因：胎禀（遗传性补体缺陷病；先天性胸腺发育不全等）；淫气（感染HIV）；药毒（长期使用免疫抑制剂）。

病机：肾藏的全形功能异常（免疫细胞和免疫分子的数量或被激活的数量降低），则见正虚，常引发严重感染和恶性肿瘤。

三、摄血之血病

摄血之血病即血小板、凝血因子、抗凝系统和纤溶系统异常。

（一）凝拙（coagulation disorders）

凝拙是指凝血障碍，常因内皮细胞损伤、血小板数量减少或功能降低、凝血因子缺乏或活性降低、抗凝系统功能增强、纤溶活力增强引发，表现为出血或恶血。

病因：①氧亏（缺氧）；痰饮（脑膜炎双球菌败血症、立克次体感染、过敏性紫癜）；杂毒（蛇毒、有机磷中毒）；营亏（维生素C缺乏）。②全形病（再生障碍性贫血）。③癥积（白血病、骨髓内广泛性肿瘤转移）。④统血病（原发性或继发性血小板减少性紫癜、弥散性血管内凝血）。⑤药毒（某些药物）。⑥淫气（细菌的内毒素或外毒素）。⑦统血病（血友病A、血友病B、肝炎、肝硬化、肝癌、DIC）。

病机：①脾藏的统血功能异常（血管壁损害）。②脾藏的统血功能异常

（血小板减少或功能障碍）。③脾藏的统血功能异常（血小板减少或功能障碍）。④脾藏的统血功能异常（血小板破坏或消耗过多）。⑤脾藏的统血功能异常（诱发免疫反应引起血小板被巨噬细胞吞噬）。⑥脾藏的统血功能异常（破坏血小板）。⑦脾藏的统血功能异常（凝血因子Ⅷ、Ⅸ、血管性假血友病因子、纤维蛋白原、凝血酶原以及Ⅴ、Ⅶ、Ⅹ、Ⅺ等因子的先天性缺乏，凝血因子Ⅶ、Ⅹ合成减少，凝血因子消耗过多），则见凝拙。

（二）溶拙（anticoagulation disorders）

溶拙是指抗凝血障碍，常因内皮细胞损伤、血小板数量增加或功能亢进、凝血因子活性增强、抗凝系统功能降低、纤溶活力降低引发，表现为血栓形成。

病因：①主血脉形病（血管炎、风湿性心内膜炎、感染性心内膜炎、心肌梗死区的心内膜、动脉粥样硬化斑块溃疡灶、创伤性或炎症性的动、静脉损伤部位）、药毒（肝素、避孕药、抗纤溶药物、门冬酰胺酶）、痰饮（内毒素、免疫）。②癥积（骨髓增殖性肿瘤）、主血脉病（肺源性心脏病）。③恶习（不良生活习惯）、失术（手术）、外伤（创伤）。④统血病［抗凝血酶（AT）减少或缺乏、蛋白C（PC）及蛋白S（PS）缺乏症、由FⅤ等结构异常引起的活化蛋白C抵抗］。⑤统血病（异常纤溶酶原血症）。

病机：①脾藏的统血功能异常［血管内皮细胞损伤，其抗栓和促栓机制失衡，如血小板活化因子释放增多促进血小板的黏附、聚集和活化；内皮素–1增多，前列环素I_2减少导致血管壁痉挛；组织因子（TF）表达增高，使促凝活性增强，抗凝活性下降，纤溶机制异常］。②脾藏的统血功能异常（血小板功能亢进，活性增强）。③脾藏的统血功能异常（引起因子Ⅶ活性增高，手术、创伤使凝血因子Ⅷ、Ⅸ、Ⅹ升高等均促使血栓形成）。④脾藏的统血功能异常（抗凝蛋白含量及活性降低）。⑤脾藏的统血功能异常（纤维蛋白清除能力下降），则见溶拙。

第四节 津病（carrying fluid disorders）

津病即承载之津（血浆、淋巴液、脑脊液、房水、组织液、细胞内液和起承载作用的体外体液）异常，常表现为水、电解质和酸碱平衡紊乱。本节将介绍 15 种津病的内涵和病因病机。

（一）水亏（dehydration）

水亏又称脱水，是指人体由于饮水不足或病变消耗、丢失大量水而无法及时补充，导致细胞内液和外液减少引起新陈代谢障碍的一组临床综合征，严重时会造成虚脱，甚至有生命危险。

1. 高渗性失水（hypertonic dehydration）

高渗性失水即失水多于失钠。病因病机详见高钠血症。

2. 等渗性失水（isotonic dehydration）

等渗性失水即失水等于失钠。

病因：①运化神病（呕吐、腹泻）。②全形形病（大面积烧伤、剥脱性皮炎等渗出性皮肤病变）。③失术（胸、腹腔炎性渗出液的引流，反复排放胸腔积液、腹腔积液等）。④主水神少（范科尼综合征）。

病机：①影响脾藏的散精功能（水、Na^+ 借助消化液丢失）。②影响脾藏的散精功能（水和钠离子经皮肤丢失）。③影响脾藏的散精功能（细胞外液水和钠等比例丢失）；肾藏的主水功能异常（近端肾小管功能缺陷，对水、Na^+ 重吸收减少），影响脾藏的散精功能，则见等渗性失水。

3. 低渗性失水（hypotonic dehydration）

低渗性失水即失水少于失钠。病因病机详见低钠血症。

（二）钠盈（hypernatremia）

钠盈即高钠血症，是指血钠过高（＞145mmol/L）并伴血浆渗透压过高的情况。除个别情况（输入过多含钠盐过多的液体等）外，本症主要是由失水引起，有时也伴失钠，但失水程度大于失钠。本病常有细胞内水分减少，因此血容量开始并不下降，但到晚期严重时仍可减少。严重高钠血症可能引起心、脑及肾功能衰竭。

病因：①环境（沙漠迷路、海难、地震等致淡水供应断绝）；运化神病（消化道病变引起饮水困难，胃肠道渗透性水样腹泻）；饮少（原发性饮水过少症）；藏神神病（昏迷、拒食）；疏泄形病（脑外伤及脑血管意外等导致渴觉中枢迟钝或渗透压感受器不敏感）。②外热（环境高温、高热等大量出汗）；过劳（剧烈运动大量出汗）。③主气神病（喘息状态、过度换气）；失术（气管切开）；酸盈（糖尿病酮症酸中毒）。④主水神病（中枢性尿崩症及肾性尿崩症；肾病综合征引起肾前性少尿；急、慢性肾衰竭引起肾性少尿）；主血脉神失（右心功能衰竭引起肾前性少尿）；运化神病（肝硬化腹水引起肾前性少尿）；年龄（老人或婴幼儿肾功能不良）；藏精神亢（库欣综合征、原发性醛固酮增多症等排钾保钠性疾病）；药毒（去氧皮质酮、甘草类排钾保钠类药物；大量渗透性利尿药；高渗葡萄糖溶液、甘露醇、山梨醇、尿素等脱水药物或非溶质性利尿药）；藏精神乱［抗利尿激素（AVP）调节异常］；散精神病（未控制的糖尿病导致高渗状态）；失术（长期鼻饲高蛋白流质等所致的溶质性利尿）。⑤过劳（剧烈运动、抽搐等造成细胞内小分子增多，渗透压增加；乳酸性酸中毒时，糖原大量分解为小分子的乳酸）；药毒（静脉滴注 $NaHCO_3$、过多输入高渗性 $NaCl$）；失术（烧伤开放性治疗）。

病机：①影响脾藏的运化功能（水摄入不足或经大便排出过多）。②影响肾藏的气化功能（排汗失水过多）。③影响肺藏的主气功能（肺呼出的水分增多 $2 \sim 3$ 倍）。④影响肾藏的主水功能（排尿失水过多）。⑤影响脾藏的散精功能（水转入细胞内；体表开放，丢失大量低渗液），则见高钠血症。

（三）钠亏（hyponatremia）

钠亏即低钠血症，是指血钠 $< 135mmol/L$。低钠血症是临床上常见的电解质紊乱，钠与水二者是紧密联系相互依赖的。血钠浓度降低，一般情况下血浆的渗透压也降低，故低钠血症又称低钠性低渗综合征。

1. 低容量性低钠血症

低容量性低钠血症又称低渗性脱水，特点是失钠多于失水。

病因：①药毒（利尿药，如呋塞米、依他尼酸、噻嗪类）；藏精神少（醛固酮减少症）；主水形病（肾小管－间质疾病、急性肾损伤多尿时、尿路梗阻解除后早期）；酸盈（肾小管酸中毒）。②运化病（呕吐、腹泻；胰腺炎及胰腺造瘘和胆瘘）。③水壅（胸腔积液、心包积液、腹腔积液、关节积液、滑膜积液）。④气化神病（大量出汗）；外伤（大面积烧伤）；失术（胃、肠吸引术）。

病机：①影响肾藏的主水功能（抑制髓袢升支对 Na^+ 的重吸收；肾小管对钠的重吸收减少；钠随尿液排出增加；集合管分泌 H^+ 功能降低，H^+–Na^+ 交换减少，导致 Na^+ 随尿排出增加，或由于醛固酮分泌不足，也可导致 Na^+ 排出增多）。②影响脾藏的运化功能（过多的钠随消化液排出）。③影响脾藏的散精功能（钠进入第三腔隙）。④影响脾藏的散精功能（钠丢失而只补充水分），则见低容量性低钠血症。

2. 高容量性低钠血症

高容量性低钠血症又称水中毒，特点是水潴留而血钠下降。

病因：①失术（无盐水灌肠）、运化神病（精神性饮水过量、持续性大量饮水）。②失术（静脉输入含盐少或不含盐的液体过多过快、输入葡萄糖溶液过多）。③七情（恐惧）、殊态（疼痛）、出血（失血）、主血脉神失（休克）、外伤（外伤）。④主水神少（急性肾损伤）。

病机：①脾藏的运化功能异常（肠道吸收水分过多）。②影响肾藏的主水功能（超过肾脏的排水能力，水潴留，循环血容量增多，血钠被稀释）。③肝藏的疏泄功能异常（交感神经兴奋，副交感神经抑制），借助肾藏的藏精功能（对 ADH 分泌的抑制减弱），影响肾藏的主水功能（水排出减少）。④肾藏的主水功能异常（尿量减少），影响脾藏的散精功能（水液增多，血钠被稀释），则见高容量性低钠血症。

（四）钾盈（hyperkalemia）

钾盈即高钾血症，是指血清钾浓度 > 5.5mmol/L 的一种病理生理状态，此时的体内钾总量可增多、正常或缺乏。

病因：①主水神病（少尿型急性、慢性肾衰竭、肾小管酸中毒、氮质血症）；藏精神少（肾上腺皮质功能减退症、低肾素性低醛固酮症）；药毒［长期使用潴钾性利尿药（螺内酯、氨苯蝶啶、阿米洛利）、β 受体阻断剂、血管紧张素转换酶抑制剂、非甾体消炎药、琥珀胆碱、精氨酸等］。②偏食（在少尿基础上饮食钾过多）。③失术（静脉补钾过多过快或输入较大量库存血或放射照射血）。④全形病（重度溶血性贫血）；主肌肉畸形（横纹肌溶解症）；外伤（大面积烧伤、创伤）；酸盈（代谢性酸中毒）；藏血神失（高钾型周期性瘫痪）；过劳（剧烈运动）；内风（癫痫持续状态、破伤风）；药毒（肿瘤接受大剂量化疗）；失术（试管内溶血、静脉穿刺技术不良、血液透析）。⑤水亏（严重失水）、主血脉神失（休克）。

病机：①影响肾藏的主水功能（经尿排钾减少）。②影响脾藏的运化功能（经饮食摄钾过多）。③影响脾藏的散精功能（经静脉补钾过多）。④影响脾藏的散精功能（细胞内钾进入细胞外液）。⑤脾藏的散精功能异常（有效循环血容量减少，血液中钾离子浓度相对过高），则见高钾血症。

（五）钾亏（hypokalemia）

钾亏即低钾血症，是指血清钾 < 3.5mmol/L 的一种病理生理状态。

病因：①运化病［呕吐（如幽门梗阻）、腹泻（如血管活性肠肽瘤、滥用泻药、霍乱等）、胃肠胆道引流或造瘘、肠梗阻］；饮食（长期禁食、偏食、厌食）。②主水神病（急性肾衰竭多尿期、尿路梗阻解除后利尿、失钾性肾病、肾小管酸中毒、利德尔综合征、范科尼综合征）、藏精神亢（内分泌疾病，如原发性或继发性醛固酮增多症、库欣综合征、异源性 ACTH 综合征）、碱盈（碱中毒）、酸盈（酸中毒恢复期）、药毒［排钾性利尿药，包括呋塞米、依他尼酸、布美他尼、氢氯噻嗪、美托拉宗、乙酰唑胺等，或使用渗透性利尿药如甘露醇、山梨醇、高渗糖液等；补钠药物服用过多致肾小管钠 – 钾交换加强，钾排出增多；使用某些抗生素，如青霉素、庆大霉素、羧苄西林、多黏菌素 B 等；使用大量葡萄糖液（特别是同时应用胰岛素时）］。③药毒（棉籽油或氯化钡中毒；使用叶酸、维生素 B_{12} 治疗贫血）、失术（反复输入冷存洗涤过的红细胞、低温疗法）、藏血神失（周期性瘫痪，如家族性低血钾性周期性瘫痪）、藏精神亢（Graves 病）；七情（急性应激状态）。④失术（过多过快补液而未及时补钾引发的水过多和水中毒）。

病机：①影响脾藏的运化功能（经消化液失钾；钾摄入不足）。②影响肾藏的主水功能（尿钾过多）。③影响脾藏的散精功能（细胞外 K^+ 转移至细胞内）。④脾藏的散精功能异常（细胞外液水潴留，血钾浓度相对降低，机体总钾量和细胞内钾正常），则见低钾血症。

（六）钙盈（hypercalcemia）

钙盈即高钙血症，是指血清钙 > 2.75mmol/L，或血清游离 Ca^{2+} > 1.25mmol/L。

病因：①藏精癥积（甲状旁腺腺瘤、增生或腺癌）。②藏精癥积［恶性肿瘤（白血病、多发性骨髓瘤等）和恶性肿瘤骨转移］。③药毒（治疗甲状旁腺功能低下或预防佝偻病而长期服用大量维生素 D 中毒）。④藏精神少（肾上腺功能不全，类肉瘤病）、药毒（维生素 A 摄入过量、噻嗪类药物）。⑤全形畸形（结节病）。

病机：①肾藏的藏精功能异常［引发甲状旁腺激素（PTH）分泌增多］，一方面，影响肾藏的全形功能（骨钙溶解）；另一方面，影响肾藏的主水功能

（抑制肾小管重吸收碳酸氢盐，引起高氯血症性酸中毒，后者使游离钙增加）；第三方面，借助肾藏的藏精功能（促进肾脏合成维生素 D_3），影响脾藏的运化功能（促进肠道钙的吸收）。②借助肾藏的藏精功能[肿瘤细胞分泌破骨细胞激活因子；肾癌、胰腺癌、肺癌等引起前列腺素（尤其是 PGE_2）的增多]，影响肾藏的全形功能（激活破骨细胞；溶骨作用增强）。③影响脾藏的运化功能（维生素 D 促进肠道对钙的吸收）。④影响肾藏的主水功能（肾脏对钙的排泄减低）。⑤肾藏的藏精功能异常[巨噬细胞产生内源性1, 25-（OH）$_2D_3$]，影响脾藏的运化功能（促进小肠黏膜上皮细胞对钙的吸收），则见高钙血症。

（七）钙亏（hypocalcemia）

钙亏即低钙血症，是指血清蛋白浓度正常时，血钙＜2.2mmol/L，或血清游离 Ca^{2+}＜1mmol/L。

病因：①营亏（食物中维生素 D 缺少）、运化病（梗阻性黄疸、慢性腹泻、脂肪泻）、恶习（紫外线照射不足）。②运化畸形（肝硬化）；主水神失（肾衰竭）；胎禀（遗传性 1α - 羟化酶缺乏症）。③药毒（长期使用抗癫痫药物，如苯巴比妥）。④藏精神少[甲状旁腺功能减退：甲状旁腺激素（PTH）缺乏（甲状旁腺切除或甲状腺手术误切除甲状旁腺，遗传因素或自身免疫导致甲状旁腺发育障碍或损伤）、PTH 抵抗（假性甲状旁腺功能低下患者，PTH 的靶器官受体异常）]。⑤主水神少（高尿酸肾损害、急性肾损伤）。⑥主水神失（慢性肾衰竭）。⑦镁亏（低镁血症）。⑧运化痰饮（急性胰腺炎）。⑨失术（大量输库存血）。⑩殊态（妊娠）。

病机：①影响脾藏的运化功能（维生素 D 吸收或产生障碍，肠钙吸收减少）。②影响脾藏的运化功能（维生素 D 羟化障碍，肠钙吸收减少）。③影响脾藏的运化功能（增强肝的一些酶的活性，维生素 D 分解太快，肠钙吸收减少）。④一方面影响肾藏的全形功能（骨钙入血减少）；另一方面影响肾藏的主水功能（抑制肾小管对钙离子的重吸收）；第三方面影响脾藏的运化功能（间接抑制肠道对钙离子的吸收）。⑤一方面借助肾藏的藏精功能[1, 25-（OH）$_2D_3$生成不足]，影响脾藏的运化功能（肠钙吸收减少）；另一方面借助肾藏的主水功能（肾排磷减少），影响脾藏的运化功能（血磷升高，肠道分泌磷酸根增多，与食物钙结合形成难溶的磷酸钙随粪便排出）；第三方面肾藏的主水功能异常（最终代谢产物排泄障碍），影响脾藏的运化功能（损伤肠道，影响肠道钙磷吸收）。⑥肾藏的全形功能异常（慢性肾衰时，骨骼对 PTH 敏感性降低，骨动员减少）。⑦借助肾藏的藏精功能（使 PTH 分泌减少，PTH 靶器官对 PTH 反应性降低），影响肾藏的全形功能（骨盐 Mg^{2+}–Ca^{2+} 交换障碍）。⑧影响脾藏的运化功能（胰腺炎症和坏死释放出的脂肪酸与钙结合成钙皂而影响肠吸收）。⑨影响脾藏的散精功能（抗凝剂枸橼酸与钙结合，诱发低钙血症）。⑩影响肾藏的全形功能（钙需求增加），则见低钙血症。

（八）镁盈（hypermagnesemia）

镁盈即高镁血症，是指血清镁浓度 > 1.25mmol/L。

病因：①主水神失（急性或慢性肾衰竭）、藏精神少（甲状腺激素和醛固酮缺乏）。②失术（静脉补镁过多过快）。

病机：①影响肾藏的主水功能（肾小球滤过功能降低，肾小管重吸收镁增强，尿镁排出减少）。②影响脾藏的散精功能（经静脉补镁过多），则见高镁血症。

（九）镁亏（hypomagnesemia）

镁亏即低镁血症，是指血清镁含量 < 0.75mmol/L。

病因：①失术（小肠切除、持续胃肠吸引）；运化病（严重腹泻、脂肪痢、小肠病变）、恶习（酒精中毒常伴有腹泻）；营亏（营养不良）、饮食不节（长期禁食、厌食）。②药毒（呋塞米、依他尼酸等髓袢利尿药；甘露醇、尿素、葡萄糖；庆大霉素等肾损害性药物；强心苷类药物）。③钙盈（高钙血症）。④藏精神少（严重的甲状旁腺功能减退）、藏精神亢（醛固酮增多）。⑤酸盈（糖尿病酮症酸中毒）。⑥恶习（酒精中毒）。⑦主水畸形（急性肾小管坏死多尿期）、主水痰饮（慢性肾盂肾炎）、酸盈（肾小管酸中毒）。⑧失术（长期经静脉营养未注意镁的补充）。

病机：①影响脾藏的运化功能（肠对镁的吸收不良；镁随消化液丢失；镁摄入不足）。②影响肾藏的主水功能（抑制髓袢对镁的重吸收；渗透性利尿引起镁随尿排出过多；渗透性利尿和肾小管功能受损而导致镁随尿排出增多；抑制肾小管重吸收镁和促进肾排镁增多）。③影响肾藏的主水功能（钙与镁在肾小管被重吸收时有相互竞争作用，高钙血症时使肾小管重吸收镁减少）。④影响肾藏的主水功能（使肾小管对镁重吸收减少；抑制肾小管重吸收镁）。⑤影响肾藏的主水功能（酸中毒能明显地妨碍肾小管对镁的重吸收，高血糖又可引起渗透性利尿而使镁随尿排出增多）。⑥影响肾藏的主水功能（血中酒精浓度升高可抑制肾小管对镁的重吸收）。⑦影响肾藏的主水功能（渗透性利尿和肾小管功能受损而导致镁随尿排出增多）。⑧影响脾藏的散精功能（静脉补镁不足），则见低镁血症。

（十）磷盈（hyperphosphatemia）

磷盈即高磷血症，是指血清磷成人＞1.6mmol/L，儿童＞1.9mmol/L。

病因：①藏精神少（原发性、继发性和假性甲状旁腺功能低下）。②藏精神亢（甲状腺功能亢进症、继发性 PTH 分泌增多）。③藏精神亢（肢端肥大症活动期生长激素增多）。④药毒（维生素 D 中毒）。⑤药毒（使用含磷缓泻剂）。⑥药毒（磷酸盐静注）。⑦主水神病（急、慢性肾功能不全，肾小球滤过率低于 20～30mL/min 时）。⑧酸盈（急性酸中毒）、全形畸形（骨骼破坏）、气化神亢（高热）、癥积（恶性肿瘤、淋巴性白血病）。

病机：①影响肾藏的主水功能（尿排磷减少）。②影响肾藏的全形功能（溶骨作用增强，骨盐释放增加）。③影响脾藏的运化功能（促进肠钙吸收）和肾藏的主水功能（减少磷排泄）。④影响脾藏的运化功能（促进小肠对磷的重吸收）和肾藏的主水功能（促进肾对磷的重吸收）。⑤影响脾藏的运化功能（促进小肠对磷的重吸收）。⑥影响脾藏的散精功能（经静脉输入过多磷酸盐）。⑦影响肾藏的主水功能（经肾排磷减少）。⑧脾藏的散精功能异常（磷向细胞外移出），则见高磷血症。

（十一）磷亏（hypophosphoremia）

磷亏即低磷血症，是指血清磷浓度低于 0.81mmol/L。

病因：①运化神病（剧烈呕吐、腹泻、吸收不良综合征），营亏［1, 25-(OH)$_2$D$_3$ 不足］、药毒（过量应用结合磷酸的抗酸剂，如氢氧化铝、碳酸铝、氢氧化镁）。②恶习（急性乙醇中毒）、藏精神亢（原发性或继发性甲状旁腺功能亢进症）、全形病（维生素 D 抵抗性佝偻病）、主水神病（范科尼综合征）、酸盈（肾小管性酸中毒、代谢性酸中毒）、气化神乱（糖尿病）、药毒（糖皮质类固醇和利尿剂）。③药毒（应用促进合成代谢的胰岛素、雄性激素和葡萄糖、果糖、甘油）、运化神病（恢复进食综合征）、碱盈（呼吸性碱中毒）。

病机：①影响脾藏的运化功能（小肠磷吸收减低）。②影响肾藏的主水功能（尿磷排出增多）。③肾藏的气化功能异常（促进糖原分解，并消耗大量的磷生成磷酸化合物），影响脾藏的散精功能（细胞外液中的磷进入细胞内），则见低磷血症。

（十二）氯盈（hyperchloraemia）

氯盈即高氯血症，是指血氯含量超出 106mmol/L。

病因：①失术（静脉输入过多的 NaCl）。②主水痰饮（急性肾小球肾炎、慢性肾小球肾炎）。③藏精神亢（盐皮质激素分泌增多）。④药毒（大量服用含 Cl^- 的药物，如氯化铵）。

病机：①影响脾藏的散精功能（Cl^- 摄入过多）。②肾藏的主水功能异常（尿量减少，Cl^- 伴随 Na^+ 潴留）。③肾藏的主水功能异常（肾小管对 NaCl 重吸收增加）。④影响脾藏的散精功能（血清氯增加），则见高氯血症。

（十三）氯亏（hypochloremia）

氯亏即低氯血症，是指血清氯低于 100mmol/L。

病因：①运化畸形（幽门梗阻）、运化神乱（剧烈呕吐）、失术（反复洗胃或胃液引流）。②气化神病（多汗）。③药毒（排钾利尿剂）。④运化神少（食欲下降）、偏食（长期低盐饮食）。⑤主水病（肾脏疾病）。

病机：①影响脾藏的运化功能（大量含 Cl^- 的消化液丧失）。②影响肾藏的气化功能（Cl^- 随汗排出过多）。③影响肾藏的主水功能（Cl^- 随尿排出过多）。④影响脾藏的运化功能（Cl^- 摄入过少）。⑤影响肾藏的主水功能（肾小球滤过率降低，氯排出增多），则见低氯血症。

（十四）酸盈（acidosis）

酸盈即酸中毒，是指血中氢离子浓度上升、pH 值下降。

1. 代谢性酸中毒（metabolic acidosis）

代谢性酸中毒是指体内因非挥发性酸生成过多和排出障碍或因体内失碱过多，使血浆 HCO_3^- 原发性减少所致的一种酸碱平衡紊乱，以原发性血 HCO_3^- 降低（< 21mmol/L）和动脉血 pH 值降低（< 7.35）为特征。根据阴离子间隙（AG）分为两类：① AG（血浆中未测定的阴离子与未测定的阳离子差值）正常的代酸：碳酸氢盐从肾或消化道丢失引起血浆碳酸氢根原发性减少伴血氯代偿性增高，又称高血氯性代谢性酸中毒。可因碳酸氢根丢失过多、肾小管性酸中毒（renal tubular acidosis, RTA）、输入含氯离子液体过多

引起。②AG升高的代酸：固定酸产生增加或肾排泄固定酸减少，固定酸阴离子在血浆中堆积引起AG增大，血氯浓度无明显变化。血浆中固定酸可解离出氢离子与固定酸阴离子，氢离子消耗过多碳酸氢根导致代谢性酸中毒。常见的有酮症酸中毒、乳酸性酸中毒。

重症代谢性酸中毒可见库斯莫尔呼吸、食欲不振、恶心、呕吐、头痛、心律失常、心率加快、血压下降、疲乏、对称性肌张力减退、腱反射减弱或消失、嗜睡、昏迷、休克等。慢性酸中毒会见骨质脱钙。

病因：①运化病（严重腹泻、胆瘘、胰瘘、小肠瘘）、失术（肠长期引流）。②氧亏（由休克、心搏骤停、低氧血症、严重贫血、肺水肿、心力衰竭、CO中毒引发的机体缺氧）。③散精病（严重的肝脏疾患）。④气化神乱（糖尿病）、过饥（饥饿）、恶习（酒精中毒）。⑤主水神病（急、慢性肾功能不全）。⑥药毒（使用碳酸酐酶抑制剂，如乙酰唑胺）。⑦药毒（摄入过多的酸性药物，如盐酸、乙酰水杨酸等）。⑧钾盈（高钾血症）。⑨全形神少（丙酮酸脱氢酶复合体缺乏症）。⑩主水畸形（糖尿病肾病）、主水痰饮（急性间质性肾炎、原发性干燥综合征引发的间质性肾炎）。

病机：①影响脾藏的运化功能（丧失大量碱性消化液而使碳酸氢根直接丢失过多）。②影响肾藏的气化功能（糖酵解增强，乳酸不能进一步氧化而堆积，消耗碳酸氢根增加）。③影响肾藏的气化功能（乳酸利用障碍）。④影响肾藏的气化功能[体内脂肪分解加速，过多酮体（β-羟丁酸、乙酰乙酸）堆积，又称酮症酸中毒（ketoacidosis）]。⑤影响肾藏的主水功能（磷酸、硫酸、乙酰乙酸、β-羟丁酸等固定酸排泄障碍）。⑥影响肾藏的主水功能（抑制肾小管上皮细胞分泌氢离子和重吸收碳酸氢根的功能）。⑦影响脾藏的散精功能（消耗大量碳酸氢根）。⑧影响脾藏的散精功能（细胞外液钾离子增多，钾离子与细胞内氢离子交换，引起细胞外氢离子增加，这种酸中毒时，体内氢离子总量并未增加，氢离子从细胞内逸出，造成细胞内氢离子下降，使细胞内呈碱中毒）；影响肾藏的主水功能（肾远曲小管由于小管上皮排钾离子增多，泌氢离子减少，引起碳酸氢根重吸收减少，尿液呈碱性，引起反常性碱性尿）。⑨借助肾藏的气化功能（丙酮酸代谢障碍），影响脾藏的散精功能（乳酸盐堆积）。⑩肾藏主水功能的执行结构痰饮（肾间质有大量淋巴细胞和浆细胞浸润，肾间质水肿，肾小管上皮细胞损伤），影响肾藏的主水功能（不能维持管腔液和管周液之间的H^+梯度，净酸排量减少），酸盈（血中氢离子浓度升高），则见代谢性酸中毒。

2. 呼吸性酸中毒（respiratory acidosis）

呼吸性酸中毒是指 CO_2 排出障碍或吸入过多，引起 pH 下降，以血浆 H_2CO_3 浓度原发性升高为特征。

病因：①外伤（颅脑损伤）、藏血病（脑血管意外、脑炎、急性脊髓灰质炎、脊神经根炎）、恶习（酒精中毒）、药毒（吗啡、巴比妥类及麻醉剂用量过大）。②外伤（胸外伤、溺水）。③杂毒（有机磷中毒）；藏血神病（重症肌无力、家族性周期性麻痹）；钾亏（重度低血钾）。④主气病（喉头痉挛和水肿、慢性阻塞性肺疾病、支气管哮喘、心源性急性肺水肿，重度肺气肿、肺部广泛性炎症、肺组织广泛纤维化、通气功能障碍合并急性呼吸窘迫综合征，严重气胸或胸膜腔积液、严重胸廓畸形）；异物（异物堵塞气管）；失术（人工呼吸器管理不当）。⑤环境（环境 CO_2 浓度过高）。

病机：①借助肝藏的疏泄功能（抑制呼吸中枢），影响肺藏的主气功能。②影响肺藏的主气功能（胸外伤影响通气功能，溺水堵塞气管，CO_2 排出障碍）。③影响肺藏的主气功能（呼吸肌麻痹，呼吸运动失去动力，CO_2 排出障碍）。④影响肺藏的主气功能（通气量过小，CO_2 排出障碍）。⑤影响肺藏的主气功能（CO_2 吸入过多），则见呼吸性酸中毒。

（十五）碱盈（alkalosis）

碱盈即碱中毒，是指 HCO_3^- 过高（> 27mmol/L）或 $PaCO_2$ 下降，pH 值多 > 7.45。

1. 代谢性碱中毒（metabolic alkalosis）

代谢性碱中毒是指细胞外液碱增多或 H^+ 丢失而引起的以血 HCO_3^- 增多、pH 呈上升趋势为特征的酸碱平衡紊乱。

病因：①运化神病（剧烈呕吐）。②藏精病（肾上腺皮质增生或肿瘤，肾上腺皮质激素分泌增多；Cushing 综合征，糖皮质激素过多）。③药毒（髓袢利尿剂、噻嗪类利尿剂）。④失术（消化道溃疡病患者服用过多的 $NaHCO_3$、矫正代谢性酸中毒时滴注过多的 $NaHCO_3$、摄入乳酸钠、乙酸钠过量、大量输入含柠檬酸盐抗凝的库存血）。⑤散精神失（肝脏功能衰竭）。⑥藏精神亢（继发性醛固酮分泌增多）。⑦运化畸形（消化性溃疡引起的幽门梗阻）。

病机：①影响脾藏的运化功能（H^+ 随胃液丢失）。②影响肾藏的主水功能（刺激集合管泌氢细胞的 H^+–ATP 酶，促进 H^+ 排泌，也可通过保 Na^+ 排 K^+ 促进 H^+ 排泌；促进肾远曲小管和集合管保 Na^+ 排 K^+，K^+ 减少，引起低钾性碱中毒）。③影响肾藏的主水功能（一方面使 H^+ 经肾大量丢失，HCO_3^- 大量被重吸收；另一方面导致大量含 Cl^- 的细胞外液丢失，引起低氯性碱中毒）。④影响脾藏的散精功能（血浆 $NaHCO_3$ 浓度升高）。⑤影响脾藏的散精功能（尿素合成障碍，血氨过高）。⑥影响肾藏的主水功能（刺激集合管泌氢细胞的 H^+–ATP 酶，促进 H^+ 排泌，也可通过保 Na^+ 排 K^+ 促进 H^+ 排泌，引起低钾性碱中毒）。⑦导致脾藏的运化功能异常（严重呕吐），一方面，导致钾亏（大量含 K^+ 的消化液丧失）；另一方面，借助心藏的主血脉功能（有效循环血量减少），肾藏的藏精功能（醛固酮分泌增多），影响肾藏的主水功能（保钠排钾），导致钾亏，引发碱盈（血清钾过低时，钾离子由细胞内移出，与钠离子及氢离子交换，远曲小管上皮中的 H^+ 浓度增高，导致远曲肾小管排 K^+ 减少，排 H^+ 增多，造成碱中毒），则见代谢性碱中毒。

2. 呼吸性碱中毒（respiratory alkalosis）

呼吸性碱中毒是指肺通气过度，CO_2 的排出速度超过生成速度，导致 CO_2 减少，$PaCO_2$ 下降、pH 升高，以血浆 HCO_3^- 浓度原发性增多为特征。

病因：①藏神神病（癔症发作）。②藏血病（脑血管障碍、脑炎）、外伤（脑外伤）、药毒（水杨酸盐、副醛等药物）、瘀血（高空、高原、潜水、高温导致缺氧，剧烈运动导致缺氧，肺间质疾病、支气管阻塞、胸膜及胸廓疾病、肺气肿导致缺氧，心力衰竭、休克、严重贫血导致有效循环血容量不足，导致缺氧）、散精病（肝性脑病）、药毒（孕酮）。③失术（呼吸机使用不当）。

病机：①肺藏的主气功能异常（精神性过度换气）。②借助肝藏的疏泄功能（刺激呼吸中枢），影响肺藏的主气功能（中枢性过度换气）。③影响肺藏的主气功能（外周性过度换气），则见呼吸性碱中毒（CO_2 的排出速度超过生成速度，导致 CO_2 减少，$PaCO_2$ 下降）。

第五节　液病（lubricating fluid disorders）

液病即润滑之液（浆液、滑液和起润滑作用的体外体液）异常。本节将讨论 2 种液病的内涵和病因病机。

（一）秽浊（excessive exocrine）

秽浊是指外分泌腺分泌物过多，常存积于腔道黏膜或皮肤表面而表现为秽浊不清。

病因：疏泄神乱（副交感神经过度兴奋）。

病机：影响润滑之液的润滑功能，表现为：①脾藏的运化功能异常（唾液腺分泌增多，则见口角流涎；肠道黏液腺分泌增多，则见腹泻）。②影响脾藏的散精功能（皮脂腺分泌增多，则见油头垢面）。③肺藏的主气功能异常（呼吸道黏膜杯状细胞分泌增多，则见咳痰流涕）。④肝藏的藏血功能异常（泪腺分泌增多，则见流泪）。⑤影响肾脏的生育功能（阴道黏液腺分泌增多，则见白带增多）。

（二）内燥（lacking exocrine）

内燥是指外分泌腺分泌物过少，常表现为腔道黏膜或皮肤表面失于润泽。

病因：①淫气（病原微生物）、环境（环境干燥）。②七情（精神压力大）。③藏精神少（雌激素分泌减少）。④恶习（过度洗涤）。

病机：影响润滑之液的润滑功能，表现为：①肺藏的主气功能异常（环境干燥降低呼吸道黏膜的抵抗力，病原微生物感染，呼吸道黏膜黏液腺的炎性渗出被干燥的空气带走水分，则见鼻干、喉干、干咳少痰、痰黏难咯）；肝藏的藏血功能异常（泪腺、睑板腺的炎性渗出被干燥的空气带走水分，则见眼干）。②肝藏的疏泄功能异常（交感神经过度兴奋），脾藏运化功能的执行结构血少（胃肠道供血不足），影响脾藏的运化功能（唾液腺、肠道黏液腺分泌减少，则见口干、便秘）。③影响肾脏的生育功能（阴道黏液腺分泌减少，则见阴道干涩）。④肾藏的全形功能异常（皮脂被过度洗涤，则见皮肤干燥）。

第四章

形病（organic diseases）

形病又称器质性疾病，是指组织器官发生实质性改变。

本章将讨论 356 种常见形病的内涵及病因病机。

第一节　形病的类别

根据五藏的功能性质，形病可分为运化形病、散精形病、主肌肉形病、统血形病、主气形病、生育形病、全形形病、气化形病、主水形病、藏精形病、疏泄形病、藏血形病、藏神形病和主血脉形病 14 类。根据形态学不同，形病可分为固定结构异常和流变结构存积。

本节将讨论 2 类固定结构异常和 12 类流变结构存积的 27 种形病的内涵和病因病机。14 类形病的客观实在详见表 4–1。

表 4–1　14 类形病的客观实在

分类	形病	客观实在
固定结构异常	畸形	固定结构的空间结构、毗邻关系、颜色、硬度、温湿度和弹性改变
流变结构存积	癥积	肿瘤
	出血	外出血
	恶血	内出血
	血稠	高黏滞血症
	血团	附着于血管壁或随血漂流的团块物质
	血壅	充血

（续表）

分类	形病	客观实在
	血少	缺血
	痰饮	炎性渗出物
	内湿	代谢产物存积
	水壅	体液存积
	气壅	气体存积
	结石	导管腔或器官腔中形成的固体块状物
	宿食	食物或食物残渣在胃肠道滞留时间过长

一、固定结构异常

固定结构异常包括畸形和癥积。

（一）畸形（deformity）

畸形是指人体固定结构的空间结构、毗邻关系、颜色、硬度、温湿度和弹性的异常改变。

病因：胎弱（染色体畸变、基因突变和基因易感）、胎传（胎产因素）、淫气（感染）、外伤（机械性损伤）、神病（功能性疾病）。

病机：肾藏的全形功能异常（固定结构的空间结构、毗邻关系、颜色、硬度和温湿度的异常改变）。先天因素引发的畸形属于胎禀。后天因素引发的畸形则因发生部位不同而分属不同的五藏功能执行结构：巨人症、侏儒症、头大、头小、囟门迟闭属肾藏全形功能的执行结构异常；鸡胸属肺藏主气功能的执行结构异常；室间隔缺损、卵圆孔未闭属心藏主血脉功能的执行结构异常；食管裂孔疝、胃下垂、肠上皮化生、肛门下垂属脾藏运化功能的执行结构异常；子宫脱垂、子宫内膜异位症属肾藏生育功能的执行结构异常；肾下垂属肾藏主水功能的执行结构异常。

（二）癥积（tumor）

癥积即肿瘤，是指基因突变引发的体细胞在基因水平上失去对生长的正常调控，克隆性异常增殖形成的新生物及其产物，常表现为肿块、疼痛、溃疡、出血、梗阻、压迫症状。根据生物学行为，肿瘤可分为良性肿瘤、恶性肿瘤（又称癌症）及介于良、恶性肿瘤之间的交界性肿瘤。根据毗邻关系，肿瘤可分为组织型体细胞异常增殖且有明确肿块形成的实体瘤，和游走型体细胞异常增殖且没有明确肿块的非实体瘤。

病因：癥原（体细胞基因突变）。

病机：肾藏的全形功能异常（体细胞在基因水平上失去对生长的正常调控，克隆性异常增殖形成的新生物及其产物），则见癥积。根据发生部位不同，癥积分属不同的五藏功能执行结构：食管癌属脾藏运化功能的执行结构异常，肺癌属肺藏主气功能的执行结构异常，肾癌属肾藏主水功能的执行结构异常，子宫颈癌属肾藏生育功能的执行结构异常。

二、流变结构存积

流变结构存积包括出血、恶血、血稠、血团、血壅、血少、痰饮、内湿、水壅、气壅、结石和宿食。

（一）出血（external haemorrhage，EH）

出血即外出血，是指来自心、血管腔的血液流出皮肤黏膜之外，名称源于《素问·刺热》。分为：①动脉出血，血液呈鲜红色的喷射状流出，失血量多，危害性大。②静脉出血，血液呈暗红色的非喷射状流出，若不及时止血，时间长、出血量大，会危及生命。③毛细血管出血，血液从受伤面向外渗出呈水珠状。

病因：①外伤（割伤、刺伤、弹伤、局部软组织损伤）；癥积（恶性肿瘤侵及周围血管）；痰饮（结核性病变侵蚀肺空洞壁血管）；运化形病（消化性溃疡侵蚀溃疡底部血管、肝硬化时食管下段静脉曲张）；主血脉形病（心肌梗死后形成的室壁瘤、主动脉瘤、动脉粥样硬化）。②统血神病（血友病）。

病机：①心藏主血脉功能的执行结构畸形（血管破裂）。②脾藏统血功能异常（凝血障碍），则见各种出血。因出血部位不同而分属不同的五藏功能执行结构：鼻衄（鼻黏膜出血）、咯血、咳血（肺结核空洞或支气管扩张出血经口排出），属肺藏主气功能的执行结构异常；呕血（消化性溃疡或食管静脉曲张出血经口排出）、便血（结肠、胃出血经肛门排出），属脾藏运化功能的执行结构异常；尿血（泌尿道出血经尿道排出），属肾藏主水功能的执行结构异常；阴道出血（包括月经的期、量、色、质、味异常），属肾藏生育功能的执行结构异常。

（二）恶血（internal haemorrhage，IH）

恶血即内出血，是指来自心、血管腔的血液存积于组织间隙或体腔，常表现为刺痛、肿块、皮肤或黏膜下瘀点瘀斑，名称源于《素问·缪刺论》，病因病机详见凝拙。因恶血的发生部位不同而分属不同的五藏功能执行结构：①血液积聚于体腔内者称体腔积血，如心包积血（hemopericardium，属心藏主血脉功能的执行结构恶血）、胸腔积血（hemothorax，属肺藏主气功能的执行结构恶血）、腹腔积血（hemoperitoneum，属脾藏运化、肾藏的主水和生育功能的执行结构恶血）和关节腔积血（hemarthrosis，属肾藏全形功能的执行结构恶血）。②在组织内局限性的大量出血称为血肿（hematoma），如脑硬膜下血肿（属肝藏藏血功能的执行结构恶血）、皮下血肿（属肾藏全形功能的执行结构恶血）、腹膜后血肿（属脾藏运化、肾藏的主水和生育功能的执行结构恶血）等。

（三）血稠（hyperviscidity）

血稠即高黏滞血症，是指血液过度黏稠、血流缓慢，造成以血液流变学参数异常为特点的临床病理综合征。

病因：①内湿（高脂血症）、气化畸形（肥胖）、主血脉病（妊娠期高血压、冠状动脉粥样硬化）。②主水神病（肾病综合征）。③水亏（脱水：大汗出、长期缺水、腹泻、呕吐、高热）、饮少（水摄入不足）、外伤（严重创伤、大面积烧伤、产后）、失术（大手术后）。④全形病（原发性血小板增多症、红细胞增多症、高白细胞性白血病）。⑤年龄（老年人）、偏食（经常食用肥肉、炸鸡等油腻食物或糕点、糖果等高糖食物）。

病机：①脾藏的统血功能异常（血小板增多，黏附性增加）。②蛋白亏（白蛋白丢失），脾藏的散精功能异常（血浆胶体渗透压下降，导致血液中的水分过多进入组织液）。③脾藏的散精功能异常（血液中水分大量丢失，血液浓缩）。④肾藏的全形功能异常（血细胞产生增多）。⑤脾藏的散精功能异常（血液中的水分相对减少，血细胞的比例相对增大），则见血稠。

（四）血团（embolism）

血团是指附着于血管壁或随血漂流的团块物质。包括：

（1）血栓（thromboembolism）：血栓是指血液有形成分在血管（多数为小血管）内积聚形成的团块物质，因其成分而命名。包括动脉血栓、静脉血栓、微循环纤维素血栓、心脏瓣膜血栓，病因病机详见溶拙，因发生部位不同而分属不同的五藏功能执行结构。

（2）脂栓（fat embolism，FE）：脂栓是指在循环血流中出现的脂滴，因其成分而命名。

病因：外伤（常见于长骨骨折、脂肪组织挫伤和烧伤）。

病机：影响心藏的主血脉功能（脂肪细胞破裂释出脂滴，进入血液循环），则见脂栓。因栓塞部位不同而分属不同的五藏功能执行结构：①脂滴栓子随静脉入右心到肺，直径＞20mm 的脂滴栓子引起肺动脉分支、小动脉或毛细血管的栓塞，属于肺藏主气功能的执行结构脂栓。②直径＜20mm 的脂滴栓子可通过肺泡壁毛细血管经肺静脉至左心达体循环的分支，可引起全身多器官的栓塞。最常见的是脑血管的栓塞，可见脑水肿和血管周围点状出血，属于肝藏藏血功能的执行结构脂栓。

（3）气栓（air embolism，AE）：气栓是指大量空气迅速进入血液循环或原溶于血液内的气体迅速游离形成气泡，因其成分而命名。

病因：①失术（头颈、胸壁和肺手术损伤静脉、使用正压静脉输液、人工气胸或气腹误伤静脉）、外伤（头颈、胸壁和肺创伤损伤静脉）。②殊态（分娩或流产）。

病机：①影响心藏的主血脉功能（空气可因吸气时静脉腔内形成负压而被吸引，由静脉缺损处进入血流）。②影响心藏的主血脉功能（子宫强烈收缩，将空气挤入子宫壁破裂的静脉窦内），则见气栓。

（4）羊水栓（amniotic fluid embolism，AFE）：羊水栓是指进入母体血液循环的羊水中的有形物质（胎儿毳毛、角化鳞状上皮、胎脂、胎粪），因其成分而命名。

病因：生育病（分娩过程中，羊膜破裂或早破、胎盘早期剥离、胎儿阻塞产道，子宫强烈收缩，宫内压增高，将羊水压入子宫壁破裂的静脉窦内）。

病机：影响心藏的主血脉功能，则见羊水栓。

（5）癌栓（tumor embolism，TE）：癌栓是指肿瘤细胞在转移过程中聚集形成的团块，因其成分而命名。

病因：癥积（肿瘤）。

病机：影响心藏的主血脉功能（肿瘤细胞随体液转移，侵袭或堆积血管或淋巴系统），则见癌栓。

（6）菌栓（bacterium embolism，BE）：菌栓是指细菌或真菌及其引发的炎性坏死组织进入血液循环形成的团块，因其成分而命名。

病因：淫气（细菌、真菌）。

病机：影响心藏的主血脉功能（细菌或真菌及其引发的炎性坏死组织进入血液循环），则见菌栓。

（五）血壅（hyperemia）

血壅即充血，是指组织器官的血管内血液含量增多。

（1）动脉性充血（arterial hyperemia，AH）：动脉性充血是指器官或组织因动脉输入血量增多而发生的充血，是一种主动过程，表现为局部组织或器官小动脉和毛细血管扩张，血液输入量增加，中医学称"气滞"。

病因：①疏泄神乱（交感神经功能紊乱）。②痰饮（炎症）。③失术（减压手术）。

病机：①影响心藏的主血脉功能（使毛细血管前括约肌收缩，动脉扩张充血，表现为头目、食管、乳房、肩背胀痛）。②借助肝藏的疏泄功能（致炎因子引起神经轴突反射使舒血管神经兴奋），影响心藏的主血脉功能［血管活性胺类介质（组胺和5-羟色胺）释放，使细动脉扩张充血，局部组织变红和肿胀］。③影响心藏的主血脉功能（长期受压的器官或组织压力突然解除时，组织内的血管张力降低，受压组织内的细动脉发生反射性扩张），则见血壅（动脉性充血）。

（2）静脉性充血（venous hyperemia，VH）：静脉性充血是指器官或局部组织静脉血液回流受阻，血液淤积于小静脉和毛细血管内，静脉血量增加导致的淤血，常表现为局部隆起、水肿、皮肤暗红、发凉，中医学称"瘀血"。

条件：外伤（烧伤、冻伤）。

病因：①癥积（肿瘤）、殊态（妊娠）、运化形病（肠疝嵌顿、肠套叠、肠扭转、肝硬化）。②血团（静脉血栓形成或侵入静脉内的其他栓子）。③主血脉病（心力衰竭、二尖瓣瓣膜病、原发性高血压引起左心功能不全；肺源性心脏病导致右心功能不全）。

病机：①心藏主血脉功能的执行结构异常（静脉受压）。②心藏主血脉功能的执行结构异常（静脉腔阻塞）。③心藏的主血脉功能异常（心脏不能排出正常容量的血液进入动脉，心腔内血液滞留，压力增高，静脉血液回流受阻），则见血壅（静脉性充血）。因发生部位不同，归属不同的五藏功能：肺淤血属于肺藏主气功能的执行结构血壅，肝淤血属于脾藏散精功能的执行结构血壅，肾淤血属于肾藏主水功能的执行结构血壅，下肢淤血属于脾藏主肌肉功能的执行结构血壅。

（六）血少（ischemia）

血少即缺血，包括全身性缺血和局部组织缺血，名称源于《诸病源候论》。全身性缺血包括血容量（是指血细胞容量与血浆容量的总和）降低或有效循环血容量（是指单位时间内通过心血管系统进行循环的血量，但不包括贮存于肝、脾和淋巴血窦中或停滞于毛细血管中的血量）降低，常导致营亏、氧亏或内寒。

病因：①主血脉形病（心脏的结构异常）。②主血脉形病（动脉硬化）。③外伤（外伤）、痰饮（炎症）、血团（血栓、脂栓、气栓、羊水栓、癌栓、菌栓）、癥积（肿瘤）。

病机：①心藏的主血脉功能异常（心脏功能障碍），则见血少（全身性缺血）。②心藏的主血脉功能异常（供血不足），则见血少（局部组织原发性缺血）。③心藏主血脉功能的执行结构畸形（血管离断、血管闭塞、血管压迫），则见血少（局部组织继发性缺血）。

（七）痰饮（inflammatory exudate，IE）

痰饮是指炎性渗出物。其中，位于组织间隙的炎性渗出物中医学称"无形之痰"，位于皮肤黏膜表面的炎性渗出物中医学称"有形之痰"。渗出物含有的炎症介质（inflammatory mediator）包括2类：

（1）细胞释放的炎症介质：①血管活性胺：包括组胺和5-HT。组胺主要存在于肥大细胞和嗜碱性粒细胞的颗粒中，也存在于血小板内，能使细动脉扩张和细静脉通透性增加。5-HT主要存在于血小板内，引起血管收缩。②花生四烯酸的代谢产物：包括前列腺素（PG）、白细胞三烯（LT）和脂氧素（LX），参与炎症和凝血反应。③血小板激活因子（PAF）：是磷酯类炎症介质，具有激活血小板、增加血管通透性以及引起支气管收缩的作用。④细胞因子（cytokines）：主要由激活的淋巴细胞和巨噬细胞产生，参与免疫反应和炎症反应，常见的有 TNF、IL-1 和化学趋化因子。⑤活性氧（ROS）：由中性粒细胞和巨噬细胞合成和释放，能杀死和降解吞噬的微生物及坏死细胞。包括超氧阴离子（$O_2^- \cdot$）、羟自由基（$OH \cdot$）、一氧化氮自由基（$NO \cdot$）、过氧化氢（H_2O_2）、单线态氧（$^1O_2$）、臭氧、氢过氧基（$HO_2^- \cdot$）、过氧亚硝酸盐（$ONOO^-$）、氢过氧化物（$ROOH$）。⑥白细胞溶酶体酶：存在于中性粒细胞和单核细胞溶酶体颗粒内的酶，可以杀伤和降解吞噬微生物，并引起组织损伤。⑦神经肽：是小分子蛋白（如 P 物质），可传导疼痛，引起血管扩张和血管通透性增加。肺和胃肠道的神经纤维分泌较多的神经肽。

（2）血浆中的炎症介质：①激肽系统：激活的凝血因子Ⅻ使前激肽原酶转变成激肽原酶，后者作用于血浆中由肝脏合成的激肽原使其转化为缓激肽。缓激肽可以使细动脉扩张、血管通透性增加、支气管平滑肌收缩，并可引起疼痛。②补体系统：主要由巨噬细胞合成分泌，产生炎症介质 C3a 和 C5a，发挥扩张血管和增加血管通透性、趋化白细胞、杀伤细菌等生物学功能。③凝血系统/纤维蛋白溶解系统：凝血因子Ⅻ可激活凝血酶（thrombin）、纤维蛋白多肽和凝血因子 X。凝血酶可以激活血管内皮细胞，促进白细胞黏附，还可以剪切 C5 产生 C5a，把凝血和补体系统联系起来。纤维蛋白多肽是纤维蛋白原的降解产物，可以提高血管通透性，并且是白细胞的趋化因子。凝血因子 X a 可提高血管通透性并促进白细胞游出。纤维蛋白溶解系统启动后，激活纤维蛋白溶酶（plasmin），其降解纤维蛋白而产生的纤维蛋白降解产物具有提高血管通透性的作用。纤维蛋白溶酶还可剪切 C3 产生 C3a，使血管扩张和血管通透性增加。

病因：外伤（高温、低温、机械损伤、紫外线、放射线）、淫气（病原微生物）、尸虫（寄生虫）、逆气（抗原和异物）、杂毒（强酸、强碱、强氧化剂、芥子气）、内湿（内源性化学物质，如坏死组织的分解产物、尿素）、药毒（药物、生物制剂）、血少（缺血）、氧亏（缺氧）。

病机：肾藏的全形功能异常（发生炎症反应，组织细胞坏死），则见痰饮（产生炎症介质和渗出液）。

（八）内湿（accumulation of constructive materials）

内湿是指代谢产物存积，主要包括胆固醇、尿酸、同型半胱氨酸、胆红素、肌红蛋白、卟啉、乳酸、半乳糖、酮体、糖原、淀粉样物质、葡萄糖脑苷脂、神经节苷脂、硫脑苷脂、铜离子、铁离子、含铁血黄素、黏多糖、磷脂蛋白质样物质、朊毒体蛋白、HTT 蛋白、tau 蛋白、极长链脂肪酸、路易小体、嗜锇物质、神经酰胺三已糖苷等，中医常从湿论治故名。

1. 高胆固醇血症（hypercholesterolemia）

高胆固醇血症是指血总胆固醇＞ 5.7mmol／L。

条件：年龄（血总胆固醇的水平随年龄的增长而增加）；性别（妇女在绝经前，总胆固醇的水平通常低于同年龄的男性，绝经后低密度脂蛋白胆固醇逐渐增加，高密度脂蛋白胆固醇降低。妇女在 50 岁以后，总胆固醇水平高于男性）；七情（长时间的精神压力可引起血胆固醇的升高）；气化畸形（超重或肥胖）；过逸（体力活动可降低低密度脂蛋白胆固醇的浓度，升高高密度脂蛋白胆固醇的水平）。

病因：①胎禀［先天细胞膜表面缺乏低密度脂蛋白受体（LDLR）］。②偏食（食物含过多胆固醇）。③主水神乱（肾病综合征）。④药毒（噻嗪类利尿剂、糖皮质激素）。⑤藏精畸形（多囊卵巢综合征）。

病机：①肾藏的全形功能异常［胆固醇（TC）代谢障碍］。②脾藏的运化功能异常（胆固醇摄入过多），影响肾藏的全形功能。③蛋白亏（低蛋白血症），影响肾藏的全形功能（肝脏合成胆固醇的限速酶 3- 羟基 -3- 甲基戊二酰辅酶 A 还原酶升高而降解胆固醇的限速酶 7α 羟化酶降低，肝脏过度合成胆固醇）。④肾藏的全形功能异常（噻嗪类利尿剂可引起血清总胆固醇升高；长期大量使用糖皮质激素可引起血浆总胆固醇升高）。⑤借助肾藏的藏精功能（雌激素水平下降），导致肾藏的全形功能异常（导致肝脏合成更多的胆固醇）。以上影响脾藏的散精功能，则见高胆固醇血症。

2. 高尿酸血症（hyperuricemia）

高尿酸血症是指在正常嘌呤（是生物体内组成核酸的重要碱基，包括腺嘌呤、鸟嘌呤、黄嘌呤和次黄嘌呤）饮食状态下，非同日两次空腹血尿酸水平男性＞ 420μmol/L，女性＞ 360μmol/L，常引发痛风。

条件：年龄（高发年龄为中老年男性和绝经后女性）。

病因：①偏食（摄入过多的动物肝脏、肉汤、海鲜、啤酒、红豆、绿豆）、运化神乱（胃肠道功能紊乱）。②主水神少（慢性肾功能不全，化疗影响肾脏功能）、药毒（噻嗪类利尿剂，其他药物如阿司匹林、吡嗪酰胺、左旋多巴、乙胺丁醇、乙醇）、酸盈（体内有机酸增加：如酮酸、乳酸）、偏食（摄入过多的葡萄糖和果糖、酗酒）。③胎禀（嘌呤代谢缺陷）；气化内湿（Ⅲ

型、V型和Ⅶ型糖原贮积症）、主血脉畸形（心肌梗死）、主气神失（急性呼吸衰竭）、过劳（剧烈运动、严重的癫痫发作）。④失术（恶性肿瘤细胞毒性药物化疗后）、全形病（白血病、溶血、横纹肌溶解）。

病机：①影响脾藏的运化功能（20%为外源性嘌呤，来自食物摄取。高嘌呤食物摄入过多；约1/3的尿酸通过肠道、胆道等肾外途径排泄减少）。②影响肾藏的主水功能（肾小球病变导致尿酸滤过减少，肾小管病变导致尿酸分泌减少；促进尿酸经肾小管重吸收增加；竞争性抑制肾小管尿酸分泌；葡萄糖和果糖通过肾小管细胞葡萄糖转运体9（GLUT9）介导葡萄糖/果糖与尿酸的共转运；酒精可增加尿酸的产生，降低尿酸的排泄）。③影响肾藏的全形功能（磷酸核糖焦磷酸合成酶活性增强和次黄嘌呤磷酸核糖转移酶活性降低，引起嘌呤产生过多；80%的嘌呤为内源性嘌呤，来自核酸氧化分解。ATP分解加速，产生大量嘌呤）。④影响肾藏的全形功能（嘌呤代谢增强），以上影响脾藏的散精功能，则见高尿酸血症。

3. 高同型半胱氨酸血症（hyperhomocysteinemia）

高同型半胱氨酸血症是指空腹血浆中同型半胱氨酸 > 15μmol/L，常导致动脉粥样硬化和冠心病。

条件：年龄（发病与年龄正相关）、性别（男性高于女性）、宿疾（慢性肾功能不全、甲状腺功能低下、肝病、牛皮癣）、失术（肾脏移植）。

病因：①胎弱［甲基四氢叶酸还原酶（MTHFR）、胱硫醚 β 合成酶（CBS）、甲硫氨酸合成酶（MS）的基因碱基突变或插入、缺失］。②营亏（叶酸、维生素 B_6、B_{12} 摄入不足）。③饮食（高动物蛋白饮食）。④药毒（长期口服避孕药，甲氨蝶呤、三乙酸氮尿苷等抗肿瘤药）。

病机：①肾藏的全形功能异常（THFR、CBS、MS 酶缺陷或活性下降）。②肾藏的全形功能异常（叶酸、维生素 B_6、B_{12} 在同型半胱氨酸代谢反应中为必需因子）。③脾藏的运化功能异常（摄入过量甲硫氨酸）。④肾藏的全形功能异常（抑制叶酸代谢），影响脾藏的散精功能（空腹血浆中同型半胱氨酸 > 15μmol/L），则见高同型半胱氨酸血症。

4. 高胆红素血症（hyperbilirubinemia）

高胆红素血症是指血液中非结合胆红素和结合胆红素增加。人的红细胞寿命一般为 120 天。红细胞死亡释放的血红蛋白先与白蛋白结合生成间接胆红素（I–Bil），再在肝脏与葡萄糖醛酸结合生成直接胆红素（D–Bil），再在胆小管与胆盐、胆固醇等组成胆汁排入胆道，最后经大便排出。间接胆红素与直接胆红素之和为总胆红素（T-Bil）。

病因：①散精痰饮（毛细胆管型肝炎、急性黄疸型肝炎、慢性活动性肝炎、肝硬化、中毒性肝炎）、运化神病（胆汁淤积综合征）。②运化结石（结石），运化癥积（胰头癌、胆管癌）。③全形神病（新生儿溶血、溶血性贫血、恶性贫血）、失术（血型不合输血）、杂毒（铅中毒）、药毒（药物）、逆气（母乳）。

病机：①影响脾藏的散精功能（肝细胞病变，胆红素不能正常转化为胆汁；肝细胞肿胀，肝内胆管受压，胆汁排泄受阻，血中胆红素升高，发生肝细胞性黄疸）。②影响脾藏的运化功能（胆汁不能顺利排泄），影响脾藏的散精功能（发生阻塞性黄疸）。③肾藏的全形功能异常（红细胞破坏过多），影响脾藏的散精功能（肝脏不能把过多的间接胆红素转化为直接胆红素，发生溶血性黄疸）。

5. 高肌红蛋白血症（hypermyoglobinemia）

肌红蛋白（myoglobin，Mb）为小分子蛋白，主要存在于心肌与骨骼肌。当心肌或骨骼肌细胞损伤时 Mb 可释放入血引起高肌红蛋白血症。Mb 经肾脏清除，如不及时清除，可导致急性肾功能衰竭。

病因：主血脉畸形（急性心肌梗死）、主肌肉病（骨骼肌疾病、甲减性肌病）、主水神失（肾功能衰竭）、药毒（抗精神病药、抗抑郁药、镇静药、免疫抑制剂）。

病机：影响脾藏的散精功能，则见高肌红蛋白血症。

6. 血卟啉症（hemaporphyria）

血卟啉症是因遗传缺陷造成血红素合成途径中有关的酶缺乏导致卟啉代谢紊乱而发生的疾病。临床表现主要有光感性皮肤损害、腹痛及神经精神症状和血压增高。根据卟啉代谢紊乱的部位，分为红细胞生成性血卟啉病、肝性血卟啉病。

病因：胎弱（常染色体显性遗传疾病）。

病机：肾藏的全形功能异常 [尿卟啉原合成酶（PBG 脱氨酶）缺乏，肝内 PBG 转变成尿卟啉原Ⅲ减少，血红素合成障碍引起 ALA 合成酶（δ- 氨基 -γ- 酮戊酸合成酶，又称琥珀酰辅酶 A）的作用加强，结果使 ALA 及 PBG 的合成增多]，影响脾藏的散精功能，则见血卟啉症。

7. 高乳酸血症（hyperlactic acidemia，HA）

丙酮酸的氧化代谢通过丙酮酸脱氢酶、Krebs 循环和呼吸链完成，而无氧代谢主要通过丙酮酸羧化酶进行。这些途径中任何缺陷均可导致丙酮酸和乳酸从循环中清除障碍，产生本病。脑部损伤常表现为意识蒙眬、昏迷、抽搐。胃肠道损伤常表现为恶心呕吐、腹痛腹泻。肌肉损伤常表现为周身肌肉酸痛乏力。严重的高乳酸血症还会并发心律失常、心力衰竭、心悸、胸闷、气短。

病因：氧亏（供氧不足、休克、败血症）、癥积（恶性肿瘤）、药毒（药物）、胎禀（丙酮酸羧化酶、丙酮酸脱氢酶缺陷，处理乳酸的线粒体功能异常）。

病机：肾藏的气化功能异常（乳酸产生过多，转化减少），影响脾藏的散精功能，则见高乳酸血症。

8. 半乳糖血症（galactosemia，GAL）（OMIM#230400）

半乳糖血症是一种由于半乳糖代谢通路中酶缺陷所引发的常染色体隐性遗传代谢病。根据酶缺陷的类型将半乳糖血症分为 3 型：半乳糖–1–磷酸尿苷转移酶缺乏型 [galactose–1–phosphate uridyltransferase（GALT）deficiency]、半乳糖激酶缺乏型 [galactokinase（GALK）deficiency] 和尿苷二磷酸–半乳糖–4–表异构酶缺乏型 [uridine diphosphate galactose–4–epimerase（GALE）deficiency]。其中 GALT 缺乏引起的半乳糖血症相对常见，也被称为经典型半乳糖血症。

病因：胎弱 [常染色体隐性遗传，9p13 的半乳糖–1–磷酸尿苷转移酶（GALT）基因缺乏常见]。

病机：肾藏的全形功能异常 [Leloir 途径中的半乳糖–1–磷酸尿苷酰转移酶（GPUT）发生缺陷，半乳糖在半乳糖激酶作用下生成半乳糖–1–磷酸]，影响脾藏的散精功能，则见半乳糖血症。

9. 酮血症（ketemia）

酮血症是指血中酮体 > 2mmol/L，常表现为疲乏、食欲减退、头痛、嗜睡、深大呼吸、呼气有烂苹果味，后期可有不同程度的意识障碍，昏迷。

病因：过饥（饥饿）、偏食（高脂饮食）、气化紊乱（糖尿病）。

病机：肾藏的气化功能异常 [脂肪动员加强，产生大量的乙酰 CoA 不能被完全氧化，酮体（丙酮、乙酰乙酸、β 羟丁酸）生成增加]，影响脾藏的散精功能，则见酮血症。

（九）水壅（fluid accumulation，FA）

水壅是指体液存积。其中，组织间隙的体液存积称水肿（edema），空腔器官的体液存积称积液（effusion）。

1. 水肿

水肿是指皮肤及皮下组织间隙过量的体液潴留。

病因：①主血脉神失（右心衰竭）、主血脉痰饮（心包炎）、殊态（旅行、妊娠）。②主水痰饮（肾炎），主水神病（肾病综合征、高血压肾病）。③散精形病（肝硬化、肝癌）、宿疾（慢性消耗性疾病）、营亏（营养不良）。④痰饮（过敏、复发性丹毒、痈）、药毒（药物）、外伤（挤压综合征）、杂毒（毒蛇咬伤）。

病机：①心藏的主血脉功能异常（毛细血管流体静压增高，淋巴回流减少，组织液生成增多）。②肾藏的主水功能异常（肾小球滤过下降，而肾小管对水钠重吸收尚好，导致水钠滞留；蛋白尿导致血浆蛋白过低）。③脾藏的散精功能异常（白蛋白合成减少，血浆胶体渗透压降低）。④脾藏的散精功能异常（血管活性物质导致毛细血管壁通透性增加），以上导致肾藏全形功能的执行结构畸形（皮肤及皮下组织间隙过量的体液潴留），则见全身性水肿或局部性水肿。

2. 积液

积液是指体腔（脑室、胸腔、心包腔、腹腔、盆腔、鞘膜腔、关节腔）内过量的体液潴留。

病因：藏血形病（脑出血）、主血脉神失（充血性心力衰竭）、主气形病（胸膜炎症、肿瘤、胸部损伤）、散精病（低蛋白血症、肝硬化）、淫气（细菌、病毒、立克次体）、尸虫（阿米巴、丝虫、包虫）、痰饮（自身免疫性疾病）、气化病（代谢性疾病）、藏积（肿瘤）。

病机：影响肝藏藏血功能的执行结构，则见脑积液；影响肺藏主气功能的执行结构，则见胸腔积液；影响心藏主血脉功能的执行结构，则见心包积液；影响脾藏散精功能的执行结构，则见腹水；影响肾藏生育功能的执行结构，则见盆腔积液；影响肾藏全形功能的执行结构，则见鞘膜腔积液。

（十）气壅（gas accumulation，GA）

气壅是指气体存积。其中，组织间隙的气体存积常见皮下气肿，空腔器官的气体存积常见肺气肿、气胸、胃肠胀气，中医学称"气滞"。

病因：①主气痰饮（慢性支气管炎）、恶习（吸烟）、杂毒（大气污染）。②外伤（肺部外伤）。③外伤（胸壁或肺部创伤）、主气病（肺部疾病）、失术（治疗或诊断所需人为地将空气注入胸膜腔）。④脾藏神乱（肠道易激综合征）、脾藏畸形（幽门梗阻、肠梗阻）、气化神乱（糖尿病）。

病机：①脾藏运化功能的执行结构气壅（胃肠道气体不能随胃肠蠕动排出体外，积聚于胃肠道内）。②肺藏主气功能的执行结构气壅（肺组织和脏层胸膜破裂，或靠近肺表面的细微气肿泡破裂，肺和支气管内空气逸入胸膜腔即气胸）。③肺藏主气功能的执行结构气壅（终末细支气管远端的气道弹性减退，并过度膨胀、充气，使肺容积增大，即肺气肿，分为老年性肺气肿、阻塞性肺气肿、间质性肺气肿、代偿性肺气肿等）。④肾藏全形功能的执行结构气壅（肺部气体进入皮下，则见皮下气肿，用手按压可引起气体在皮下组织内移动，出现握雪感），则见气壅。

（十一）结石（calculus）

结石是指导管腔或器官腔中形成的固体块状物，容易影响胆汁、食物和尿液的排泄，伴发胀痛、绞痛、黄疸、排尿不畅、尿血等症状。

条件：偏食（长期食用高脂、高蛋白、高热量食物，不进食早餐都促进胆石形成；长期大量摄入高蛋白、高钠、高糖食物可促进尿路结石形成；饮水少可引起尿液浓缩，诱发尿路结石形成）；性别（成年女性胆石症发生率明显升高；肝外胆管结石多见于中老年女性；下尿路结石男性明显多于女性）；气化畸形（肥胖、体重骤减）；年龄（前列腺结石多发生在50～60岁以上的人群；精囊结石常发生于40岁以上成年男性）；地域（南方地区炎热，出汗多，尿液易浓缩，高发泌尿系统结石）；胎弱（胆石症本家系发生率可超过50%，是普通人群的4～5倍，因而目前普遍认为胆石症是多基因遗传病；基因与结石患者的尿钙等结石相关成分的排泄有关）；殊态（精神紧张、多产、长期卧床）。

病因：津病（水、电解质代谢紊乱、酸碱平衡紊乱）；药毒（氨苯蝶啶、茚地那韦、硅酸镁、磺胺类药物、乙酰唑胺、维生素D、维生素C、皮质激素）；痰饮（感染）；营亏（营养障碍）；内湿（高脂血症）；散精形病（肝硬化）；气化神乱（糖尿病）；异物（外来异物）。

病机：形成各种结石〔无机盐或有机物沉积于结石的核心（由脱落的上皮细胞、细菌团块、寄生虫卵或虫体、粪块或外来异物组成）之上〕。因为分布不同而分属于不同的五藏功能执行结构：如牙结石、唾液腺导管结石、胃结石、肝内结石、胆管结石、胆囊结石、胰导管结石、阑尾结石，属脾藏运化功能的执行结构结石；肺泡微结石，属肺藏主气功能的执行结构结石；肾结石、输尿管结石、膀胱结石、尿道结石，属肾藏主水功能的执行结构结石；包皮结石、前列腺结石、精囊结石，属肾藏生育功能的执行结构结石。

（十二）宿食（food and excrement accumulation）

宿食是指食物或食物残渣在胃肠道滞留时间过长，名称源于《伤寒杂病论》。

病因：过饱（暴饮暴食）、饮食不节（饮食不规律）、偏食（饮食过于精细，摄取的膳食纤维不足）、七情（焦虑、抑郁）、过逸（久坐）。

病机：脾藏的运化功能异常（胃肠道功能紊乱），导致脾藏运化功能的执行结构宿食（食物或食物残渣存积胃肠道）。

第二节　运化形病

运化形病即脾藏运化（消化）功能的固定结构异常，主要包括消化道、消化腺、参与消化的平滑肌和骨骼肌、固定消化器官的内脏筋膜及分布其上的脉管系统。本节将讨论 28 种运化形病的内涵和病因病机。

一、运化畸形

（一）消化性溃疡（peptic ulcer，PU）

消化性溃疡是指胃肠黏膜发生的炎性缺损，通常与胃液的胃酸和消化作用有关，病变穿透黏膜肌层或达更深层次。消化性溃疡常发生于胃、十二指肠，可发生于食管–胃吻合口、胃–空肠吻合口或附近，含有胃黏膜的 Meckel 憩室等。

条件：胎弱（遗传易感性，部分 PU 患者有明显的家族遗传史）；恶习（大量饮酒、长期吸烟）；七情（应激）。

病因：①淫气（幽门螺杆菌）。②痰饮（感染性疾病，如单纯疱疹病毒、结核、巨细胞病毒等感染）。③药毒［非甾体消炎药，特别是阿司匹林等非特异性环氧合酶（cyclooxygenase，COX）抑制剂]。④结石（胃石症）。⑤失术（放疗）。

病机：①脾藏运化功能的执行结构痰饮、畸形（幽门螺杆菌定居黏液层与胃窦黏膜上皮细胞表面，一方面避免胃酸的杀菌作用；另一方面难以被机体的免疫机能清除。幽门螺杆菌产生的尿素酶分解尿素，产生的氨中和反渗入黏液内的胃酸，形成有利于幽门螺杆菌定居和繁殖的局部微环境，导致感染慢性化，幽门螺杆菌产生的氨及空泡毒素导致细胞损伤，促进上皮细胞释放炎症介质，菌体细胞壁 Lewis X、Lewis Y 抗原引起自身免疫反应，累及胃或十二指肠产生溃疡）。②脾藏运化功能的执行结构畸形（感染性疾病累及胃或十二指肠产生溃疡）。③脾藏运化功能的执行结构痰饮、畸形［非甾体消炎药，特别是阿司匹林等非特异性环氧合酶（cyclooxygenase，COX）抑制剂特异性差，抑制 COX-2 的同时也抑制了 COX-1，导致维持黏膜正常再生的前列腺素 E 不足，黏膜修复障碍，出现溃疡］。④影响脾藏运化功能的执行结构（胃石长期机械摩擦刺激，损伤消化道黏膜）。⑤影响脾藏运化功能的执行结构（大量放射线照射导致消化道黏膜糜烂甚至溃疡），则见消化性溃疡。

（二）肝囊肿（hepatic cyst，HC）

肝囊肿是指生长在肝脏上的囊泡状病变。根据形成原因，可以分成先天性肝囊肿、创伤性肝囊肿、炎症性肝囊肿、肿瘤性肝囊肿、寄生虫性肝囊肿，但 90% 以上的囊肿是先天性肝囊肿。

条件：性别、年龄（20 ～ 50 岁女性）。

病因：①胎禀（先天性发育异常）。②外伤（外伤）。③运化痰饮（胆管炎）、结石（结石梗阻引起的胆管囊状扩张）。④癥积（畸胎瘤、囊状淋巴管瘤、囊腺瘤）。⑤尸虫（肝包虫）。

病机：①表现为脾藏运化功能的执行结构异常（胚胎时期肝内胆管或淋巴管发育异常）。②脾藏运化功能的执行结构异常（肝脏受到暴力性损伤造成了肝内小胆管的闭塞，闭塞的肝内胆管会逐渐形成囊泡样改变）。③脾藏运化功能的执行结构异常（胆管发炎或结石梗阻引起的胆管囊状扩张，内容物是胆汁）。④脾藏运化功能的执行结构异常（肝脏良性占位）。⑤脾藏运化功能的执行结构异常（虫卵在肠道孵化成幼虫进入血液停留肝脏生长发育成包虫成虫，并在肝脏内形成包虫生活的一个"窝"），则见肝囊肿。

二、运化癥积

（一）食管癌（carcinoma of esophagus，CE）

食管癌是原发于食管黏膜上皮的恶性肿瘤，主要为鳞癌和腺癌。临床上以进行性吞咽困难为进展期典型症状。

条件：恶习（长期吸烟、饮酒）；营亏 [维生素（A、B_2、C、E、叶酸等）缺乏；锌、硒、钼等微量营养素缺乏是食管癌的危险因素]；杂毒（亚硝酸盐与胺结合生成致癌物亚硝胺）、淫气（黄曲霉菌、镰刀菌等真菌毒素）；偏食（喜食粗糙和过烫食物，对食管黏膜的慢性理化刺激）；运化痰饮（慢性食管疾病引起的炎症导致食管癌发生率增高）。

病因：胎弱（在遗传与环境双重因素作用下，*Rb*、*p53*、*pl6* 等抑癌基因失活，*H-ras*、*c-myc*、*hsl-l* 等原癌基因激活及 *cyclin D1* 等细胞周期调节基因表达变化）。

病机：脾藏运化功能的执行结构癥积（细胞生长失控），则见食管癌。

（二）胃癌（gastric cancer，GC）

胃癌是指源于胃黏膜上皮细胞的恶性肿瘤。

条件：饮食不洁（食用霉变食品）；偏食（长期食用咸菜、腌制烟熏食品、过多摄入食盐，含硝酸盐的食物在胃内被细菌还原成亚硝酸盐，与胺结合生成致癌物）；痰饮（幽门螺杆菌感染，促进亚硝酸盐类致癌物质产生）；运化形病（肠上皮化生、萎缩性胃炎及异型增生，胃酸分泌减少利于胃内细菌繁殖，促进亚硝酸盐类致癌物质产生）；运化畸形（胃息肉）、运化痰饮 [残胃炎、Ménétrier 病（巨大肥厚性胃炎），胃黏膜炎症、糜烂、再生及异型增生过程增加基因突变机会]；胎弱（具有胃癌家族史者，其发病率高于人群 2～3 倍）。

病因：癥原（基因突变）。

病机：脾藏运化功能的执行结构癥积（胃黏膜癌变），则见胃癌。

（三）胰腺癌（pancreatic cancer，PC）

胰腺癌为主要起源于胰腺导管上皮及腺泡细胞的恶性肿瘤。

条件：气化畸形（肥胖）；恶习（长期吸烟）；痰饮（慢性胰腺炎）；气化神乱（糖尿病，超过 10 年的糖尿病病史，风险增加 50％）；性别（男性多见）；年龄（绝经期后的女性多见）；胎弱（家族性胰腺炎、家族中有多位直系亲属患病者、家族性非典型多痣及黑色素瘤综合征、家族性腺瘤息肉病、常染色体隐性共济失调毛细血管扩张症及 BRCA2 基因及 PALB2 基因的常染色体显性遗传突变）。

病因：癥原（基因突变）。

病机：脾藏运化、肾藏藏精功能的执行结构癥积（胰腺导管上皮及腺泡细胞癌变，生长失控），则见胰腺癌。

（四）胆管癌（cholangio carcinoma，CC）

胆管癌是起源于肝内外胆管的恶性肿瘤，分为肝内胆管癌及肝外胆管癌。

条件：结石（胆道结石）；痰饮（原发性硬化性胆管炎、溃疡性结肠炎、肝吸虫感染、慢性伤寒带菌者）；胎禀（先天性胆管囊性扩张症）；失术（胆管-空肠吻合术后）。

病因：癥原（基因突变）。

病机：脾藏运化功能的执行结构癥积（肝内外胆管上皮细胞癌变），则见胆管癌。

（五）胆囊癌（gallbladder cancer，GBC）

胆囊癌是胆道常见的恶性肿瘤，起源于胆囊黏膜上皮。

条件：结石（胆囊胆石）；痰饮（胆囊慢性炎症伴有囊壁不均匀钙化）；运化畸形（少数胆囊息肉＞10mm 或存在危险因素时，癌变风险增加）；胎禀（先天性胰胆管汇合异常，胰管在十二指肠壁外汇合入胆总管，丧失 Oddi 括约肌控制功能，胰液逆流入胆囊）。

病因：癥原（基因突变）。

病机：脾藏运化功能的执行结构癥积（胆囊黏膜上皮癌变），则见胆囊癌。

（六）小肠恶性肿瘤（small intestinal malignant tumor）

小肠恶性肿瘤是指发生于十二指肠、空肠、回肠部小肠管中的恶性肿瘤，其黏膜面积占消化道面积的 90％，但其恶性肿瘤的发病率仅占所有胃肠道恶性肿瘤的 5%，明显低于胃及大肠。

条件：正虚（免疫球蛋白缺陷）；恶习（吸烟、饮酒）；胎禀［大肠家族性腺瘤性息肉病（FAP）以及遗传性非息肉病性大肠癌（HNPCC）等］；痰饮（炎症因素，如 Crohn's 病）；饮食不节（不规律饮食）。

病因：癥原（癌基因及抑癌基因的变化，如 K-ras 基因的突变、细胞周期素 D、p53 的表达增加）。

病机：脾藏运化功能的执行结构癥积（小肠低水平的 bel-2 表达使某些突变细胞在凋亡过程中形成癌变），则见小肠恶性肿瘤。

（七）结直肠癌（colorectal cancer，CC）

结直肠癌即大肠癌，是发生在大肠黏膜上皮和腺体的恶性肿瘤，包括结肠癌和直肠癌。

条件：淫气（肠菌等微生物及其代谢产物紊乱）；痰饮（炎症性肠病，特别是溃疡性结肠炎）；癥积（结直肠腺瘤）；恶习（过度摄入酒精、长期吸烟）；气化畸形（肥胖）；偏食（过多摄入高脂肪或红肉、膳食纤维不足）；胎禀（遗传性结直肠癌）；过逸（少活动）；失术（盆腔放疗史）。

病因：癥原（基因突变）。

病机：脾藏运化功能的执行结构癥积（大肠黏膜上皮和腺体细胞突变），则见结直肠癌。

三、运化出血

消化道出血（gastrointestinal bleeding，GB）

消化道出血是指从食管到肛门之间的消化道出血，按照出血部位可分为上、中、下消化道出血，其中 60%～70% 的消化道出血源于上消化道。临床表现为呕血、黑粪或血便等。

病因：①运化畸形（消化性溃疡、食管胃底静脉曲张破裂、痔、肛裂）、外伤（机械损伤）、异物（消化道异物）、失术（放射）、杂毒（强酸、强碱等化学剂）。②运化畸形（小肠憩室）。③运化畸形（肠套叠）。④尸虫（钩虫感染、胆道蛔虫）、运化痰饮（急性胰腺炎、急性糜烂出血性胃炎、缺血性肠炎、感染性肠炎）。⑤癥积（胃间质瘤、小肠间质瘤、淋巴瘤、胰腺癌、胆管癌、结肠癌等消化道肿瘤，神经内分泌肿瘤）。⑥癥积（白血病）、凝拙（血友病）、药毒（NSAIDS 药物）。⑦结石（胆囊结石）。⑧药毒（布洛芬）。⑨痰饮（过敏性紫癜）。⑩碱盈（代谢性碱中毒）。

病机：①脾藏运化功能的执行结构出血（消化道血管破溃出血进入消化道）。②脾藏运化功能的执行结构出血（肠腔内的压力影响或胚胎时期发育不良使小肠壁薄弱处向外膨出形成的盲囊，破损引发出血）。③脾藏运化功能的执行结构出血（限制肠壁的供血，肠壁发生缺血，肠黏膜因缺血而发生坏死脱落）。④脾藏运化功能的执行结构出血（消化道黏膜损伤、出血）。⑤脾藏运化功能的执行结构出血（肿瘤侵袭消化道血管）。⑥脾藏的统血功能异常（凝血功能障碍），脾藏的运化功能的执行结构出血。⑦脾藏运化功能的执行结构出血（导致胆道出血）。⑧脾藏运化功能的执行结构出血（对消化道黏膜刺激较大，易引发水肿，破溃后出血）。⑨脾藏运化功能的执行结构出血（毛细血管发生炎症反应，毛细血管通透性增加，血浆及血细胞渗出）。⑩脾藏的散精功能异常（血 HCO_3^- 增多，H^+ 浓度降低，血液 pH 升高，血红蛋白与 O_2 的亲和力增强，以致相同氧分压下血氧饱和度增加，血红蛋白氧离曲线左移，血红蛋白不易将结合的 O_2 释放），脾藏运化功能的执行结构出血（胃肠黏膜缺氧，黏膜缺氧性坏死而出血），则见消化道出血。

四、运化痰饮

（一）贝赫切特综合征（Behcet syndrome，BS）

贝赫切特综合征也称白塞综合征、口－眼－生殖器综合征，是一种以口腔和外阴溃疡、眼炎为临床特征，并累及多个系统的慢性疾病。病情呈反复发作和缓解交替，除因内脏受损死亡外，大部分患者的预后良好。本病依其内脏系统的损害不同而分为血管型、神经型、胃肠型等。血管型是指有大、中动脉和（或）静脉受累者；神经型是指有中枢或周围神经受累者；胃肠型是指有胃肠道溃疡、出血、穿孔等。

条件：地域（本病发病有明显地域性，日本是贝赫切特综合征的高发地区，但居住在美国的日本裔却很少患病）；胎弱（血缘性家族性，可见于第 23 或第 4 代，HLA–B51 基因是免疫遗传性的标志，其阳性率可达 67%～88%）；淫气（链球菌、结核菌、1 型单纯疱疹病毒、金黄色葡萄球菌及普雷沃氏菌可能是贝赫切特综合征的致病因素）；杂毒（微量元素：有报道发现患者病变组织中多种微量元素含量增高，以有机氯、有机磷或铜离子为显著，可能与使用农药与含铜的杀虫剂有关）。

病因：逆气（自身抗原）。

病机：脾藏运化（口）、肝藏藏血（眼）、肾藏生育（生殖器）、肾藏全形（皮肤）、心藏主血脉（中、大血管）功能的执行结构痰饮（免疫系统功能紊乱，中性粒细胞异常活化，产生持续、反复的自身炎症反应），则见贝赫切特综合征。

（二）急性胃炎（acute gastritis，AG）

急性胃炎是指各种病因引起的胃黏膜急性炎症，组织学上通常可见中性粒细胞浸润。

病因：①外伤（严重创伤）、神失（多器官功能衰竭）、痰饮（败血症）、七情（精神紧张、手术导致应激）。②失术（大剂量放射线照射）。③药毒（非甾体抗炎药、铁剂、抗肿瘤化疗药物、氯化钾）。④恶习（酗酒）。

病机：①脾藏运化功能的执行结构痰饮（胃黏膜微循环、缺氧，黏液分泌减少，局部前列腺素合成不足，屏障功能损坏；胃酸大量分泌，大量氢离子反渗，损伤血管和黏膜，引起糜烂、出血甚至溃疡）。②脾藏运化功能的执行结构痰饮（胃黏膜糜烂甚至溃疡）。③脾藏运化功能的执行结构痰饮［非特异性环氧合酶（cyclooxygenase，COX）抑制剂因特异性差，抑制 COX-2 的同时也抑制了 COX-1，导致维持黏膜正常再生的前列腺素 E 不足，黏膜修复障碍，出现糜烂和出血；抗肿瘤化疗药物对胃肠道黏膜产生细胞毒作用；口服铁剂、氯化钾直接刺激胃黏膜］。④脾藏运化功能的执行结构痰饮（乙醇具有亲脂性和溶脂性能，导致胃黏膜糜烂），则见急性胃炎。

（三）慢性胃炎（chronic gastritis，CG）

慢性胃炎是指由多种病因引起的慢性胃黏膜炎症病变。

病因：①淫气（幽门螺杆菌感染）。②运化神病（十二指肠胃反流）。③药毒（非甾体抗炎药 / 阿司匹林或环氧合酶 -2 选择性抑制剂）。④恶习（饮酒）。⑤痰饮（自身免疫炎症）。⑥年龄（老年）。

病机：①脾藏运化功能的执行结构痰饮（幽门螺杆菌产生的尿素酶分解尿素，产生的氨中和反渗入黏液内的胃酸，形成有利于幽门螺杆菌定居和繁殖的局部微环境，导致感染慢性化；幽门螺杆菌产生的氨及空泡毒素导致细胞损伤；促进上皮细胞释放炎症介质；菌体细胞壁 Lewis X、Lewis Y 抗原引起自身免疫反应，导致胃黏膜炎症病变）。②脾藏运化功能的执行结构痰饮（长期反流导致胃黏膜慢性炎症）。③脾藏运化功能的执行结构痰饮（维持黏膜正常再生的前列腺素 E 不足，黏膜修复障碍，导致胃黏膜慢性炎症）。④脾藏运化功能的执行结构痰饮（损伤胃黏膜）。⑤脾藏运化功能的执行结构痰饮［产生针对胃体腺壁细胞或内因子（壁细胞分泌的一种黏蛋白）的自身抗体，引发炎症反应］。⑥脾藏运化功能的执行结构痰饮（老年人胃黏膜出现退行性改变，使胃黏膜修复再生功能降低，炎症慢性化，上皮增殖异常及胃腺体萎缩），则见慢性胃炎。

（四）感染性胃炎（infectious gastritis，IG）

感染性胃炎是指各种细菌（非特异性细菌和特异性细菌如结核、梅毒）、真菌和病毒（如巨细胞病毒）所引起的特殊类型胃炎。

条件：正虚（艾滋病患者、大剂量应用糖皮质激素和免疫抑制剂、严重疾病晚期、化疗、机体免疫力低下）。

病因：①失术（胃手术）。②淫气（巨细胞病毒感染）。

病机：①脾藏运化功能的执行结构痰饮（导致葡萄球菌、α–溶血性链球菌、大肠埃希菌感染，胃黏膜化脓性炎症）。②脾藏运化功能的执行结构痰饮（胃黏膜皱襞局部或弥漫性粗大），则见感染性胃炎。

（五）急性腐蚀性胃炎（acute erosive gastritis，AEG）

急性腐蚀性胃炎是指由于吞服强酸、强碱或其他腐蚀剂所引起的胃炎。

病因：杂毒（强酸、强碱、砷、磷、氯化汞等物质）。

病机：脾藏运化功能的执行结构痰饮（强碱引起消化道黏膜的液化性坏死；强酸凝固蛋白质，引起凝固性坏死，有灼痂，胃部病变轻者仅有充血、水肿、糜烂、黏膜内出血，重者可有急性溃疡，胃壁坏死），则见急性腐蚀性胃炎。

（六）嗜酸性粒细胞性胃炎（eosinophilic gastritis，EG）

嗜酸性粒细胞性胃炎是一种病因未明的罕见疾病，胃壁炎症以嗜酸性粒细胞浸润和外周血嗜酸性粒细胞增多为特征。

病因：逆气（变应原）。

病机：脾藏运化功能的执行结构痰饮（变应原与胃肠组织接触后在胃肠壁内发生抗原－抗体反应，释放组胺类血管活性物质，胃壁嗜酸性粒细胞浸润，胃黏膜皱襞粗大、充血、水肿、溃疡或结节），则见嗜酸性粒细胞性胃炎。

（七）急性胰腺炎（acute pancreatitis，AP）

急性胰腺炎是多种病因导致胰腺组织自身消化所致的胰腺水肿、出血及坏死等炎症性损伤。临床以急性上腹痛及血淀粉酶或脂肪酶升高为特点。多数患者病情轻，预后好；少数患者可伴发多器官功能障碍及胰腺局部并发症，死亡率高。

病因：①结石（结石）、尸虫（蛔虫）、运化痰饮（胆道感染）。②恶习（过度饮酒）。③过饱（过度进食）。④运化癥积（壶腹周围癌、胰腺癌）、结石（胰管结石）。⑤运化畸形（胰腺分裂）。⑥痰饮（十二是指肠球后穿透性溃疡、邻近十二指肠乳头的肠憩室炎、胆管内炎症、急性流行性腮腺炎、甲型流感、肺炎衣原体感染、传染性单核细胞增多症）、淫气（柯萨奇病毒）。⑦血团（胰腺主要血管栓塞）、失术（腹腔手术）、外伤（腹部钝挫伤）、痰饮（自身免疫性的血管炎）。⑧脂盈（高甘油三酯血症）。⑨药毒（噻嗪类利尿剂、硫唑嘌呤、糖皮质激素、磺胺类）。

病机：①脾藏运化功能的执行结构痰饮（结石、蛔虫嵌顿在壶腹部，胆管内炎症或胆石移行时损伤 Oddi 括约肌等，将使胰管液出道不畅，胰管内高压，引发腺泡细胞损伤）。②脾藏运化功能的执行结构痰饮（酒精促进胰液分泌，当胰管流出道不能充分引流大量胰液时，胰管内压升高，引发腺泡细胞损伤；酒精在胰腺内氧化代谢时产生大量活性氧，也有助于激活炎症反应）。③脾藏的运化功能异常（进食后分泌的胰液不能经胰管流出道顺利排至十二指肠），脾藏运化功能的执行结构痰饮（胰管内压升高引发急性胰腺炎）。④脾藏运化功能的执行结构痰饮（胰管结石、壶腹周围癌、胰腺癌引起胰管阻塞和胰管内压升高）。⑤脾藏运化功能的执行结构痰饮（胰腺分裂是一种胰腺导管的先天发育异常，大部分胰液经狭小的副乳头引流，容易发生引流不畅导致胰管内高压）。⑥脾藏运化功能的执行结构痰饮（炎症可直接波及胰腺）。⑦脾藏运化功能的执行结构痰饮（影响胰腺血供引发急性胰腺炎）。⑧脾藏运化功能的执行结构痰饮（高甘油三酯血症可能因脂球微血栓影响胰腺微循环及胰酶分解，甘油三酯致毒性脂肪酸损伤细胞而引发急性胰腺炎）。⑨脾藏运化功能的执行结构痰饮（促发急性胰腺炎），则见急性胰腺炎。

（八）原发性胆汁性胆管炎（primary biliary cholangitis，PBC）

原发性胆汁性胆管炎又名原发性胆汁性肝硬化（primary biliary cirrhosis，PBC），是肝内小胆管慢性进行性非化脓性炎症导致的慢性胆汁淤积性疾病。

病因：①逆气（自身抗原分子是多酶复合物中的丙酮酸脱氢酶复合物）。②逆气（胆管上皮细胞）。

病机：①脾藏运化功能的执行结构痰饮［体液免疫异常：线粒体抗体（AMA）在体液免疫中起关键作用，其阳性率达到90%～95%。AMA识别的抗原主要在线粒体内膜上］。②脾藏运化功能的执行结构痰饮（细胞免疫异常：胆管上皮细胞异常表达HLA-DR及DQ抗原分子，引起自身抗原特异性T淋巴细胞介导的细胞毒性作用，胆小管损伤），则见原发性胆汁性胆管炎。

（九）胆囊炎（cholecystitis）

胆囊炎是由于胆囊管梗阻、化学性刺激和细菌感染引起的胆囊炎症性病变，约95%以上的患者有胆囊结石，称结石性胆囊炎；5%的患者无胆囊结石，称非结石性胆囊炎。

病因：①结石（胆道结石）。②淫气（致病菌主要为革兰阴性杆菌，以大肠埃希菌最常见）、尸虫（蛔虫、梨形鞭毛虫、华支睾吸虫等）。③运化神乱（胆汁刺激、胰液向胆道反流）。

病机：①脾藏运化功能的执行结构痰饮（胆道梗阻、胆汁淤积，继发感染，引发炎症反应）。②脾藏运化功能的执行结构痰饮（引起胆囊炎性反应）。③脾藏运化功能的执行结构痰饮（刺激胆囊黏膜，造成黏膜细胞损害），则见胆囊炎。

（十）溃疡性结肠炎（ulcerative colitis，UC）

溃疡性结肠炎是以直肠和结肠的浅表性、非特异性炎症病变为主的肠道疾病，主要累及直肠和乙状结肠，也可侵及其他部分或全部结肠，属于炎症性肠病。反复发作的腹泻、黏液脓血便及腹痛是UC的主要症状。其肠外表现是指炎症性肠病并发肠道以外的疾病，主要累及皮肤黏膜（口腔溃疡、结节性红斑、坏疽性脓皮病）、眼部（虹膜炎、巩膜炎、前葡萄膜炎）、关节

（外周关节炎、脊椎关节炎）、肝胆疾病（脂肪肝、原发性硬化性胆管炎、胆石症）、血栓栓塞性疾病。

条件：胎弱（炎症性肠病患者一级亲属发病率显著高于普通人群，提示炎症性肠病发病具有遗传倾向）；年龄（多见于 20 ~ 40 岁）。

病因：逆气（肠道微生态异常）。

病机：脾藏运化（口腔溃疡、脂肪肝、原发性硬化性胆管炎、胆石症）、肝藏藏血（虹膜炎、巩膜炎、前葡萄膜炎）、肾藏全形（外周关节炎、脊椎关节炎）、心藏主血脉（血栓栓塞性疾病）功能的执行结构痰饮［免疫失衡：Th1、Th2 及 Th17 炎症通路激活，炎症因子（如 IL–1、IL–6、IL–8、TNF–a、IL–2、IL–4、IFN–γ 等）分泌增多，炎症因子/抗炎因子失衡，肠道黏膜持续炎症，屏障功能损伤］，则见溃疡性结肠炎。

（十一）克罗恩病（Crohn disease，CD）

克罗恩病是一种慢性炎性肉芽肿性疾病，多见于末段回肠和邻近结肠，但从口腔至肛门各段消化道均可受累，呈节段性分布，属炎症性肠病（inflammatory bowel disease，IBD）之一。以腹痛、腹泻、体重下降为主要临床表现，常有发热、疲乏等全身表现，肛周脓肿或瘘管等局部表现，以及关节、皮肤、眼、口腔黏膜等肠外损害。

条件：环境（全球 IBD 发病率持续增高，成为消化系统常见病，疾病谱的变化提示环境因素发挥重要作用）；胎弱（IBD 患者一级亲属发病率显著高于普通人群，提示 IBD 发病具有遗传倾向）。

病因：逆气（肠道微生态异常）。

病机：脾藏运化功能的执行结构痰饮（肠道上皮屏障破坏，黏膜通透性增加，肠组织暴露于大量抗原中，免疫耐受丢失，黏膜固有层的 T 细胞激活，Th1 升高促使 IFN–γ、TNF–γ、IL–12 增加，IL–4 减少；Th2 升高刺激 IL–5 和 IL–13 分泌增多；Th17 细胞通过 IL–17 和 IL–23 上调和维持异常免疫反应，导致肠道免疫系统错误识别，释放大量细胞因子和炎症介质，刺激炎症免疫应答逐级放大，导致机体过度的免疫反应，口腔溃疡、脂肪肝、原发性硬化性胆管炎、胆石症、肛周脓肿、瘘管），肝藏藏血功能的执行结构痰饮（虹膜炎、巩膜炎、前葡萄膜炎），肾藏全形功能的执行结构痰饮（外周关节炎、脊椎关节炎），肾藏全形功能的执行结构痰饮（结节性红斑、坏疽性脓皮病），心藏主血脉功能的执行结构痰饮（血栓栓塞性疾病），则见克罗恩病。

（十二）肠结核（intestinal tuberculosis，IT）

肠结核是结核分枝杆菌引起的肠道慢性特异性感染，常继发于肺结核。

条件：正虚（免疫抑制剂的广泛使用、免疫力低下）；年龄（一般见于中青年）；性别（女性稍多于男性，约为 1.85∶1）。

病因：淫气（人型结核分枝杆菌感染）。

病机：脾藏运化功能的执行结构痰饮（多在回盲部引起病变：一方面，含结核分枝杆菌的肠内容物在回盲部停留较久，增加局部黏膜的感染机会；另一方面，结核分枝杆菌侵犯回盲部淋巴组织），则见肠结核。

（十三）肠蛔虫病（ascariasis）

肠蛔虫病是似蚓蛔线虫（ascaris lumbricoides，AL）寄生于人体肠道所致的寄生虫病。

条件：年龄（儿童喜好地上爬行、吸吮手指等致其易受感染，尤以学龄期儿童感染率高）；社会（发展中国家发病率高；我国大部分农村属重度或中度感染流行区）。

病因：尸虫（吞入感染期蛔虫卵感染）。

病机：脾藏运化功能的执行结构痰饮（成虫寄生在空肠或回肠的上段，虫体分泌消化物质黏附于肠黏膜，引起上皮细胞脱落或轻度炎症；大量成虫缠结成团，引起不完全性肠梗阻），则见肠蛔虫病。

（十四）伤寒（typhoid fever，TF）

伤寒是由伤寒沙门菌（Salmonella typhi，ST）引起的一种急性肠道传染病。临床特征为持续发热、表情淡漠、相对缓脉、玫瑰皮疹、肝脾肿大和白细胞减少等。有时可出现肠出血、肠穿孔等严重并发症。

病因：淫气（伤寒沙门菌）。

病机：脾藏运化（回肠、肝、胆）、肾藏全形（脾、骨髓、皮肤）、肾藏主水（肾）功能的执行结构等痰饮（伤寒沙门菌侵入回肠集合淋巴结的单核-吞噬细胞内繁殖形成初发病灶；伤寒沙门菌向肝、脾、胆、骨髓、肾、皮肤等器官组织播散，肠壁淋巴结出现髓样肿胀、增生、坏死），则见伤寒。

（十五）细菌性痢疾（bacillary dysentery，BD）

细菌性痢疾简称菌痢，是由志贺菌引起的肠道传染病。其主要病理变化为直肠、乙状结肠的炎症与溃疡，主要表现为腹痛、腹泻、排黏液脓血便以及里急后重等，可伴有发热及全身毒血症状，严重者可出现感染性休克和（或）中毒性脑病。

条件：季节（终年散发，夏秋季可引起流行）。

病因：淫气（志贺菌）。

病机：脾藏运化功能的执行结构痰饮（释放内毒素与外毒素引起炎症反应，导致肠黏膜炎症、坏死及溃疡，瘢痕和息肉形成，少数病例出现肠腔狭窄），则见细菌性痢疾。

（十六）结核性腹膜炎（tuberculous peritonitis，TBP）

结核性腹膜炎是由结核分枝杆菌引起的慢性弥漫性腹膜感染。

条件：年龄（本病可见于任何年龄，以中青年多见）；性别（男女之比约为1：2）；正虚（机体抵抗力）；失术（腹膜透析）。

病因：淫气（结核分枝杆菌）。

病机：脾藏运化功能的执行结构痰饮（原发性肺结核经血行播散至腹膜；邻近脏器如肠结核或输卵管结核扩散波及腹膜；在腹膜透析患者，结核分枝杆菌可直接感染腹膜），则见结核性腹膜炎。

五、运化结石

（一）肝外胆管结石（calculus of extrahepatic duct，CED）

肝外胆管结石是指发生在胆管的结石，分为原发性结石和继发性结石。

病因：①运化痰饮（复发性或持续性胆道感染）、运化畸形（胆道梗阻、胆管节段性扩张）、尸虫（胆道蛔虫）。②结石（胆囊结石）。

病机：①脾藏的运化功能异常（影响胆汁排出，胆汁淤积），脾藏运化功能的执行结构结石（胆色素析出或胆色素、胆固醇析出形成结晶）。②脾藏运化功能的执行结构结石（胆囊结石排进胆管并停留在胆管内），则见肝外胆管结石。

（二）胆囊结石（cholecystolithiasis）

胆囊结石是指发生在胆囊的结石。

条件：年龄（＞40岁）；性别（女性多见）；殊态（妊娠期）；药毒（口服雌激素和避孕药替代治疗）；偏食（喜食高脂肪、高糖类、高胆固醇食物）。

病因：①过逸（喜静少动）。②恶习（不吃早餐）。③运化神少（胆囊收缩功能低下）。

病机：①脾藏的运化功能异常（胆囊肌的收缩力下降，胆汁排空延迟），脾藏运化功能的执行结构结石（造成胆汁淤积，引发胆囊结石）。②脾藏运化功能的执行结构结石（胆汁浓度增加，细菌繁殖，形成胆囊结石）。③脾藏运化功能的执行结构结石（胆道静脉曲张血中胆红素升高易造成胆囊结石），则见胆囊结石。

第三节　散精形病

散精形病即脾藏散精（转载）功能的固定结构异常，主要包括肝、小肠、肝门静脉系和淋巴系。本节将讨论13种散精形病的内涵和病因病机。

一、散精畸形

（一）酒精性肝病（alcoholic liver disease，ALD）

酒精性肝病是由于大量饮酒所致的肝脏疾病，其疾病谱包括酒精性肝炎、酒精性脂肪肝、酒精性肝纤维化和肝硬化，可发展至肝癌。

条件：胎弱（遗传因素）；性别［女性体内乙醇脱氢酶（ADH）含量较低］；气化畸形（肥胖是酒精性肝病的独立危险因素）；淫气（HBV或HCV感染：可增加酒精性肝病发生的危险性，加重酒精性肝损害）；营亏（营养不良）。

病因：恶习（大量饮酒）。

病机：脾藏的散精、运化功能的执行结构畸形（乙醇的中间代谢物乙醛能与蛋白质结合形成乙醛－蛋白加合物，可直接损伤肝细胞，并作为新抗原诱导细胞及体液免疫反应，导致肝细胞受免疫反应的攻击；乙醇代谢的耗氧过程导致小叶中央区缺氧；乙醇在肝细胞微粒体的乙醇氧化途径中产生活性氧，导致肝损伤；乙醇可致肠道菌群失调、肠道屏障功能受损，引起肠源性内毒素血症，加重肝脏损伤），则见酒精性肝病。

（二）药物性肝病（drug induced liver injury，DILI）

药物性肝病是指由各类处方或非处方的化学药物、生物制剂、传统中药、天然药、保健品、膳食补充剂及其代谢产物乃至辅料等所诱发的肝损伤。

病因：药毒（各类处方或非处方的化学药物、生物制剂、传统中药、天然药、保健品、膳食补充剂及其代谢产物乃至辅料等）。

病机：①直接导致脾藏散精、运化功能的执行结构畸形（直接对肝脏产生毒性作用，损伤肝细胞）。②借助肾藏的全形功能（药物在体内的代谢产物可改变肝细胞表面的蛋白，或与肝内蛋白结合，形成新的复合抗原后，诱导机体产生自身抗体，启动免疫系统），导致脾藏散精、运化功能的执行结构畸形（攻击肝细胞），则见药物性肝病。

（三）肝纤维化（hepatic fibrosis，HF）

肝纤维化是因肝脏试图修复及取代受损细胞而在肝内形成的瘢痕组织，是一种可逆的病理生理学现象。

条件：恶习（过量摄入酒精）；气化畸形（肥胖）。

病因：痰饮（病毒性肝炎）；尸虫（血吸虫病）；药毒（糖皮质激素类药物、化疗药物、抗生素）；杂毒（黄曲霉素、过量亚硝酸盐、四氯化碳、砷）；逆气（自身免疫因素）；胎禀（遗传因素导致的先天性的酶缺陷疾病）；运化病（胆汁淤积）。

病机：脾藏散精功能的执行结构畸形（肝星形细胞活化，形成瘢痕组织），则见肝纤维化。

（四）肝硬化（liver cirrhosis，LC）

肝硬化是各种慢性肝病进展至以肝脏慢性炎症、弥漫性纤维化、假小叶、再生结节和肝内外血管增殖为特征的病理阶段。

病因：①运化病（胆汁淤积）。②散精畸形（肝静脉或下腔静脉阻塞）、主血脉神少（慢性心功能不全）、主血脉痰饮（缩窄性心包炎）。③尸虫（寄生虫感染）。④胎禀（遗传性代谢性疾病）。

病机：①脾藏散精、运化功能的执行结构畸形（胆汁反复刺激引发炎症反应，长期慢性炎症刺激，导致肝硬化）。②脾藏散精、运化功能的执行结构畸形（肝脏长期淤血，肝细胞变性及纤维化，终致肝硬化）。③脾藏散精、运化功能的执行结构畸形（血吸虫等成熟虫卵被肝内巨噬细胞吞噬后演变成纤维细胞，形成纤维性结节，因其主要沉积在门静脉分支附近，纤维化常使门静脉灌注障碍，导致肝硬化）。④脾藏散精、运化功能的执行结构畸形（先天性酶缺陷，某些代谢产物沉积于肝脏，引起肝细胞坏死和结缔组织增生，引发肝硬化），则见肝硬化。

二、散精癥积

原发性肝癌（primary carcinoma of liver，PCL）

原发性肝癌是指肝细胞或肝内管道细胞出现的恶性肿瘤。

条件：恶习（饮酒、吸烟）；气化神乱（糖尿病）；气化畸形（肥胖）；散精畸形（脂肪肝、原发性胆汁性肝硬化）；杂毒（橡胶制品、炼油作业、沥青作业等；黄曲霉毒素、微囊藻毒素和节球藻毒素）；胎禀［遗传性代谢异常（遗传性血色素沉着症、迟发性皮肤卟啉症、α_1-抗胰蛋白酶缺乏症、Wilson病）］；药毒（抗癫痫药物、降压药、避孕药、解热镇痛药及激素类）；痰饮（乙型、丙型病毒性肝炎）。

病因：癥原（基因突变）。

病机：脾藏散精、运化功能的执行结构癥积（肝细胞或肝内管道细胞癌变），则见原发性肝癌。

三、散精痰饮

（一）病毒性肝炎（viral hepatitis，VH）

病毒性肝炎是指由嗜肝病毒所引起的肝脏感染性疾病，病理学上以急性肝细胞坏死、变性和炎症反应为特点。

病因：淫气（甲型肝炎病毒、乙型肝炎病毒、丙型肝炎病毒、丁型肝炎病毒、戊型肝炎病毒）。

病机：脾藏散精、运化等功能的执行结构痰饮［病毒进入肝脏后，激活机体的免疫反应，细胞毒性 T 淋巴细胞（CTL）可直接作用于肝细胞，也可分泌多种细胞因子如肿瘤坏死因子 α（TNF-α）、干扰素 γ（IFN-γ）等，引起肝细胞死亡；病毒感染后，肝组织局部的炎症细胞（中性粒细胞、巨噬细胞等）浸润可导致肝细胞损伤；病毒本身也对肝细胞造成损害］，则见病毒性肝炎。

（二）囊型棘球蚴病（cystic echinococcosis，CE）

囊型棘球蚴病是感染细粒棘球绦虫的幼虫引起的疾病，又称囊型包虫病（cystic hydatidosis）。多见肝脏，其次是肺部、大脑和肾脏等。

条件：恶习（不良卫生习惯）；职业（与犬接触密切的牧民或农民多见）；地域（以畜牧业为主的国家多见）。

病因：尸虫（感染细粒棘球绦虫的幼虫）。

病机：脾藏散精、脾藏运化、肺藏主气、心藏主血脉、肝藏藏血、肝藏疏泄、肾藏主水等功能的执行结构痰饮（人体吞入虫卵在肝脏形成棘球蚴囊，少数经肝静脉或淋巴液到达肺、心、脑、肾等器官，病变体积增大，压迫周围组织和细胞），则见囊型棘球蚴病。

（三）日本血吸虫病（schistosomiasis japonica，SJ）

日本血吸虫病是日本血吸虫寄生于门静脉系统所引起的疾病。由皮肤接触含尾蚴的疫水而感染，主要病变为卵沉积于肠道和肝脏等组织而引起的虫卵肉芽肿。

条件：地域（我国流行区主要在湖沼、水网）；职业（渔民感染率高）；性别（男性青壮年农民多发，男性多于女性）；季节（夏秋季感染机会多）。

病因：尸虫（日本血吸虫）。

病机：脾藏散精功能的执行结构痰饮（尾蚴穿过皮肤可引起局部速发与迟发型变态反应，或幼虫移行过程中，其体表抗原决定簇逐渐向宿主抗原转化，以逃避宿主的免疫攻击；成虫表膜具抗原性，可激发宿主产生相应抗体；成虫肠道及器官的分泌物和代谢产物作为循环抗原，可与相应的抗体形成免疫复合物；虫卵通过卵壳上微孔释放可溶性虫卵抗原，使 T 淋巴细胞致敏，释放各种淋巴因子，吸引大量巨噬细胞、单核细胞和嗜酸性粒细胞等聚集于虫卵周围，形成虫卵肉芽肿，门静脉系统结构改变），则见日本血吸虫病。

（四）自身免疫性肝炎（autoimmune hepatitis，AIH）

自身免疫性肝炎是一种由针对肝细胞的自身免疫反应所介导的肝脏实质炎症，以血清自身抗体阳性、高免疫球蛋白 G 和（或）γ - 球蛋白血症、肝组织学上存在界面性肝炎为特点。

病因：逆气 [在 AIH 发病机制中主要的自身抗原为去唾液酸糖蛋白受体（ASGP-R）和微粒体细胞色素 P450 Ⅱ D6]。

病机：脾藏散精、运化功能的执行结构痰饮（自身反应性 T 细胞及其抗原提呈细胞是 AIH 发病的必要条件；补体系统和趋化因子参与了 AIH 的体液免疫损伤机制，肝脏实质炎症），则见自身免疫性肝炎。

四、散精内湿

（一）非酒精性脂肪性肝病（non-alcoholic fatty liver disease，NAFLD）

非酒精性脂肪性肝病是指除酒精和其他明确的肝损害因素外所致的以肝脏脂肪变性为主要特征的临床病理综合征。包括非酒精性脂肪肝（non-alcoholic fatty liver，NAFL）、脂肪性肝炎（non-alcoholic steatohepatitis，NASH）、脂肪性肝纤维化、肝硬化、肝癌。

条件：七情（慢性心理应激）；胎弱（遗传因素）；痰饮（免疫功能紊乱）。

病因：①气化畸形（肥胖）、气化神乱（2 型糖尿病）、脂盈（高甘油三酯血症）。②偏食（高脂饮食）。

病机：①肾藏的藏精功能异常（胰岛素抵抗），脾藏散精、运化功能的执行结构内湿（肝细胞内脂质过量沉积）。②脾藏的运化功能异常（高脂饮食减少菌群多样性，导致肠道菌群紊乱，升高肠道能量的吸收效率），脾藏散精、运化功能的执行结构内湿，则见非酒精性脂肪性肝病。

（二）糖原贮积症（glycogen storage disease，GSD）

糖原贮积症是一种参与糖原合成或分解的多种酶中有一种或几种缺

乏，以异常量或异常类型的糖原在组织中沉积为特征的疾病。主要影响肝脏（GSD Ⅰ，Ⅲ，Ⅳ，Ⅵ）或肌肉（GSD Ⅴ，Ⅶ）。除了 GSD Ⅵ 为性连锁遗传外，其余类型均为染色体隐性遗传。

病因：①胎弱（定位于 17q21 的编码葡糖 -6- 磷酸酶的基因突变）；②胎弱（定位于 17q25.2 的 α-1，4- 葡糖苷酶基因突变）Ⅱ型糖原贮积症。

病机：①脾藏散精功能的执行结构内湿（葡糖 -6- 磷酸酶缺乏，糖原分解减少，贮积于肝脏、肌肉），则见Ⅰ型糖原贮积症。③脾藏散精功能的执行结构内湿（α-1，4- 葡糖苷酶合成减少，糖原无法被分解），则见Ⅱ型糖原贮积症。

（三）血色病（hemochromatosis）

血色病是指铁在体内沉积过多，使组织损伤和多种器官功能受损的一种罕见疾病。临床表现以疲乏、皮肤青铜色色素沉积、肝硬化、心肌病、糖尿病和性功能障碍为主。

病因：胎弱（HFE 基因、HJV 基因、TfR2 基因、SLC40A1 基因突变）；全形神病（镰形红细胞病、地中海贫血、铁粒幼细胞性贫血、先天性溶血性贫血及骨髓增生异常综合征）；失术（长期大量输血，摄入过多含铁药物）；偏食（过多食用含铁食物）。

病机：脾藏散精、肾藏藏精、心藏主血脉功能的执行结构内湿（铁代谢障碍、铁吸收过多，铁沉积于肝脏、胰腺、性腺、垂体和心脏），则见血色病。

五、散精水壅

遗传性血管神经性水肿（hereditary angioneurotic edema，HAE）

遗传性血管神经性水肿是一种与血液中补体 1（C1）抑制物缺乏有关的常染色体遗传性疾病，包括Ⅰ型、Ⅱ型和Ⅲ型。常表现为眼睑、口唇、喉头水肿和腹痛。

病因：胎弱［Ⅰ型是 C1 抑制因子基因（OMIM*606860）缺陷而无转录物产生，Ⅱ型是 C1 抑制因子基因点突变形成缺陷蛋白］。

病机：脾藏散精功能的执行结构痰饮［血清中 C1 抑制因子缺陷，对补体和接触凝血系统的抑制不足，使得 C2 活化产生的 C2 激肽与接触凝血反应产生的缓激肽（bradykinin）增多]，导致脾藏散精功能的执行结构水壅（作用于毛细血管微静脉，引起血管内皮细胞收缩，血浆外渗），则见遗传性血管神经性水肿。

第四节 主肌肉形病

主肌肉形病即脾藏主肌肉（运动）功能的固定结构异常，主要包括存储能量的肝、骨骼肌和浅筋膜，产生躯体运动的骨骼肌和深筋膜及分布其上的脉管系统。本节将讨论 5 种主肌肉形病的内涵和病因病机。

一、主肌肉畸形

（一）进行性肌营养不良症（progressive muscular dystrophy，PMD）

进行性肌营养不良症是一组遗传性肌肉变性疾病，临床特征主要为缓慢进行性加重的对称性肌肉无力和萎缩，无感觉障碍。遗传方式主要为常染色体显性、隐性和 X 连锁隐性遗传。

1. 假肥大型肌营养不良症

病因：胎弱（常染色体显性、隐性和 X 连锁隐性遗传）。

病机：脾藏主肌肉功能的执行结构畸形（肌细胞内缺乏抗肌萎缩蛋白，造成肌细胞膜不稳定并导致肌细胞坏死和功能缺失），则见假肥大型肌营养不良症。

2. 面肩肱型肌营养不良症

病因：胎弱（*D4Z4* 重复序列的收缩或基因缺失与 *4qA* 等位基因共同作用）。

病机：脾藏主肌肉功能的执行结构畸形（造成 *DUX4* 基因在骨骼肌中持续异常表达，导致肌细胞凋亡、氧化应激、肌肉损害），则见面肩肱型肌营养不良症。

3. 肢带型肌营养不良症

病因：胎弱（常染色体显性、隐性和 X 连锁隐性遗传）。

病机：脾藏主肌肉功能的执行结构畸形（肌膜蛋白和近膜蛋白的异常影响肌细胞膜上的抗肌萎缩蛋白 – 糖蛋白复合体的结构和功能，破坏肌细胞膜结构的稳定，导致肌细胞坏死），则见肢带型肌营养不良症。

4. 眼咽型肌营养不良症

病因：胎弱（常染色体显性、隐性和 X 连锁隐性遗传）。

病机：脾藏主肌肉功能的执行结构畸形（扩列数目增多的多聚丙氨酸链加剧 PABPN1 蛋白的聚集倾向，在肌细胞核内形成包涵体，干扰多种 mRNA 在细胞质与核间运输，导致细胞功能障碍，影响骨骼肌特异性蛋白的转录及表达），则见眼咽型肌营养不良症。

5.Emery–Dreifuss 型肌营养不良症（EDMD）（骨骼肌损害）

病因：胎弱（编码 emerin 和核纤层蛋白 A/C 的基因缺陷）。

病机：脾藏主肌肉、心藏主血脉功能的执行结构畸形（编码 emerin 蛋白和核纤层蛋白 A/C 异常，破坏肌细胞核膜结构的完整性，导致核膜稳定性受损，造成骨骼肌、心肌和平滑肌损害），则见 Emery–Dreifuss 型肌营养不良症。

6. 眼肌型肌营养不良症

病因：胎弱（变异基因导致线粒体 DNA 缺失，呈肿胀空泡化）。

病机：脾藏主肌肉功能的执行结构畸形（眼肌的肌原纤维内肌丝排列紊乱，形成空泡肌膜损害导致肌细胞萎缩变性，肌束间纤维组织及脂肪组织增生），则见眼肌型肌营养不良症。

7. 远端型肌营养不良症

病因：胎弱（变异基因）。

病机：脾藏主肌肉功能的执行结构畸形［肌节蛋白、Z 盘蛋白、膜信号转导及膜修复蛋白、胞浆酶蛋白、核蛋白异常，细胞核内和胞浆内出现内含多种异常蛋白质（D– 淀粉样蛋白、3– 淀粉样前体蛋白、泛素蛋白、朊蛋白及磷酸化 tau 等）的管丝状包涵体，影响骨骼肌特异性蛋白的转录及表达］，则见远端型肌营养不良症。

8. 先天性肌营养不良症

病因：胎弱（变异基因）。

病机：脾藏主肌肉功能的执行结构畸形（糖基化错误或氧位甘露糖基化

错误，导致抗肌营养不良蛋白－糖蛋白转录后出现功能障碍，肌细胞骨架和基底膜层之间连接障碍，肌肉收缩和舒张过程中肌细胞无法稳定），则见先天性肌营养不良症。

（二）线粒体肌病（mitochondrial myopathy，MM）和线粒体脑肌病（mitochondrial encephalomyopathy，ME）

线粒体肌病和线粒体脑肌病是一组由线粒体 DNA（mitochondrial DNA，mtDNA）或核 DNA（nucleus DNA，nDNA）缺陷导致线粒体结构和功能障碍，ATP 合成不足所致的多系统疾病。病变以侵犯骨骼肌为主，称为线粒体肌病；病变累及到中枢神经系统，称为线粒体脑肌病。

病因：胎弱［线粒体 DNA（少数是核 DNA）发生突变］。

病机：肾藏气化功能的执行结构畸形（使编码线粒体在氧化代谢过程中所必需的酶或载体发生障碍），肾藏的气化功能异常（糖原和脂肪酸等原料不能进入线粒体或不能被充分利用，无法产生足够的 ATP，细胞的正常生理功能无法维持），脾藏主肌肉、肝藏藏血、肾藏藏精功能的执行结构畸形（诱导细胞凋亡，骨骼肌、中枢神经系统及腺垂体受累），则见线粒体肌病及线粒体脑肌病。

（三）横纹肌溶解症（rhabdomyolysis）

横纹肌溶解症是指心肌细胞或骨骼肌细胞溶解，大量肌细胞降解产物和细胞内容物释放到血液循环系统中产生毒性，进而引起组织器官损害的综合征，常导致血液中肌红蛋白浓度增高。常表现为肌肉疼痛、压痛、肿胀及无力、尿外观呈茶色、酱油色或红葡萄酒色。

病因：外伤（肌肉挤压伤）；过劳（过度运动）；血少（缺血）；钾亏（低钾血症）；藏精神少（甲状腺功能减退）；酸盈（糖尿病酮症酸中毒）；气化病（高热、低热）；药毒（他汀类等降脂药物）；杂毒（毒物）；全形神病（自身免疫功能异常）；淫气（细菌、病毒感染）；胎禀（肌酸激酶缺陷，肉毒碱脂酰转移酶Ⅱ缺乏）。

病机：脾藏的主肌肉、心藏的主血脉功能异常（缺血损伤和 ATP 耗竭、肌浆网钙调节受损、组织氧化应激），脾藏主肌肉、心藏主血脉功能的执行结构畸形（骨骼肌、心肌细胞崩解），则见横纹肌溶解症。

（四）腓骨肌萎缩症（Charcot-Marie-Tooth，CMT）

腓骨肌萎缩症又称遗传性运动感觉神经病（hereditary motor and sensory neuropathy，HMSN），是一组临床表型相同的遗传异质性疾病。遗传方式主要是常染色体显性遗传，也可为常染色体隐性或 X 连锁遗传。这类疾病的显著特点是对称性、缓慢进行性的四肢周围神经髓鞘脱失和轴索变性，造成肢体远端肌肉的萎缩和无力。

病因：胎弱［60%～70%的 *CMT* 是由 17p11.2 的 *PMP22* 重复突变所致（*CMT1A*），10%～20% 由 Xq13.1 的 GJB1 突变所致（*CMTX*）。除此之外，目前已发现的 CMT 致病基因或位点共有 40 余个］。

病机：肝藏藏血功能的执行结构畸形（髓鞘脱失和轴索变性），借助肝藏的藏血功能，影响脾藏的主肌肉功能（腓骨肌运动减少，供养减少），导致脾藏主肌肉功能的执行结构畸形（肌肉萎缩），则见腓骨肌萎缩症（肢体远端肌肉的萎缩和无力、感觉障碍）。

二、主肌肉痰饮

多发性肌炎（polymyositis，PM）和皮肌炎（dermatomyositis，DM）

多发性肌炎和皮肌炎是一组多种病因引起的弥漫性骨骼肌炎症性疾病，发病与细胞和体液免疫异常有关。临床上表现为急性或亚急性起病，对称性四肢近端为主的肌肉无力伴压痛，血清肌酶增高，血沉增快，肌电图呈肌源性损害，用糖皮质激素治疗效果好等特点。PM 病变仅限于骨骼肌，DM 则同时累及骨骼肌和皮肤。

条件：胎弱（约半数多发性肌炎患者与 *HLA-DR3* 基因相关，几乎所有多发性肌炎患者可见 *HLA-DR52* 基因）。

病因：逆气（流感病毒 A 和 B、HIV、ECHO、柯萨奇病毒感染）。

病机：脾藏主肌肉功能的执行结构痰饮（一方面，病原体感染改变肌纤维或内皮细胞的抗原性，引发免疫反应；另一方面，病毒感染启动机体对某些病毒肽段的免疫应答，通过交叉免疫启动自身免疫反应，攻击自身的骨骼肌细胞），则见多发性肌炎。

第五节　统血形病

统血形病即脾藏统血（凝血抗凝血）功能的固定结构异常，主要包括产生凝血因子和抗凝血因子的肝、小肠和内皮细胞。本节将讨论 1 种统血形病的内涵和病因病机。

统血恶血

过敏性紫癜（anaphylactoid purpura，AP）

过敏性紫癜又称亨－许紫癜（Henöch–Schonlein purpura，HSP）、IgA 血管炎，是一种 IgA 型抗体介导的变态反应性毛细血管和细小血管炎，其特征为非血小板减少的皮肤紫癜，可伴有关节痛、腹痛和肾脏病变。

条件：外寒（寒冷刺激）、胎弱（具有遗传易感性的患者）。

病因：逆气〔引起机体过敏的动物异体蛋白（如鱼、虾、蟹、蛋、鸡肉、牛奶等）、花粉、尘埃、疫苗接种、虫咬；细菌、病毒及寄生虫感染；抗生素类、水杨酸盐类、巴比妥类作为抗原；恶性肿瘤和器官非特异性自身免疫病〕。

病机：脾藏统血功能的执行结构痰饮、恶血（激活具有遗传易感性患者的 T 细胞，使其功能紊乱，致 B 细胞多克隆活化分泌大量 IgA、IgE 和 TNF–a、IL–6 等炎症因子，形成 IgA 免疫复合物，免疫复合物在血管壁沉积，激活补体，导致毛细血管和小血管壁及周围产生炎症，血管壁通透性增高，组织水肿及红细胞外渗，皮下出血），则见过敏性紫癜。

第六节　主气形病

主气形病即肺藏主气（呼吸）功能的固定结构异常，主要包括呼吸道、肺、参与呼吸的骨骼肌、平滑肌、筋膜及分布其上的脉管系统。本节将讨论 28 种主气形病的内涵和病因病机。

一、主气畸形

（一）支气管扩张症（bronchiectasis）

支气管扩张症主要是指急、慢性呼吸道感染和支气管阻塞后，反复发生支气管化脓性炎症，致使支气管壁结构破坏，管壁增厚，引起支气管异常和持久性扩张的一类异质性疾病的总称，可以是原发或继发，主要分为囊性纤维化导致的支气管扩张症和非囊性纤维化导致的支气管扩张症。

病因：①淫气（细菌、真菌、分枝杆菌、病毒感染）、杂毒（毒性物质吸入）。②正虚（低免疫球蛋白血症）、药毒（长期服用免疫抑制药物）、痰饮（人类免疫缺陷病毒感染、干燥综合征、类风湿关节炎、变应性支气管肺曲霉病、炎症性肠病）。③胎禀（先天性遗传疾病：α_1- 抗胰蛋白酶缺乏、纤毛缺陷、囊性纤维化；先天性结构缺损：淋巴管性/淋巴结、黄甲综合征、气管支气管性、血管性）。④主气畸形（气道阻塞）。

病机：①肺藏主气功能的执行结构畸形（支气管管壁出现破坏和炎性改变，受累管壁被纤维组织替代）。②肾藏的全形功能异常（人体免疫缺陷或异常），肺藏主气功能的执行结构痰饮、畸形（损伤宿主气道清除和防御功能，支气管易发生感染和炎症，支气管平滑肌松弛）。③肺藏主气功能的执行结构畸形（支气管逐渐扩大，形成瘢痕和扭曲）。④肺藏主气功能的执行结构痰饮、畸形（病原微生物定植、增生及感染的概率增加，支气管管壁出现破坏和炎性改变，受累管壁被纤维组织替代，支气管平滑肌松弛），则见支气管扩张症。

（二）特发性肺纤维化（idiopathic pulmonary fibrosis，IPF）

特发性肺纤维化是一种慢性、进行性、纤维化性间质性肺炎，组织学和（或）胸部 HRCT 特征性表现为普通型间质性肺炎（UIP），病因不清，好发于老年人。

条件：年龄（好发于老年人）；恶习（吸烟指数过高，患 IPF 的危险性明显增加）；职业（职业和环境暴露与 IPF 相关，职业相关分析发现死于肺纤维化危险性最高的 3 个行业为木材业、金属矿、金属产品制造，如吸入金属粉尘、木尘等）；淫气［IPF 与病毒感染（如 EB 病毒）有关，但其确切作用不

明确]；胎弱（IPF 存在一定的遗传易感性，但特定的遗传异常尚未被证实）；运化神病（IPF 常合并胃食管反流，提示胃食管反流致微小吸人可能与 IPF 发病有关，但是二者间的因果关系尚不明确）。

病因：不明。

病机：肺藏主气功能的执行结构畸形（肺组织纤维化），则见特发性肺纤维化。

（三）间质性肺疾病（interstitial lung diseases，ILD）

间质性肺疾病亦称弥漫性实质性肺疾病（diffuse parenchymal lung disease，DPLD），是一组主要累及肺间质和肺泡腔，导致肺泡 – 毛细血管功能单位丧失的弥漫性肺疾病。临床主要表现为进行性加重的呼吸困难、限制性通气功能障碍伴弥散功能降低、低氧血症以及影像学上的双肺弥漫性病变，间质性肺疾病可最终发展为弥漫性肺纤维化和蜂窝肺，导致呼吸衰竭而死亡。

病因：①职业（职业或家居环境因素相关，如吸入有机或无机粉尘）。②恶习（吸烟）。③药毒（胺碘酮、博来霉素、甲氨蝶呤等）、失术（放射线治疗、高浓度氧疗）。④痰饮（结缔组织疾病或血管炎，如系统性硬皮病、类风湿关节炎、多发性肌炎 / 皮肌炎、干燥综合征、系统性红斑狼疮；抗中性粒细胞胞浆抗体相关性血管炎：坏死性肉芽肿血管炎、变应性肉芽肿血管炎、显微镜下多血管炎）。

病机：①肺藏主气功能的执行结构畸形（粉尘堆积在肺部，导致肺纤维化）。②借助肾藏的全形功能（烟雾中的反应性氧化剂、尼古丁和其他毒素，诱导上皮细胞和内皮细胞活化，分泌多种炎症细胞因子和趋化因子），影响肺藏主气功能的执行结构（诱导免疫细胞过度聚集进入肺组织，促进成纤维细胞的形成）。③肺藏主气功能的执行结构畸形（直接损伤肺细胞或肺功能膜内皮）。④借助肾藏的全形功能（自身免疫反应），影响肺藏主气功能的执行结构（损伤肺组织），则见间质性肺疾病。

（四）肺朗格汉斯细胞组织细胞增生症（pulmonary Langerhans' cell histiocytosis，PLCH）

肺朗格汉斯细胞组织细胞增生症是一种吸烟相关的间质性肺疾病（ILD），多发生于成年人，临床罕见。病变以呈细支气管中心分布的朗格汉斯细胞渗出形成的肉芽肿性改变，并机化形成"星形"纤维化病灶，伴囊腔形成为病理改变特征。

条件：年龄（30～40岁最多发）；恶习（与吸烟关系较密切）；淫气（与病毒感染有关）；胎弱（白种人发病率高于亚洲人，亚洲人更为罕见）；癥积（LCH患者确诊前有较高的血液学和实体恶性肿瘤发生率）。

病因：不明。

病机：肺藏主气功能的执行结构畸形（细支气管中心分布的朗格汉斯细胞渗出，形成肉芽肿性改变，并机化形成"星形"纤维化病灶，伴囊腔形成），则见肺朗格汉斯细胞组织细胞增生症。

二、主气癥积

（一）鼻咽癌（nasopharyngeal carcinoma，NPC）

鼻咽癌是指发生于鼻咽黏膜的恶性肿瘤。

条件：淫气（EB病毒感染）；杂毒（甲醛、亚硝酸胺类、多环芳烃类及微量元素镍）；胎弱（鼻咽癌患者有种族及家族聚集现象）。

病因：癥原（鼻咽黏膜细胞基因突变）。

病机：肺藏主气功能的执行结构癥积（鼻咽黏膜细胞克隆性异常增殖），则见鼻咽癌。

（二）肺癌（lung cancer，LC）

肺癌又称原发性支气管癌（primary bronchogenic carcinoma，PBC）或原发性支气管肺癌（primary bronchogenic lung cancer，PBLC），世界卫生组织（WHO）定义为起源于呼吸上皮细胞（支气管、细支气管和肺泡）的恶性肿瘤，是最常见的肺部原发性恶性肿瘤。根据组织病变，肺癌可分成小细胞癌和非小细胞癌。

条件：性别（男性多于女性）；年龄（55～65岁为发病高峰）；恶习（吸烟是引起肺癌最常见的原因，约85%肺癌患者有吸烟史；开始吸烟的年龄越小，吸烟时间越长，吸烟量越大，肺癌的发病率和死亡率越高）；杂毒（黄曲霉素、石棉、砷、双氯甲基乙醚、铬、芥子气、镍，以及铀、镭等放射性物质衰变时产生的氡和氡气、苯并芘、氧化亚砷、放射性物质、铬化合物、SO_2、NO以及不燃的脂肪族碳氢化合物、燃料燃烧和烹调过程中产生的致癌物、室内接触煤烟或其不完全燃烧物、烹调时加热所释放出的油烟雾）；外伤［电离辐射（中子、α 射线和 X 线）和微波辐射］；偏食（成年期水果和蔬菜的摄入量低，肺癌发生的危险性升高，血清中 β 胡萝卜素水平低的人，肺癌发生的危险性高）；过逸（中、高强度的体力活动使发生肺癌的风险下降13％～30％）；主气畸形（慢性阻塞性肺疾病、结节病、特发性肺纤维化）；淫气（肺结核、病毒感染）；胎弱（早期肺癌家族史的亲属罹患肺癌的危险性升高 2 倍，与肺癌发生关系较为密切的癌基因主要有 *HER* 基因家族、*RAS* 基因家族、*Myc* 基因家族、*ALK* 融合基因、*Sox* 基因以及 *MDM2* 基因，相关的抑癌基因包括 *p53*、*Rb*、*pl6*、*nm23*、*PTEN* 基因）。

病因：癥原（呼吸上皮细胞基因突变）。

病机：肺藏主气功能的执行结构癥积（一方面，外因诱发细胞的恶性转化和不可逆的基因改变，多种基因变化的积累引起细胞生长和分化的控制机制紊乱；另一方面，生长因子信号转导通路激活、肿瘤血管生成、细胞凋亡障碍和免疫逃避导致细胞生长失控而发生癌变），则见肺癌。

（三）肺淋巴管平滑肌瘤病（pulmonary lymphangioleiomyomatosis，PLAM）

肺淋巴管平滑肌瘤病是一种临床罕见病，可以散发，也可以伴发于遗传疾病复合型结节性硬化病（tuberous sclerosis complex，TSC）。肺泡壁、细支气管壁和血管壁的类平滑肌细胞（LAM 细胞，HMB-45$^+$）呈弥漫性或结节性增生，以导致局限性肺气肿或薄壁囊腔形成，最终导致广泛的蜂窝肺为特征。

病因：①胎弱（淋巴管平滑肌瘤的发病与 TSC 关系密切，TSC 是常染色体遗传性疾病）。②殊态（妊娠、月经时，其症状会加重），药毒（使用雌激素或避孕药时，其症状会加重）。

病机：①肺藏主气功能的执行结构癥积（*TSC-1*、*TSC-2* 基因突变，导致所编码的蛋白功能缺陷，引起哺乳类西罗莫司靶蛋白激酶 mTOR 通路持续活化，促使细胞的增殖、分化和黏附，导致平滑肌细胞不适当的增殖、迁移和侵入）。②借助肾藏的藏精功能（淋巴管平滑肌瘤组织中存在有雌激素受体，雌激素可能在淋巴管平滑肌瘤的发病中起着重要作用），影响肺藏主气功能的执行结构［肺泡壁、细支气管壁和血管壁的类平滑肌细胞（LAM 细胞，HMB-45$^+$）呈弥漫性或结节性增生，局限性肺气肿或薄壁囊腔形成，导致广泛的蜂窝肺）］，则见肺淋巴管平滑肌瘤病。

三、主气血团

（一）肺血栓栓塞症（pulmonarythromboembolism，PTE）

肺血栓栓塞症是指来自静脉系统（如腘静脉、股静脉和髂静脉）或右心的血栓阻塞肺动脉或其分支所致的疾病，以肺循环和呼吸功能障碍为主要临床和病理生理特征。

条件：年龄（高龄）；胎弱（凝血酶原 *G20210A* 基因变异、V因子 *Leiden* 基因突变）；胎禀（抗凝血酶原Ⅲ缺乏症、蛋白S缺乏、蛋白C缺乏、Ⅻ因子缺乏、纤溶酶原缺乏、纤溶酶原不良血症、血栓调节蛋白异常、纤溶酶原激活物抑制因子过量、非"O"血型）。

病因：①癥积（恶性肿瘤、真性红细胞增多症、巨球蛋白血症）；痰饮（抗磷脂抗体综合征）；药毒（口服避孕药）；殊态（妊娠/产褥期）；主血脉血团（静脉血栓个人史）；胎禀（静脉血栓家族史）；气化畸形（肥胖）；运化痰饮（炎症性肠病）；统血神病（肝素诱导血小板减少症）；主水神病（肾病综合征）；失术（植入人工假体）。②失术（全髋关节或膝关节置换；中心静脉置管或起搏器）；外伤（髋部骨折和脊髓损伤）；恶习（吸烟）；内湿（高同型半胱氨酸血症）；药毒（肿瘤静脉内化疗）。③殊态（瘫痪、长途航空或乘车旅行、急性内科疾病住院、居家养老护理）。

病机：①借助脾藏的统血功能（血液处于高凝状态），影响肺藏主气功能的执行结构。②借助脾藏的统血功能（血管内皮损伤），影响肺藏主气功能的执行结构。③借助心藏的主血脉功能（静脉血流淤滞），影响肺藏主气功能的执行结构，则见肺血栓栓塞症。

四、主气痰饮

（一）流行性感冒（influenza）

流行性感冒简称流感，是由流感病毒引起的急性呼吸道传染病。流感病毒的传染性强，主要是通过接触空气飞沫传播，流感病毒特别是甲型流感病毒易发生变异，而使人群普遍易感，发病率高，已多次引起全世界的暴发流行。临床特点为上呼吸道卡他症状较轻，而高热、头痛、乏力等全身中毒症状较重。

病因：淫气（流感病毒）。

病机：肺藏主气功能的执行结构痰饮（流感病毒经呼吸道吸入后，侵入呼吸道的纤毛柱状上皮细胞，在细胞内复制，借助神经氨酸酶的作用，使病毒从细胞内释放，再侵入其他纤维柱状上皮细胞，引起细胞变性坏死和脱落从而发生局部炎症），则见流行性感冒。

（二）急性上呼吸道感染（acute upper respiratory tract infection，AURI）

急性上呼吸道感染简称上感，为鼻腔、咽或喉部急性炎症的总称。主要病原体是病毒，少数是细菌。主要通过患者喷嚏和含有病毒的飞沫空气传播，或经污染的手和用具接触传播。

条件：外湿、外寒（淋雨、受凉、气候突变）；季节（好发于冬春季节）；过劳（过度劳累）；正虚（免疫功能低下者易感）。

病因：淫气［病毒（鼻病毒、冠状病毒、腺病毒、流感和副流感病毒以及呼吸道合胞病毒、埃可病毒和柯萨奇病毒等）；细菌（溶血性链球菌、流感嗜血杆菌、肺炎链球菌等）］。

病机：肺藏主气功能的执行结构痰饮（呼吸道局部防御功能降低，上呼吸道黏膜血管充血，分泌物增多、单核细胞浸润、浆液性及黏液性炎性渗出），则见急性上呼吸道感染。

（三）急性气管－支气管炎（acute tracheobronchitis，AT）

急性气管－支气管炎是由生物、理化刺激或过敏等因素引起的急性气管－支气管黏膜炎症。多散发，无流行倾向。症状主要为咳嗽和咳痰，常发生于寒冷季节或气候突变时，也可由急性上呼吸道感染迁延不愈所致。

条件：年龄（年老体弱者易感）；外寒（常发生于寒冷季节或气候突变时）。

病因：①淫气（病毒、细菌、衣原体和支原体等微生物感染）、杂毒（粉尘、刺激性气体或烟雾吸入）。②逆气（吸入性致敏原如花粉、有机粉尘、真菌孢子、动物毛皮及排泄物、细菌蛋白质。钩虫、蛔虫的幼虫在肺内移行）。

病机：①肺藏主气功能的执行结构痰饮（刺激气管－支气管黏膜，引起急性损伤和炎症反应）。②借助肾藏的全形功能（诱发过敏反应），导致肺藏主气功能的执行结构痰饮（气管－支气管黏膜产生炎症损伤），则见急性气管－支气管炎。

（四）慢性支气管炎（chronic bronchitis，CB）

慢性支气管炎简称慢支，是气管、支气管黏膜及其周围组织的慢性非特异性炎症。临床上以咳嗽、咳痰为主要症状，或有喘息，每年发病持续3个月或更长时间，连续2年或2年以上，并排除具有咳嗽、咳痰、喘息症状的其他疾病。

条件：年龄（年龄增大）；恶习（吸烟）；杂毒（职业粉尘和化学物质、空气污染）；外寒（气候变冷）；正虚（免疫功能降低）；主气痰饮（气道高反应性）。

病因：淫气（病毒、支原体、细菌等感染）。

病机：肺藏主气功能的执行结构痰饮（支气管上皮细胞变性、坏死、脱落，炎症细胞浸润，黏膜充血、水肿），则见慢性支气管炎。

（五）肺炎链球菌肺炎（pneumococcal pneumonia，PP）

肺炎链球菌肺炎是由肺炎链球菌（Streptococcus pneumoniae，SP）或称肺炎球菌（Pneumococcal pneumoniae，PP）所引起的肺炎，约占社区获得性肺炎（CAP）的半数。通常急骤起病，以高热、寒战、咳嗽、血痰及胸痛为特征。

条件：外寒（受寒）；过劳（过度疲劳）；恶习（醉酒）；失术（麻醉）；气化神乱（糖尿病）；季节（冬季与初春多见）；正虚（免疫抑制者）。

病因：淫气（肺炎链球菌）。

病机：肺藏主气功能的执行结构痰饮（呼吸道防御功能被削弱，肺炎链球菌侵入肺泡，肺炎链球菌不产生毒素，不引起组织坏死或形成空洞。其致病力是由于高分子多糖体的荚膜对组织的侵袭作用，首先引起肺泡壁水肿，出现白细胞与红细胞渗出，之后含菌的渗出液经Cohn孔向肺的中央部分扩展，甚至累及几个肺段或整个肺叶），则见肺炎链球菌肺炎。

（六）葡萄球菌肺炎（staphylococcal pneumonia，SP）

葡萄球菌肺炎是由葡萄球菌引起的急性肺化脓性炎症。

条件：恶习（大量饮酒，致酒精中毒）；气化神乱（糖尿病）；全形神病

（血液病）；运化病（肝病）；正虚（艾滋病患者免疫力低下）；营亏（营养不良）；药毒（静脉吸毒）；主气病（原有支气管肺疾病）

病因：淫气（葡萄球菌）。

病机：肺藏主气功能的执行结构痰饮（葡萄球菌侵入支气管和肺，产生炎症），则见葡萄球菌肺炎。

（七）肺结核（pulmonary tuberculosis，PT）

肺结核是由结核分枝杆菌引起的以肺组织炎性渗出、增生和干酪样坏死为主的慢性传染病。

条件：环境（空间含结核分枝杆菌微滴的密度大、通风情况差、接触密切、接触时间长）；社会（生活贫困、居住拥挤）；营亏（营养不良）；正虚（婴幼儿、老年人、HIV感染者、免疫抑制剂使用者、慢性疾病患者等免疫力低下人群）。

病因：淫气（结核分枝杆菌）。

病机：肺藏主气功能的执行结构痰饮、畸形（结核分枝杆菌损伤肺组织，肺组织炎性渗出、增生和干酪样坏死），则见肺结核。

（八）病毒性肺炎（viral pneumonia，VP）

病毒性肺炎是由病毒侵入呼吸道上皮及肺泡上皮细胞引起的肺间质及实质性炎症。

条件：正虚（免疫抑制宿主为疱疹病毒和麻疹病毒的易感者）；失术（骨髓移植和器官移植受者易患疱疹病毒和巨细胞病毒性肺炎）；季节（大多发生于冬春季节，暴发或散发流行）。

病因：淫气（常见病毒为甲、乙型流感病毒，腺病毒，副流感病毒，呼吸道合胞病毒和冠状病毒等）。

病机：肺藏主气功能的执行结构痰饮（病毒侵入细支气管上皮引起细支气管炎，感染波及肺间质与肺泡），则见病毒性肺炎。

（九）肺炎衣原体肺炎（chlamydia pneumonia，CP）

肺炎衣原体肺炎是由肺炎衣原体（chlamydia pneumoniae，CP）引起的急性肺部炎症，大部分为轻症，发病常隐匿，没有性别差异，四季均可发生。常累及上下呼吸道，可引起咽炎、喉炎、扁桃体炎，鼻窦炎、支气管炎和肺炎。

条件：年龄（年老体弱）；营亏（营养不良者易被感染）；主气病（原有有慢阻肺者易被感染）；正虚（免疫功能低下者易被感染）。

病因：淫气［肺炎衣原体是专性细胞内细菌样寄生物（专性细胞内寄生的微生物有三大类，分别是衣原体、立克次体和病毒），属于衣原体科］。

病机：肺藏主气功能的执行结构痰饮（肺炎衣原体直接黏附在呼吸道细胞表面，破坏呼吸道黏膜，累及肺组织），则见肺炎衣原体肺炎。

（十）肺念珠菌病（pulmonary candidiasis，PC）

肺念珠菌病又称支气管肺念珠菌病（broncho-pulmonary candidiasis），是由白念珠菌或其他念珠菌所引起的急性、亚急性或慢性下呼吸道真菌病。

条件：药毒（广谱抗生素、糖皮质激素、细胞毒性药物及免疫抑制剂的广泛使用）；失术（器官移植）；正虚（免疫缺陷病如艾滋病患者；机体免疫力下降）。

病因：淫气（肺部念珠菌）。

病机：肺藏主气功能的执行结构痰饮、畸形（肺部念珠菌入侵下呼吸道，引起以中性粒细胞浸润为主的急性炎症反应，形成小脓肿，病灶周围有菌丝和吞噬细胞浸润，后期形成坏死、空洞、纤维化及肉芽肿病变），则见肺念珠菌病。

（十一）肺隐球菌病（pulmonary cryptococcosis，PC）

肺隐球菌病为新型隐球菌感染引起的亚急性或慢性内脏真菌病。主要侵犯肺和中枢神经系统，但也可以侵犯骨骼、皮肤、黏膜和其他脏器。

条件：药毒（广谱抗生素、糖皮质激素、细胞毒性药物及免疫抑制剂的广泛使用）；失术（器官移植）；正虚（免疫缺陷病如艾滋病患者；机体免疫力下降）。

病因：淫气（肺部新型隐球菌感染）。

病机：肺藏主气功能的执行结构痰饮、畸形（诱发轻度炎症反应；病原菌酵母细胞增加占据空间和压迫肺组织），则见肺隐球菌病。

（十二）肺孢子菌病（pneumocytosis）

肺孢子菌病即肺孢子菌肺炎（pneumocystis pneumonia，PCP），是由潜伏的肺孢子菌在机体免疫抑制或受损时大量繁殖，破坏肺泡细胞引起的间质性肺炎。

条件：药毒（广谱抗生素、糖皮质激素、细胞毒性药物及免疫抑制剂的广泛使用）；失术（器官移植）；正虚（免疫缺陷病如艾滋病患者；机体免疫力下降）；年龄（早产儿）；营亏（营养不良儿）。

病因：淫气（肺孢子菌感染）。

病机：肺藏主气功能的执行结构痰饮、畸形（肺孢子菌一方面导致Ⅰ型肺泡上皮细胞损伤并坏死，肺泡毛细血管通透性增加，肺泡内充满肺孢子菌、纤维蛋白、脱落的上皮细胞、淋巴细胞、浆细胞等，使肺泡的表面活性物质减少，影响气体交换；另一方面，肺泡Ⅱ型上皮细胞为清除肺泡内渗出物代偿性肥大，肺泡间隙上皮细胞增生、肥厚、部分脱落，同时间质内巨噬细胞和浆细胞增生，间质纤维化，造成肺功能严重障碍），则见肺孢子菌病。

（十三）肺曲霉病（pulmonary aspergillosis，PA）

肺曲霉病可由多种曲霉引起，烟曲霉为主要致病源。烟曲霉常定植在上呼吸道，患者免疫力的高低对临床曲霉病的类型有明显的影响，如免疫力正常，可发生变应性支气管肺曲霉病和曲霉相关的过敏性肺炎，免疫力极度低下时，可致侵袭性肺曲霉病。

条件：药毒（广谱抗生素、糖皮质激素、细胞毒性药物及免疫抑制剂的广泛使用）；失术（器官移植）；正虚（免疫缺陷病如艾滋病患者；机体免疫力下降）。

病因：淫气（肺部曲霉感染）。

病机：肺藏主气功能的执行结构痰饮、畸形（曲霉的内毒素使组织坏死，病灶为浸润性、实变、空洞、支气管炎或粟粒状弥漫性病变），则见肺曲霉病。

（十四）嗜酸性粒细胞性肺炎（eosinophilic pneumonia，EP）

嗜酸性粒细胞性肺炎是一种以肺部嗜酸性粒细胞浸润伴有或不伴有外周血嗜酸性粒细胞增多为特征的临床综合征，既可以是已知原因所致，如Loeffler综合征、热带肺嗜酸性粒细胞增多、变应性支气管肺曲霉菌病、药物或毒素诱发，又可以是原因不明的疾病，如急性嗜酸性粒细胞性肺炎、慢性嗜酸性粒细胞性肺炎，变应性肉芽肿血管炎。

条件：杂毒（毒物）；药毒（药物）；淫气（真菌）；外伤（放射线）；尸

虫（寄生虫）；癥积（肿瘤）。

病因：逆气（病因尚不清楚，可能是自身抗原）。

病机：借助肾藏的全形功能（目前倾向认为是自身免疫性疾病，Ⅱ、Ⅲ、Ⅳ型变态反应均有参与，疾病发展与自然免疫和获得性免疫相关），导致肺藏主气功能的执行结构痰饮、畸形（嗜酸性粒细胞在肺部组织募集、活化，与相关细胞因子和炎症介质共同损伤肺结构和组织），则见嗜酸性粒细胞性肺炎。

（十五）肺脓肿（lung abscess，LA）

肺脓肿是由多种病原体所引起的肺组织化脓性病变，早期为化脓性肺炎，继而坏死、液化，脓肿形成。

条件：藏神神乱（意识障碍）；外寒（受寒）；过劳（极度疲劳）；主气畸形（支气管异物阻塞）。

病因：①淫气（病原菌通过呼吸作用入肺）。②痰饮（皮肤创伤感染、疖痈、骨髓炎、腹盆腔感染、右心感染性心内膜炎等所致的脓毒症，致病菌以金黄色葡萄球菌、表皮葡萄球菌、链球菌多见）。③主气畸形（支气管扩张、支气管囊肿）；主气癥积（支气管肺癌）；主气痰饮（肺结核空洞等继发感染、肺部邻近器官化脓性病变波及肺）。

病机：①肺藏主气功能的执行结构痰饮（病原体或脓性分泌物经口、鼻、咽腔吸入肺内，造成病原菌在局部繁殖，发生肺炎，经 7 ～ 10 日后发展为组织坏死，最终导致肺脓肿发生）。②肺藏主气功能的执行结构血团、痰饮（菌栓经血行播散到肺，引起肺小血管栓塞，进而肺组织炎症、坏死，形成脓肿）。③肺藏主气功能的执行结构痰饮（继发肺脓肿），则见肺脓肿。

（十六）过敏性肺炎（hypersensitivity pneumonitis，HP）

过敏性肺炎也称外源性过敏性肺泡炎（extrinsic allergic alveolitis，EAA），是指易感个体反复吸入有机粉尘抗原后诱发的一种主要通过细胞免疫和体液免疫反应介导的肺部炎症反应性疾病。

条件：职业（收获蔗糖、薯菇的农民，木工）；环境（身处有嗜热放线菌污染的中心供暖气和湿化器环境）；恶习（嗜好养鸽子、鹦鹉等鸟类）。

病因：逆气（嗜热放线菌或热吸水链霉菌孢子、含动物蛋白的鸟类羽毛和排泄物尘埃）。

病机：借助肾藏的全形功能（易感个体反复吸入有机粉尘抗原后由于免疫复合物的沉着诱发变态反应），导致肺藏主气功能的执行结构痰饮（间质性单核细胞浸润；气道中心发生炎症反应；出现散在而微小的非坏死性肉芽肿），则见过敏性肺炎。

五、主气内湿

（一）肺泡蛋白沉着症（pulmonary alveolar proteinosis，PAP）

肺泡蛋白沉着症是一类由肺泡腔和远端气道内积聚大量富含磷脂蛋白质样物质为特征的罕见疾病，主要是由于体内存在的抗粒细胞－巨噬细胞集落刺激因子（GM–CSF）自身抗体导致肺泡巨噬细胞对表面活性物质的清除障碍所致。隐匿起病，10%～30%诊断时无症状。常见症状是呼吸困难伴咳嗽，偶有咳痰。

条件：性别（男性多于女性）、年龄（好发于青中年）、恶习（吸烟）。

病因：胎弱（细胞表面活性物质基因突变、GM–CSF 抗体或在氨基酸运输中的质膜缺陷）；癥积（恶性肿瘤）、正虚（机体免疫功能严重低下）、杂毒（长期暴露于各种无机粉尘或吸入化学物质）。

病机：肺藏主气功能的执行结构内湿（抗粒细胞－巨噬细胞集落刺激因子自身抗体增多，肺泡腔内积聚大量的磷脂蛋白质样物质），则见肺泡蛋白沉着症。

（二）特发性肺含铁血黄素沉着症（idiopathic pulmonary hemo–siderosis，IPH）

特发性肺含铁血黄素沉着症的发病原因不明，多发生于儿童和青少年，以反复发作的弥漫性肺泡出血，导致咯血、呼吸困难和缺铁性贫血为临床特点。

条件：年龄（儿童和青少年多发）；痰饮（与自身免疫性疾病有关）；胎弱（与遗传基因有关）；淫气（与真菌感染有关）；药毒（口服和吸入性接触丙硫氧嘧啶、胺碘酮、呋喃妥因和青霉胺等药物）；地域（农村患病率高）；逆气（牛奶蛋白、麦麸过敏）。

病因：不明。

病机：肺藏主气功能的执行结构内湿（肺泡弥漫性出血，含铁血黄素沉着），则见特发性肺含铁血黄素沉着症。

六、主气水壅

胸腔积液（pleural effusions，PE）

胸腔积液简称胸水，胸膜腔内液体形成过快或吸收过缓所致。

病因：①主血脉神失（充血性心力衰竭）；主血脉痰饮（缩窄性心包炎）；主血脉神乱（血容量增加）；主血脉神少（上腔静脉或奇静脉受阻）。②主气痰饮（胸膜炎症）；主气畸形（肺梗死）；全形痰饮（风湿性疾病、膈下炎症）；主气癥积（胸膜肿瘤）。③蛋白亏（低蛋白血症）；散精畸形（肝硬化）；主水神乱（肾病综合征）；主水痰饮（急性肾小球肾炎）；全形水壅（黏液性水肿）。④主血脉神少（癌症淋巴管阻塞、发育性淋巴管引流异常）。⑤主血脉畸形（主动脉瘤破裂、胸导管破裂）；运化畸形（食管破裂）；失术（消化内镜检查和治疗、支气管动脉栓塞术，卵巢过度刺激综合征、液体负荷过大、冠脉旁路移植手术或冠脉内支架置入、骨髓移植、中心静脉置管穿破和腹膜透析等）。⑥失术（放射治疗）。⑦药毒（甲氨蝶呤、胺碘酮、苯妥英钠、呋喃妥因、β 受体阻滞剂）。

病机：①肺藏主气功能的执行结构水壅（胸膜毛细血管内静水压增高，产生漏出液）。②肺藏主气功能的执行结构水壅（胸膜通透性增加，产生渗出液）。③肺藏主气功能的执行结构水壅（胸膜毛细血管内胶体渗透压降低，产生漏出液）。④肺藏主气功能的执行结构水壅（壁层胸膜淋巴引流障碍，产生渗出液）。⑤肺藏主气功能的执行结构水壅（各种液体直接流入胸膜腔中）。⑥肺藏主气功能的执行结构水壅（肺组织受损，肺组织和胸膜产生炎性渗出物）。⑦肺藏主气功能的执行结构水壅（引起渗出性或漏出性积液），则见胸腔积液。

七、主气气壅

气胸（pneumothorax）

气胸即气体进入胸膜腔造成的积气状态。

条件：性别、年龄（瘦高体型男性青壮年好发）。

病因：①外伤（航空、潜水作业无适当防护措施，从高压环境突然进入低压环境，机械通气压力过高）。②主气痰饮（肺结核、肺脓肿）；主气神乱（慢阻肺）；主气癥积（肺癌）；主气畸形（肺纤维化、嗜酸性肉芽肿病、结节病、肺尘埃沉着症及淋巴管平滑肌瘤病）。③殊态（月经期）。④殊态（妊娠期）。⑤淫气（微生物）。

病机：①肺藏主气功能的执行结构气壅（脏层胸膜破裂或胸膜粘连带撕裂，空气进入胸膜腔）。②肺藏主气功能的执行结构气壅（病变引起细支气管不完全阻塞，形成肺大疱并破裂，空气进入胸膜腔）。③肺藏主气功能的执行结构气壅（可能与胸膜和膈肌上有异位子宫内膜结节破裂有关，空气进入胸膜腔）。④肺藏主气功能的执行结构气壅（可能与胸廓顺应性改变有关，空气进入胸膜腔）。⑤肺藏主气功能的执行结构气壅（微生物在胸腔内产气），则见气胸。

第七节　生育形病

生育形病即肾藏生育（生殖）功能的固定结构异常，主要包括生殖器、男性尿道、女性乳房、参与生殖、分娩和泌乳的平滑肌和骨骼肌及分布其上的脉管系统。本节将讨论40种生育形病的内涵和病因病机。

一、生育畸形

（一）子官内膜异位症（endometriosis）

子宫内膜异位症简称内异症，是指子宫内膜组织（腺体和间质）出现在子宫体以外的部位。异位内膜可侵犯全身任何部位，如脐、膀胱、肾、输尿管、肺、胸膜、乳腺，甚至手臂、大腿等处，但绝大多数位于盆腔脏器和壁腹膜，以卵巢、宫骶韧带最常见，其次为子宫及其他脏腹膜、直肠阴道隔等部位，故有盆腔子宫内膜异位症之称。内异症在形态学上呈良性表现，但在临床行为学上具有类似恶性肿瘤的特点，如种植、侵袭及远处转移等。

条件：胎弱（遗传易感性）；杂毒（二噁英在内异症发病中有一定作用）。

病因：①生育神乱（经血逆流）。②异物（由淋巴及静脉播散的内膜）。③失术（剖宫产术后）；殊态（分娩后）。④藏精神乱（卵巢激素分泌紊乱）；异物（经输卵管进入盆腔的经血）、痰饮（慢性炎症）。⑤内湿（内源性生物化学因素）。⑥痰饮（免疫及炎症因素）。⑦痰饮（亚临床腹膜炎）。

病机：①肾藏生育功能的执行结构畸形（经期时子宫内膜腺上皮和间质细胞可随经血逆流，经输卵管进入盆腔，种植于卵巢和邻近的盆腔腹膜，并在该处继续生长、蔓延，形成盆腔内异症）。②肾藏生育功能的执行结构畸形（子宫内膜通过淋巴及静脉向远处播散，发生异位种植）。③肾藏生育功能的执行结构畸形（手术时将子宫内膜带至切口直接种植）。④肾藏生育功能的执行结构畸形（具有高度化生潜能的卵巢表面上皮、盆腔腹膜，在受到持续卵巢激素或经血及慢性炎症的反复刺激后，被激活转化为子宫内膜样组织）。⑤肾藏生育功能的执行结构畸形（未分化的腹膜组织在内源性生物化学因素诱导下，发展成为子宫内膜组织，种植的内膜可以释放化学物质诱导未分化的间充质形成子宫内膜异位组织）。⑥肾藏的全形功能异常（免疫监视功能、免疫杀伤细胞的细胞毒作用减弱而不能有效清除异位内膜），导致肾藏生育功能的执行结构畸形。⑦肾藏生育功能的执行结构畸形（腹腔液中巨噬细胞、炎症细胞因子、生长因子、促血管生成物质增加，盆腔微血管生长增加，易于异位内膜种植生长），则见子宫内膜异位症。

（二）葡萄胎（hydatidiform mole，HM）

葡萄胎是因妊娠后胎盘绒毛滋养细胞增生、间质水肿，而形成大小不一的水泡，水泡间借蒂相连成串，形如葡萄而名之，也称水泡状胎盘（hydatidiform mole）。分为完全性葡萄胎和部分性葡萄胎两类。

条件：营亏（缺乏维生素 A 及其前体胡萝卜素）；社会（社会经济因素）；生育神病（流产、不孕史）；年龄（育龄期妇女）；地域（同一种族居住在不同地域，其葡萄胎发生率不一定相同，如北非和东方国家的犹太人后裔的发生率是居住在西方国家的两倍）。

病因：胎弱［完全性葡萄胎：一个缺失染色体的空卵或者失落的空卵（没有染色体的卵子）与一个单倍体的精子（23，X）受精，经自身复制为二倍体（46，XX）；一个缺失染色体的空卵或者失落的空卵与两个单倍体精子（23，X 和 23，Y）同时受精而成。部分性葡萄胎：看似正常的单倍体卵子和两个单倍体精子受精或一个减数分裂缺陷的双倍体精子受精而成］。

病机：肾藏生育功能的执行结构畸形（妊娠后胎盘绒毛滋养细胞增生、间质水肿，而形成大小不一的水泡，水泡间借蒂相连成串），则见葡萄胎。

（三）多囊卵巢综合征（polycystic ovary syndrome，PCOS）

多囊卵巢综合征以雄激素过高的临床或生化表现、持续无排卵、卵巢多囊改变为特征，常伴有胰岛素抵抗和肥胖。

条件：胎弱（某些遗传基因）、环境（环境）。

病因：藏精神乱［垂体释放黄体生成素增多，刺激卵巢间质细胞释放过量雄激素；胰岛素抵抗；促黄体生成素（LH）释放增多，促进卵巢和肾上腺分泌雄激素］。

病机：影响肾藏生育功能的执行结构（卵巢多囊样改变），则见多囊卵巢综合征。

（四）外阴慢性单纯性苔藓（lichen simplex chronicus，LSC）

外阴慢性单纯性苔藓是一种外阴慢性、炎症性疾病，病损常位于大阴唇、阴唇间沟、阴蒂包皮及阴唇后联合等处，可为孤立、多发或左右形态对称性病灶。

条件：外伤（慢性摩擦或搔抓刺激）；胎禀（局部维A酸受体α含量减少）；宿疾（继发于硬化性苔藓、扁平苔藓或其他外阴疾病）。

病机：肾藏生育功能的执行结构畸形（鳞状上皮表层细胞的角化过度和角化不全，棘层细胞增生，真皮浅层纤维化并伴有不等量炎症细胞浸润），则见外阴慢性单纯性苔藓。

（五）外阴硬化性苔藓（lichen sclerosus，LS）

外阴硬化性苔藓以外阴、肛周皮肤变薄、色素减退呈白色病变为主要特征，病损区常位于大阴唇、小阴唇、阴蒂包皮、阴唇后联合及肛周，多呈对称性。

条件：痰饮（自身免疫：约21%患者合并自身免疫性相关性疾病；感染）；胎弱（有报道可有家族史，但尚未发现特异基因）；藏精神少（性激素缺乏：有患者血清二氢睾酮及雄烯二酮低于正常，临床睾酮药物治疗有效）。

病机：肾藏生育功能的执行结构畸形（表皮变薄、过度角化及黑色素细胞减少，上皮脚变钝或消失；真皮浅层早期水肿，后期胶原纤维化形成均质化带，其下伴带状淋巴细胞浸润；基底层细胞水肿，黑色素细胞减少），则见外阴硬化性苔藓。

（六）外阴白癜风（vitiligo）

外阴白癜风是黑色素细胞被破坏所引起的疾病。病因不明，可能与自身免疫有关。皮损部位主要在大、小阴唇处，表现为外阴大小不等、形态不一、单发或多发的白色斑片区，外阴白色区周围皮肤往往有色素沉着，故界限分明。病变区皮肤光滑润泽，弹性正常，除外阴外，身体其他部位也可伴发白癜风。患者一般无不适。

条件：痰饮（在多种内外因子的激发下表现为免疫功能紊乱）；藏精神乱（神经精神及内分泌紊乱）。

病因：胎弱（有高度阳性的家族史及家族聚集现象。遗传模式未定，表现为单一位点、常染色体显性伴不完全外显、常染色体隐性、多因素伴高遗传率等）。

病机：肾藏生育功能的执行结构畸形［酶系统的抑制或黑素细胞的破坏或使黑素体（黑素细胞胞质内的一种有界膜包被的椭圆形小体。内含酪氨酸酶，能将酪氨酸转化为黑色素）的生成或黑化障碍］，则见外阴白癜风。

（七）继发性外阴色素减退性疾病（secondary hypopigmentation of the vulva）

继发性外阴色素减退性疾病伴发于各种慢性外阴病变，包括糖尿病外阴炎、外阴阴道假丝酵母菌病、外阴擦伤、外阴湿疣等。患者多有局部瘙痒、灼热甚至疼痛等自觉症状，检查可见外阴表皮过度角化，角化表皮常脱屑而呈白色，临床上时常误诊为外阴单纯性苔藓。但通常在原发疾病治愈后，白色区随之消失。

病因：外伤（外阴擦伤）；生育痰饮（糖尿病外阴炎、外阴阴道假丝酵母菌病、外阴湿疣等）。

病机：影响肾藏生育功能的执行结构（外阴表皮过度角化，角化的表皮因脱屑而呈白色），则见继发性外阴色素减退性疾病。

（八）女性性发育异常（disorders of sex development，DSD）

女性性发育异常包括一大组疾病，这组疾病的患者在性染色体、性腺、外生殖器或性征方面存在一种或多种先天性异常或不一致。根据染色体核型分成 3 大类，即染色体异常型 DSD、46–XX 型 DSD 和 46–XY 型 DSD。

病因：胎弱（染色体异常）；药毒（孕妇于妊娠早期服用具有雄激素作用的药物）。

病机：肾藏生育、藏精、全形功能的执行结构畸形（外生殖器、性腺、性征分化发育异常），则见女性性发育异常。

（九）克兰费尔特综合征（Klinefelter syndrome，KS）

克兰费尔特综合征也称先天性睾丸发育不全，主要表现为相较于正常男性多了 1 条 X 染色体。

病因：胎弱（细胞分裂时染色体不分离，产生额外的染色体）。

病机：肾藏生育、藏精功能的执行结构畸形（先天性睾丸发育不全），则见克兰费尔特综合征。

（十）XYY 综合征（XYY syndrome）

XYY 综合征即超雄综合征，是一种性染色体异常综合征。

病因：胎弱（精子形成过程中在减数分裂 II 期发生 Y 染色体不分离，使部分精子含有两条 Y 染色体）。

病机：肾藏生育功能的执行结构畸形（两条 Y 染色体的精子与正常含有一条 X 染色体的卵子结合形成），则见 XYY 综合征。

（十一）XXX 综合征（XXX syndrome）

XXX 综合征又称多 X 综合征、超雌综合征，是一种相对常见性染色体异常综合征。

病因：胎弱（X 染色体发生不分离事件）。

病机：肾藏生育功能的执行结构畸形（细胞有丝分裂过程中 X 染色体的分离发生差错，X 染色体的不分离，可发生在第一次减数分裂时、第二次减数分裂时、正常二倍体 46，XX 受精卵形成后），则见 XXX 综合征。

（十二）盆腔器官脱垂（pelvic organ prolapse，POP）

盆腔器官脱垂是一类由各种原因导致的盆底支持组织薄弱，造成盆腔器官（女性的子宫、卵巢、输卵管、阴道、子宫周围结缔组织，男性的前列腺、尿道球腺、输精管、精囊，泌尿器官如输尿管、膀胱、尿道）脱出于阴道内或阴道外。以外阴部块物脱出为主要症状，伴或不伴有排尿、排便异常，外阴部出血、炎症等，程度不等地影响患者的生活质量。阴道前壁脱垂称阴道前壁膨出，阴道内 2/3 膀胱区域脱出称膀胱膨出（cystocele），若支持尿道的膀胱宫颈筋膜受损严重，尿道紧连的阴道前壁下 1/3 以尿道口为支点向下膨出，称尿道膨出（urethrocele）。阴道后壁膨出又称为直肠膨出（rectocele）。阴道后壁膨出常伴随直肠子宫陷凹疝，如内容为肠管，称为肠疝。子宫从正常位置沿阴道下降，宫颈外口达坐骨棘水平以下，甚至子宫全部脱出阴道口以外，称子宫脱垂（uterine prolapse）。子宫切除术后若阴道顶端支持结构缺损，则发生阴道穹窿脱垂（vault prolapse）。

条件：主气神病（慢性咳嗽）；运化水壅（腹腔积液）；运化神病（便秘）；气化畸形（腹型肥胖）；殊态（持续负重）。

病因：①殊态（妊娠、分娩）；过劳（产后过早参加体力劳动）；年龄（衰老）。②失术（手术）。

病机：①借助肾藏的生育功能（盆腔筋膜、韧带和肌肉因过度牵拉而被削弱其支撑力量；影响盆底组织张力的恢复；盆底肌松弛），影响肾藏生育功能的执行结构。②直接影响肾藏生育功能的执行结构（手术造成盆腔支持结构缺损），则见盆腔器官脱垂，中医学称"肾气不固"。

（十三）粪瘘（fecal fistula，FF）

粪瘘是指肠道与生殖道之间形成异常通道。可以根据瘘孔在阴道的位置，将其分为低位、中位和高位瘘。

病因：失术（粗暴的难产手术操作、手术损伤导致 3 度会阴撕裂，修补后直肠未愈合及会阴撕裂后，缝合缝线穿直肠黏膜；子宫切除术或严重盆腔粘连分离手术时损伤直肠；长期安放子宫托不取；生殖器恶性肿瘤晚期放疗）；生育畸形（生殖道发育畸形）；胎传（胎头在阴道内停滞过久，直肠受压坏死）；痰饮（感染性肠病如克罗恩病或溃疡性结肠炎）；癥积（晚期生殖泌尿道肿瘤浸润）。

病机：肾藏生育功能的执行结构畸形（生殖道与肠道之间形成异常通道），则见粪瘘。

（十四）尿瘘（urinary fistula，UF）

尿瘘是指女性生殖道与泌尿器官之间形成异常通道，阴道无痛性持续性流液。

病因：失术（产科助产手术，尤其产钳助娩直接损伤；妇科手术损伤，经腹手术和经阴道手术损伤均有可能导致尿瘘。通常是由于手术时分离组织粘连，伤及膀胱、输尿管或输尿管末端游离过度，术后血供减少引发迟发性缺血性坏死，造成膀胱阴道瘘和输尿管阴道瘘；子宫托安放不当、局部药物注射治疗；放射治疗）；胎传（由于骨盆狭窄、胎儿过大或胎位异常所致头盆不称，产程延长，特别是第二产程延长者，阴道前壁、膀胱、尿道被挤压在胎头和耻骨联合之间，导致局部组织缺血坏死形成尿瘘）；痰饮（膀胱结核）、癥积（晚期生殖泌尿道肿瘤）。

病机：肾藏生育功能的执行结构畸形（生殖道与泌尿道之间形成异常通道），则见尿瘘。

二、生育癥积

（一）乳腺癌（breast cancer，BC）

乳腺癌是女性最常见的恶性肿瘤之一，发病率逐年上升，部分大城市报告乳腺癌占女性恶性肿瘤的首位。

条件：生育神病（月经初潮年龄早、绝经年龄晚、初次足月产的年龄晚、不孕）；气化畸形（肥胖）；恶习（饮酒、缺乏体育锻炼）；七情（情绪不佳）；胎禀（乳腺癌家族史）；药毒（联合应用雌激素和孕激素的激素替代治疗）。

病因：癥原（乳腺上皮细胞的突变基因）。

病机：肾藏生育功能的执行结构癥积（乳腺上皮细胞增殖失控），则见乳腺癌。

（二）子宫肌瘤（uterine myoma，UM）

子宫肌瘤是女性生殖器最常见的良性肿瘤，由平滑肌及结缔组织组成。

条件：性别、年龄（常见于 30 ～ 50 岁妇女，20 岁以下少见）。

病因：①藏精神乱（可能与女性激素相关）。②胎弱（细胞遗传学研究显示 25% ～ 50% 子宫肌瘤存在细胞遗传学的异常，12 号和 14 号染色体长臂片段相互换位、12 号染色体长臂重排、7 号染色体长臂部分缺失等）。

病机：①肾藏生育功能的执行结构癥积（肌瘤组织局部对雌激素的高敏

感性是肌瘤发生的重要因素之一，孕激素有促进肌瘤有丝分裂、刺激肌瘤生长的作用）。②肾藏生育功能的执行结构癥积（单克隆平滑肌细胞增殖形成子宫肌瘤，不同克隆平滑肌细胞增殖形成多发性子宫肌瘤），则见子宫肌瘤。

（三）子宫腺肌病（adenomyosis）

子宫腺肌病是指子宫内膜腺体及间质侵入子宫肌层。多发生于30～50岁经产妇，约15%同时合并内异症，约半数合并子宫肌瘤。虽对尸检和因病切除的子宫作连续切片检查，发现10%～47%子宫肌层中有子宫内膜组织，但其中35%无临床症状。子宫腺肌病与子宫内膜异位症病因不同，但均受雌激素的调节。

病因：①殊态（多次妊娠及分娩）；失术（人工流产）；痰饮（慢性子宫内膜炎）。②藏精神亢（高水平雌、孕激素）。

病机：①肾藏生育功能的执行结构癥积（生理情况下，内膜基底层缺乏黏膜下层，内膜直接与肌层接触。子宫内膜基底层损伤，基底层子宫内膜侵入肌层生长）。②肾藏生育功能的执行结构癥积（高水平雌、孕激素刺激，可能是促进内膜向肌层生长的原因之一），则见子宫腺肌病。

（四）子宫肉瘤（uterine sarcoma，US）

子宫肉瘤少见，恶性程度高，占子宫恶性肿瘤2%～4%，占女性生殖道恶性肿瘤1%。来源于子宫肌层、肌层内结缔组织和内膜间质，也可继发于子宫平滑肌瘤。

条件：年龄（多见于40～60岁以上妇女）；气化畸形（肥胖）；气化神乱（糖尿病）；生育神失（不育）；失术（可能与盆腔放疗有关）；药毒（长期服用雌激素治疗）；宿疾（子宫肌瘤病史）；藏精神亢（卵泡膜细胞瘤或多囊卵巢分泌过多雌激素）。

病因：胎弱（基因突变）。

病机：肾藏生育功能的执行结构癥积（基因过度表达），则见子宫肉瘤。

（五）子宫内膜癌（endometrial carcinoma，EC）

子宫内膜癌是发生于子宫内膜的一组上皮性恶性肿瘤，以来源于子宫内膜腺体的腺癌最常见。平均发病年龄为60岁，其中75%发生于50岁以上妇女。

病因：①藏精神亢（雌激素过度刺激）。②胎弱（p53基因突变）。

病机：①肾藏生育功能的执行结构癥积（发生子宫内膜增生、不典型增生，继而癌变，见于Ⅰ型子宫内膜癌）。②肾藏生育功能的执行结构癥积（HER2基因过度表达，见于Ⅱ型子宫内膜癌），则见子宫内膜癌。

（六）子宫颈癌（cervical cancer，CC）

子宫颈癌是指发生在子宫阴道部及宫颈管的恶性肿瘤，是最常见的妇科恶性肿瘤。

条件：癥积（与有阴茎癌、前列腺癌或其性伴侣曾患子宫颈癌的高危男子性接触的妇女，也易患子宫颈癌）；殊态（早年分娩、多产）；药毒（口服避孕药和免疫抑制剂）；恶习［多个性伴侣、初次性生活＜16岁与子宫颈癌发生有关；吸烟可增加感染人乳头状瘤病毒（human papilloma virus，HPV）效应，长期吸烟致使身体的尼古丁摄入增加，导致HPV感染不能及时被清除］；社会（经济状况低下）；年龄（高发年龄为50～55岁）。

病因：淫气（HPV持续感染）。

病机：肾藏生育功能的执行结构癥积（HPV产生病毒癌蛋白，其中E6和E7分别作用于宿主细胞的抑癌基因p53和Rb使之失活或降解，引起细胞DNA合成失控，导致突变，并可促使癌细胞增殖，增强病毒对周围细胞的侵袭性与感染性），则见子宫颈癌。

（七）子宫颈鳞状上皮内病变（cervical squamous intraepithelial lesion，SIL）

子宫颈鳞状上皮内病变是与子宫颈浸润癌密切相关的一组子宫颈病变。

条件：性别、年龄（25～35岁妇女）；殊态（早年分娩、多产）；药毒（口服避孕药和免疫抑制剂）；恶习（吸烟；多个性伴侣、初次性生活＜16岁）；社会（经济状况低下）。

病因：淫气（HPV感染）。

病机：肾藏生育功能的执行结构癥积（子宫颈鳞状上皮细胞异常增生、分化不良、排列紊乱、细胞核异常、有丝分裂增加），则见子宫颈鳞状上皮内病变。

（八）妊娠滋养细胞肿瘤（gestational trophoblastic neoplasia，GTN）

妊娠滋养细胞肿瘤是一类由胎盘滋养细胞异常增生而形成的恶性疾病。

60%继发于葡萄胎妊娠，30%继发于流产，10%继发于足月妊娠或异位妊娠，其中侵蚀性葡萄胎（invasive hydatidiform mole，IHM）全部继发于葡萄胎妊娠，绒癌（choriocarcinoma）可继发于葡萄胎妊娠，也可继发于非葡萄胎妊娠。

病因：生育病（继发于葡萄胎、流产、足月妊娠或异位妊娠）。

病机：肾藏生育功能的执行结构藏积（滋养细胞增生），则见妊娠滋养细胞肿瘤。

（九）胎盘部位滋养细胞肿瘤（placental-site trophoblastic tumor，PSTT）

胎盘部位滋养细胞肿瘤是指起源于胎盘种植部位的一种特殊类型的滋养细胞肿瘤。

病因：生育病（继发于足月产、流产和葡萄胎）。

病机：肾藏生育功能的执行结构藏积（胎盘部位中间型滋养细胞过度增生），则见胎盘部位滋养细胞肿瘤。

（十）卵巢上皮性肿瘤（epithelial ovarian tumor，EOT）

卵巢上皮性肿瘤为最常见的卵巢肿瘤，多见于中老年妇女，很少发生在青春期前和婴幼儿。卵巢上皮性肿瘤组织学类型主要有浆液性肿瘤、黏液性肿瘤及子宫内膜样肿瘤等。

条件：年龄（多见于中老年妇女）；地域（除日本外，工业发达国家的发病率最高）；殊态（大龄未生育）；生育病（初潮过早、绝经延迟的女性、子宫内膜异位症）；药毒（单纯雌激素替代治疗）；偏食（高脂、高咖啡、高糖饮食）；气化畸形（肥胖）；恶习（吸烟、饮酒）；杂毒（接触滑石粉、石棉）；外伤（核辐射）。

病因：藏原（体细胞的基因突变：Ⅰ型肿瘤生长缓慢，以 *KRAS*、*BRAF*、*PIK3CA*、*ERBB2*、*CTNNB1* 及 *PTEN* 基因突变、高频微卫星不稳定性为分子遗传学特征。Ⅱ型肿瘤生长迅速，以 p53 基因突变为主要分子遗传学特征）；胎弱（有10%～15%的卵巢癌患者可检测到 *BRCA*1 或 *BRCA*2 基因的胚系突变，高级别浆液性癌者携带的突变比例更高）。

病机：肾藏生育功能的执行结构藏积（输卵管上皮内癌脱落种植于卵巢表面；正常输卵管上皮脱落至卵巢表面，内陷形成囊肿，发生癌变），则见卵巢上皮性肿瘤。

（十一）卵巢非上皮性肿瘤（non-epithelial ovarian tumor，NEOT）

常见的卵巢非上皮性肿瘤为生殖细胞肿瘤和性索间质肿瘤。卵巢生殖细胞肿瘤（ovarian germ cell tumor，OGCT）为来源于原始生殖细胞的一组肿瘤，约占卵巢肿瘤20%～40%，多发生于年轻妇女及幼女，大多类型为恶性肿瘤。卵巢性索间质肿瘤（ovarian sex cord stromal tumor，SCST）来源于原始性腺中的性索和间质组织，占卵巢肿瘤5%～8%，大多为良性。此类肿瘤常有内分泌功能紊乱，故又称为卵巢功能性肿瘤。

条件：年龄（卵巢生殖细胞肿瘤好发于30岁以前的女性；性索间质肿瘤发病率随年龄增长而上升）；殊态（大龄未生育）；生育病（初潮过早、绝经延迟的女性、子宫内膜异位症）；药毒（单纯雌激素替代治疗）；偏食（高脂、高咖啡、高糖饮食）；气化畸形（肥胖）；恶习（吸烟、饮酒）；杂毒（接触滑石粉、石棉）；外伤（核辐射）。

病因：藏精神乱（持续排卵，过多的促性腺激素及雌激素作用导致内分泌紊乱）。

病机：肾藏生育功能的执行结构癥积（卵巢非上皮细胞损伤，反复损伤及修复过程促发癌变），则见卵巢非上皮性肿瘤。

（十二）卵巢转移性肿瘤（metastatic ovarian tumor，MOT）

由其他器官或组织转移至卵巢形成的肿瘤均称为卵巢转移性肿瘤或卵巢继发性肿瘤，占卵巢肿瘤的5%～10%。其中常见的卵巢转移性肿瘤是库肯勃瘤（Krukenberg tumor），是一种常见的卵巢转移性肿瘤，临床表现缺乏特异性，预后极差。

病因：运化癥积（最常见的原发部位是胃和结肠）。

病机：肾藏生育功能的执行结构癥积［原发灶肿瘤细胞突破浆膜层并脱落到腹腔或腹腔积液中，借助肠蠕动和（或）腹腔积液种植于卵巢表面而浸润生长］，则见卵巢转移性肿瘤。

（十三）阴道癌（vaginal cancer，VC）

阴道癌分为原发性和继发性两种，绝大多数为继发，可有其他器官直接蔓延或经血液、淋巴道转移而来，原发性阴道恶性肿瘤中阴道鳞癌占75%，其余为肉瘤、黑色素瘤及腺癌。临床表现为阴道内菜花状、结节状肿物或溃疡。

条件：年龄（好发于老年妇女，国内资料的发病年龄 40 ～ 59 岁，中位平均年龄 55 岁）；外伤（放射线）；异物（异物刺激如子宫托）；淫气（HPV 感染）；胎传（母亲妊娠期间，尤其是前 3 个月服用二乙基己烯雌酚，女子在青春期后阴道腺病及阴道透明细胞癌发病率明显升高）。

病因：癥原（p53 基因突变）；癥积（其他器官的肿瘤细胞转移而来）。

病机：肾藏生育功能的执行结构癥积（阴道上皮细胞恶性增生），则见阴道癌。

（十四）外阴良性肿瘤（vulvar benign neoplasm）

外阴良性肿瘤是一种来源于上皮、皮肤附属器、中胚叶或神经的妇科良性肿瘤，主要有来源于上皮的外阴乳头状瘤、汗腺腺瘤及来源于中胚叶的纤维瘤、脂肪瘤、平滑肌瘤和神经纤维瘤，而淋巴管瘤、血管瘤等罕见。

条件：胎禀（胚胎期间成血管细胞增生；先天遗留胚胎组织）。

病因：①淫气（HPV 感染）。②藏精神乱（雌激素水平异常）。

病机：①肾藏生育功能的执行结构癥积（慢性炎症刺激外阴皮肤或黏膜，形成表面向外生长的乳头状突起）。②肾藏生育功能的执行结构癥积（雌激素刺激，导致外阴肿块形成），则见外阴良性肿瘤。

（十五）外阴恶性肿瘤（vulvar malignant tumor）

外阴恶性肿瘤是一种发生于外阴的皮肤、黏膜及其附件组织的妇科恶性肿瘤，以鳞状细胞癌最常见，其他包括恶性黑色素瘤、基底细胞癌、前庭大腺癌、疣状癌、肉瘤等。

病因：生育畸形（癌前病变：外阴硬化性苔藓、分化型外阴鳞状上皮内瘤变等）；淫气（HPV 感染）。

病机：肾藏生育功能的执行结构癥积（外阴呈浅表溃疡或硬结节，可伴感染、坏死、出血、周围皮肤增厚及色素改变），则见外阴恶性肿瘤。

三、生育痰饮

（一）急性子宫颈炎（acute cervicitis，AC）

急性子宫颈炎是指子宫颈发生急性炎症，包括局部充血、水肿，上皮变性、坏死，黏膜、黏膜下组织、腺体周围见大量中性粒细胞浸润，腺腔中可有脓性分泌物。可由多种病原体引起，也可由物理因素、化学因素刺激或机械性子宫颈损伤、子宫颈异物伴发感染所致。

病因：淫气（性传播疾病病原体、内源性病原体）；外伤（物理因素、机械性子宫颈损伤）；逆气（子宫颈异物）；杂毒（化学因素刺激）。

病机：肾藏生育功能的执行结构痰饮（引起子宫颈局部充血、水肿，上皮变性、坏死，黏膜、黏膜下组织、腺体周围见大量中性粒细胞浸润），则见急性子宫颈炎。

（二）慢性子宫颈炎（chronic cervicitis，CC）

慢性子宫颈炎是指子宫颈间质内有大量淋巴细胞、浆细胞等慢性炎细胞浸润，可伴有子宫颈腺上皮及间质的增生和鳞状上皮化生。慢性子宫颈炎症可由急性子宫颈炎迁延而来，也可由病原体持续感染所致，病原体与急性子宫颈炎相似。

病因：淫气（病原体感染）；宿疾（急性子宫颈炎迁延不愈）。

病机：肾藏生育功能的执行结构痰饮（子宫颈间质内有大量淋巴细胞、浆细胞等慢性炎细胞浸润，可伴有子宫颈腺上皮及间质的增生和鳞状上皮化生），则见慢性子宫颈炎。

（三）细菌性阴道病（bacterial vaginosis，BV）

细菌性阴道病是阴道内正常菌群失调所致，以带有鱼腥臭味的稀薄阴道分泌物增多为主要表现的混合感染。

条件：恶习（频繁性交、反复阴道灌洗）。

病因：淫气（加德纳菌、厌氧菌以及人型支原体感染）。

病机：肾藏生育功能的执行结构痰饮（阴道微生态失衡，除乳杆菌的其他微生物大量繁殖，阴道发生细菌性炎症），则见细菌性阴道病。

（四）滴虫阴道炎（trichomonal vaginitis，TV）

滴虫阴道炎是由阴道毛滴虫引起的常见阴道炎症，也是常见的性传播疾病。

条件：房事不洁（经性交直接传播）；环境（经公共浴池、浴盆、浴巾、游泳池、坐式便器、衣物、污染的器械及敷料等间接传播）。

病因：尸虫（阴道毛滴虫感染）。

病机：肾藏生育功能的执行结构痰饮（滴虫消耗或吞噬阴道上皮细胞内的糖原，改变阴道酸碱度，侵犯阴道鳞状上皮，使阴道黏膜、宫颈阴道部明显充血，白细胞渗出），则见滴虫阴道炎。

（五）外阴阴道假丝酵母菌病（vulvovaginal candidiasis，VVC）

外阴阴道假丝酵母菌病曾称念珠菌性阴道炎，是由假丝酵母菌引起的常见外阴阴道炎症。

条件：药毒（长期应用广谱抗生素、大量应用免疫抑制剂以及接受大量雌激素治疗）；殊态（妊娠）；气化畸形（肥胖）；气化神乱（糖尿病）；杂毒（粪便污染阴道）；恶习（穿紧身化纤内裤使外阴局部温度与湿度增加）。

病因：淫气（白假丝酵母菌感染）。

病机：肾藏生育功能的执行结构痰饮（白假丝酵母菌定植，破坏阴道黏膜屏障，细长的菌丝穿透组织造成组织损伤），则见外阴阴道假丝酵母菌病。

（六）萎缩性阴道炎（atrophic vaginitis，AV）

萎缩性阴道炎为雌激素水平降低、局部抵抗力下降引起的、以需氧菌感染为主的阴道炎症。常见于自然绝经或人工绝经后的妇女，也可见于产后闭经、接受药物假绝经治疗者。

条件：藏精神少（卵巢功能衰退或缺失，雌激素水平降低）。

病因：淫气（需氧菌感染）。

病机：肾藏生育功能的执行结构痰饮［阴道壁萎缩，黏膜变薄，上皮细胞内糖原减少，阴道内 pH 升高（多为 5.0～7.0），嗜酸的乳杆菌不再为优势菌，局部抵抗力降低，以需氧菌为主的其他致病菌过度繁殖，引起炎症］，则见萎缩性阴道炎。

（七）婴幼儿外阴阴道炎（infantile vaginitis）

婴幼儿外阴阴道炎是因为婴幼儿外阴皮肤黏膜薄、雌激素水平低及阴道内异物等所致的外阴阴道继发感染，常见于 5 岁以下婴幼儿，多与外阴炎并存。

条件：年龄（婴幼儿外阴尚未完全发育好，不能遮盖尿道口及阴道前庭，细菌容易侵入；婴幼儿阴道环境与成人不同）；恶习（婴幼儿卫生习惯不良）；淫气（阴道内误放异物，将外界病原微生物带入阴道内）；藏精神少（雌激素水平低）。

病因：淫气（病原微生物感染）。

病机：肾藏生育功能的执行结构痰饮（外阴阴道继发感染），则见婴幼儿外阴阴道炎。

（八）非特异性外阴炎（non-specific vulvitis，NSV）

非特异性外阴炎是由物理、化学等非病原体因素所致的外阴皮肤或黏膜炎症。

病因：恶习（患者不注意清洁、长期穿紧身化纤内裤、经期长时间使用卫生用品，皮肤黏膜摩擦、局部潮湿、透气性差等）；杂毒（粪瘘患者受到粪便污染刺激；尿瘘患者受到尿液长期浸渍等）。

病机：肾藏生育功能的执行结构痰饮（外阴皮肤或黏膜长期受不良刺激发生炎症反应），则见非特异性外阴炎。

（九）前庭大腺炎症（vestibular adenitis）

前庭大腺炎症由病原体侵入前庭大腺所致，可分为前庭大腺炎（bartholinitis）、前庭大腺脓肿（abscess of bartholin gland）和前庭大腺囊肿（bartholin cyst）。生育期妇女多见，幼女及绝经后期妇女少见。

条件：年龄（生育期妇女多见）。

病因：淫气（葡萄球菌、大肠埃希菌、链球菌、肠球菌、淋病奈瑟菌、沙眼衣原体等病原体感染）。

病机：肾藏生育功能的执行结构痰饮（病原体侵犯腺管，导致前庭大腺导管炎，腺管开口往往因肿胀或渗出物凝聚而阻塞，分泌物积存不能外流，感染进一步加重则形成前庭大腺脓肿。若脓肿消退后，腺管阻塞，脓液吸收后被黏液分泌物所替代，形成前庭大腺囊肿），则见前庭大腺炎症。

（十）生殖器结核（genital tuberculosis，GT）

生殖器结核又称结核性盆腔炎，由结核分枝杆菌引起的女性生殖器炎症。

条件：年龄（多见于 20～40 岁妇女，也可见于绝经后的老妇女）。

病因：淫气（结核分枝杆菌）。

病机：肾藏生育功能的执行结构痰饮（结核分枝杆菌通过血行播散、直接蔓延、淋巴传播、性交传播等途径侵犯生殖器），则见生殖器结核。

（十一）盆腔炎性疾病（pelvic inflammatory disease，PID）

盆腔炎性疾病是指女性上生殖道的一组感染性疾病，主要包括子宫内膜炎（endometritis）、输卵管炎（salpingitis）、输卵管卵巢脓肿（tubo-ovarian abscess，TOA）、盆腔腹膜炎（peritonitis）。炎症可局限于一个部位，也可同时累及几个部位。

条件：年龄（高发于 15 ～ 25 岁女性，性活跃的生育期妇女）；恶习（性卫生不良）。

病因：①痰饮（邻近器官炎症）。②淫气（外源性病原体：沙眼衣原体、淋病奈瑟菌、支原体包括人型支原体、生殖支原体以及解脲支原体，其中以生殖支原体为主；内源性病原体：需氧菌及兼性厌氧菌如金黄色葡萄球菌、溶血性链球菌、大肠埃希菌，厌氧菌如脆弱类杆菌、消化球菌、消化链球菌感染）、失术（子宫腔内手术操作后感染）。

病机：①肾藏生育功能的执行结构痰饮（直接蔓延到内生殖器）。②肾藏生育功能的执行结构痰饮（感染经生殖道黏膜、淋巴系统或血液循环蔓延至盆腔），则见盆腔炎性疾病。

第八节　全形形病

全形形病即肾藏全形（成体）功能的固定结构异常，主要包括物质代谢系统的细胞器和胞内酶、成体系统的成体干细胞及其分化成熟的环境、免疫系统的免疫器官和免疫组织、骨骼系统的骨和骨连结。本节将讨论 77 种全形形病的内涵和病因病机。

一、全形畸形

是指全形功能异常引发的人体形态结构或物质组成的异常改变。

（一）白化病（albinism）

白化病又称白斑病（leukoderma），是一种由于酪氨酸酶缺乏或功能减退导致皮肤及附属器官黑色素缺乏或合成障碍的先天性疾病。属于家族遗传性疾病，主要为常染色体隐性遗传。临床主要表现为全身皮肤、毛发以及眼睛黑色素缺乏或减少，皮肤及其体毛呈白色或黄白色，视网膜无色素，虹膜和瞳孔呈淡粉色、畏光。根据侵犯的组织不同，可分为眼皮肤白化病（oculocutaneous albinism，OCA），以及眼白化病（ocular albinism，OA）。

病因：胎弱（酪氨酸酶基因突变）。

病机：肾藏全形功能的执行结构畸形（酪氨酸酶缺乏或功能减退，不能有效地催化酪氨酸转变为黑色素前体，最终导致代谢终产物黑色素缺乏而呈白化，患者全身皮肤、毛发、眼睛缺乏黑色素，全身白化，终身不变），则见白化病。

（二）白癜风（vitiligo）

白癜风是一种常见的后天性色素脱失性皮肤黏膜疾病，可累及毛囊，临床表现为白斑或（和）白发。

病因：痰饮（40%～80%患者血清中存在抗黑素细胞抗原的自身抗体，活动期及家族史阳性患者抗体阳性率更高；白癜风患者或亲属常伴发其他自身免疫性疾病，如甲状腺疾病、贫血、艾迪生病及自身免疫性多腺体综合征等，患者血清中可检测到相应的抗甲状腺球蛋白、抗肾上腺组织的器官特异性抗体；活动期白斑边缘有淋巴细胞为主的单一核细胞聚集，特别是黑素细胞特异性的毒性 $CD8^+T$ 淋巴细胞浸润；白癜风皮损区存在氧化还原失衡，通过皮损区 H_2O_2 含量的升高和过氧化氢酶、谷胱甘肽 –S– 转移酶等抗氧化酶水平的降低）；杂毒（职业及工业化等因素，接触或吸收多巴、5，6– 二羟吲哚等化学物品）；七情（神经精神因素、焦虑）；过劳（过度劳累）。

病机：肾藏的全形功能异常（酪氨酸酶系统抑制），导致肾藏全形功能的执行结构畸形（皮肤黑素细胞被破坏），则见白癜风。

（三）原发性干燥综合征（primary Sjögren syndrome，PSS）

原发性干燥综合征是一种自身免疫性疾病，典型的临床表现为口、眼干燥，并可累及肾、肺、神经、消化等多个系统，表现为肌肉无力、全身酸痛、干咳、胸闷、癫痫、软瘫、原因不明的肝炎、肝硬化、慢性腹泻等。

条件：藏精神亢（干燥综合征女性多见，男女比例约为 1∶9，故雌激素水平高可能参与了干燥综合征的发生和病情进展）；胎弱（HLA-DRBI*0301、DQA1*0501、DQB1*0201 单倍体型与干燥综合征发病易感的相关性最强）。

病因：淫气（EB病毒、疱疹性口炎病毒、逆转录病毒）。

病机：肾藏全形功能的执行结构内燥（外周血T细胞减少、B细胞过度增殖是干燥综合征患者免疫异常的最突出特点。异常增殖的B细胞分化为浆细胞，产生大量免疫球蛋白及自身抗体，尤其是抗SSA和SSB抗体，大量淋巴细胞浸润，累及外分泌腺体的上皮细胞，故又名自身免疫性外分泌腺体上皮细胞炎或自身免疫性外分泌病，皮肤黏膜的外分泌腺分泌减少），则见干燥综合征。

（四）着色性干皮病（xeroderma pigmentosum，XP）

着色性干皮病是一种发生在暴露部位的色素变化，萎缩，角化及癌变的遗传性疾病，属常染色体隐性遗传病。

病因：胎弱（XPA～XPG基因缺陷，参与核酸代谢的核酸内切酶的遗传性缺陷，使体内的核酸代谢异常）。

病机：肾藏全形功能的执行结构畸形（核酸内切酶缺乏，紫外线诱导DNA损伤后，表皮细胞的DNA损伤修复功能缺陷，表皮成纤维细胞完全或部分缺乏修复功能，发生红斑、水肿、色素沉着、干燥、角化过度和萎缩等皮损），则见着色性干皮病。

（五）扁平苔藓（lichen planus，LP）

扁平苔藓是一种特发性炎症性皮肤病，典型皮损为多角形紫红色扁平丘疹，好发于四肢屈侧，黏膜常受累，病程慢性。

条件：胎弱（遗传因素）；淫气（丙型肝炎病毒）；七情（神经精神因素）；药毒（某些药物）；逆气（自身抗原：部分患者合并自身免疫性疾病）。

病因：未明。

病机：肾藏全形功能的执行结构畸形（特征性表现为表皮角化过度，颗粒层楔形增厚，棘层不规则增厚，表皮突呈锯齿状，基底细胞液化变性，真皮上部淋巴细胞呈带状浸润，真皮乳头层可见胶样小体及嗜黑素细胞），则见扁平苔藓。

（六）慢性单纯性苔藓（lichen simplex chronicus，LSC）

慢性单纯性苔藓即神经性皮炎（neurodermatitis），是一种常见的以阵发性剧痒和皮肤苔藓样变为特征的慢性炎症性皮肤神经功能障碍性皮肤病，传统中医称"牛皮癣"。

条件：七情（性情急躁、思虑过度、紧张、忧郁）；过劳（劳累、睡眠不佳）；偏食（进食辛辣食物和鱼虾）；恶习（饮酒）；运化神乱（胃肠道功能障碍）、藏精神乱（内分泌失调）；外伤（搔抓及慢性摩擦，如硬质衣领、毛织品、汗水浸渍）、杂毒（化学物质）、痰饮（感染病灶）。

病因：未明。

病机：肾藏全形功能的执行结构畸形，则见慢性单纯性苔藓。

（七）毛周角化病（perifollicular keratosis，PK）

毛周角化病又称毛发苔藓（lichenpilaris）或毛发角化病（keratosis pilaris），是一种慢性毛囊角化性皮肤病。毛周角化病发病率较高，常始发于儿童期，青春期皮损明显加重，成年后缓解。

条件：藏精神乱（内分泌因素影响发病）；气化神病（代谢障碍）；营亏（维生素 A 缺乏）、胎弱（常染色体显性遗传）。

病因：未明。

病机：肾藏全形功能的执行结构畸形（表皮角化过度），则见毛周角化病。

（八）鱼鳞病（ichthyosis）

鱼鳞病是一组以皮肤干燥并伴有鱼鳞样鳞屑为特征的角化障碍性遗传性皮肤病。临床上可分为寻常型鱼鳞病（ichthyosis vulgaris，IV）、X 连锁隐性遗传性鱼鳞病（X-linked ichthyosis，XLI）、板层状鱼鳞病（lamellar ichthyosis，LI）、先天性大疱性鱼鳞病样红皮病（congenital bullous ichthyosiform erythroderma，CBIE）和先天性非大疱性鱼鳞病样红皮病（congenital non-bullous ichthyosiform erythroderma，CNBIE）等多种类型。

病因：胎弱［$1q21.3$ 基因突变；类固醇硫酸酯酶（STS）的基因缺失；谷氨酰胺转移酶 1（TGM1）基因突变、缺失、插入；$ALOXE5$ 和 $ALOX12B$ 基因突变；角蛋白 1（K1）和角蛋白 10（K10）基因突变；$TGM1$ 基因、12-R 脂氧合酶（ALOX12B）基因、脂氧合酶 3（ALOXE3）基因和鳞蛋白（CIE）基因突变］。

病机：肾藏全形功能的执行结构畸形［表皮中丝聚合蛋白（flaggrin）减少甚至缺乏以及丝聚合蛋白原（profilaggrin）合成转录后调控异常；类固醇硫

酸酯酶缺失；谷氨酰胺转移酶 1 缺失；角蛋白 1 和角蛋白 10 缺失；12-R 脂氧合酶、脂氧合酶 3 和鳞蛋白缺失，表皮角化异常及松解]，则见鱼鳞病。

（九）系统性硬化症（systemic sclerosis，SSc）

系统性硬化症曾称硬皮病（scleroderma）、进行性系统性硬化，是一种原因不明，临床上以局限性或弥漫性皮肤增厚和纤维化为特征，可影响心、肺和消化道等器官的全身性疾病。

条件：胎弱（本病与 *HLA*-Ⅱ 类基因相关，如 *HLA-DR*1、*DR*2、*DR*3、*DR*5、*DR*8、*DR*52 等位基因和 *HLA-DQA*2，尤其是与 *HLA-DR*1 相关性明显）；年龄（本病多见于 20～50 岁）；性别（女性发病率为男性的 3 倍）；药毒（雌激素与本病发病可能有关）；职业（煤矿、金矿和与硅石接触的人群中发病率较高）；外伤（局限性硬皮病可能与外伤有关）；痰饮（局限性硬皮病可能与感染有关）。

病因：逆气（病毒抗原与自身抗原的交叉反应；长期接触聚氯乙烯、有机溶剂、环氧树脂、L- 色氨酸、博来霉素、喷他佐辛）。

病机：肾藏全形功能的执行结构畸形（免疫系统功能失调，激活、分泌多种细胞因子，产生多种自身抗体，血管内皮细胞损伤和活化，刺激成纤维细胞合成过多的胶原，血管壁和组织纤维化），则见系统性硬化症。

（十）结节性硬化症（tuberous sclerosis，TS）

结节性硬化症是一种常染色体显性遗传神经皮肤病，以皮肤损害、癫痫发作和智力减退为主要临床特征。临床上可以见到皮肤、神经系统、心脏、肾脏和其他器官的多系统损害。

病因：胎弱（本病以常染色体显性遗传为主，主要由编码 hamartin 蛋白的 TSC1 基因、编码 tuberin 蛋白的 *TSC*2 基因突变导致，其中 TSC2 突变更为常见，大约 15% 的患者无基因突变）。

病机：肾藏全形功能的执行结构畸形（TSC1 和 TSC2 编码的蛋白质复合物合成障碍，对细胞生长和蛋白质合成的抑制作用减弱，细胞异常增殖和错构瘤形成），则见结节性硬化症。

（十一）出生缺陷（birth defect，BD）

出生缺陷也称先天畸形（congenital malformation，CM），是患儿在出生时即在外形或体内形成的（非分娩损伤所引起的）可识别的结构或功能缺陷。

条件：淫气（风疹病毒、水痘病毒、巨细胞病毒、单纯疱疹病毒、亚洲流感病毒、流行性腮腺炎、脊髓灰质炎、麻疹、柯萨奇等病毒和梅毒螺旋体）；尸虫（弓形虫）；外伤（射线、机械性压迫和损伤）；药毒（沙利度胺；多数抗肿瘤药物：氨基蝶呤、白消安、苯丁酸氮芥、环磷酰胺、6-巯基嘌呤等；某些抗生素：四环素、链霉素、新生霉素；某些抗惊厥药物：唑烷、乙内酰脲、三甲双酮；某些抗凝血药：华法林、肝素；碘化钾和^{131}I、丙硫氧嘧啶；雄激素去甲睾酮衍生物、雌激素复合物氯蔗酚胺、皮质激素、胰岛素）；杂毒［工业"三废（废气、废水、固体废弃物）"、农药、食品添加剂和防腐剂中含有致畸作用的化学物质］；恶习（酗酒、吸烟、吸毒）；营亏（严重营养不良）；氧亏（缺氧）。

病因：胎弱（染色体畸变、单基因缺陷、多基因遗传）。

病机：肾藏全形功能的执行结构畸形（新生儿结构或功能缺陷），则见出生缺陷。

（十二）特纳综合征（Turner syndrome，TS）

特纳综合征也称为先天性性腺发育不全，又称45-X综合征，是由于X染色体部分或完全缺失以及结构异常所致的一种疾病。典型特纳综合征的染色体核型为45-XO，临床表现为身材矮小，原发性闭经，第二性征发育不全以及多发身体畸形。

病因：胎弱（卵子或精子减数分裂过程中丢失1条X染色体或染色体不分离）。

病机：肾藏全形功能的执行结构畸形（身材矮小，多发身体畸形，第二性征发育不全，性腺发育不全），则见特纳综合征。

（十三）肢端肥大症（acromegaly）和巨人症（gigantism）

肢端肥大症和巨人症是指由于生长激素（Human Growth Hormone，hGH）持久过度分泌所引起的内分泌代谢性疾病，主要表现为肢端肥大症、巨人症、头痛、视物模糊、视力障碍、垂体功能减退、下丘脑功能障碍甚至是垂体卒中。

条件：胎弱（G蛋白调节亚单位发生点突变）。

病因：藏精癥积［胰岛细胞癌、下丘脑错构瘤、支气管类癌、垂体瘤、垂体生长激素细胞增生或生长激素瘤（多发性内分泌腺肿瘤综合征、Carney征或 McCune–Albright 综合征）]。

病机：肾藏的藏精功能异常 [生长激素（GH）分泌增多]，影响肾藏的全形功能（影响人体的生长发育），导致肾藏全形功能的执行结构畸形，则见肢端肥大症和巨人症。

（十四）贝克威思 – 威德曼综合征（Beckwith–Wiedemann syndrome，BWS）

贝克威思—威德曼综合征又称脐膨出 – 巨舌 – 巨体综合征，是一种先天性过度生长的综合征。

病因：胎弱（染色体 11p15.5 母源或父源性印记基因表达缺陷）。

病机：肾藏全形功能的执行结构畸形（胰岛素样生长因子 2 基因的过度表达以及细胞周期抑制基因的沉默，脐、舌、形体过度增生），常伴肾藏的藏精功能异常（胰岛素样生长因子 2 过度分泌），则见贝克威思—威德曼综合征。

（十五）结节病（sarcoidosis）

结节病又称肉样瘤病，是一种无干酪样坏死的上皮样细胞肉芽肿性疾病（由于过敏反应所导致机体产生慢性炎症反应），可累及全身各个系统。约25％的患者有皮肤改变，其他常受累的器官有肺、淋巴结、眼、骨骼、神经系统、肝、脾和心脏等，中医学称"痰核"。

条件：性别（女性发病稍高于男性）；年龄 [多发于中青年（< 40 岁）]；胎弱（结节病的临床表型以及患病的种族差异提示遗传因素的作用，家族和病例对照研究证实与结节病易感和表型关系最为密切的基因位于 6 号染色体的 MHC 区域）。

病因：逆气（环境抗原，职业和环境暴露）；淫气（病毒、伯氏疏螺旋体、痤疮丙酸杆菌、结核和其他分枝杆菌等）。

病机：肾藏的全形功能异常 [在某些抗原刺激下抗原递呈细胞（APC）产生高水平的肿瘤坏死因子 α（TNF-α），同时分泌白细胞介素 12（IL-12）等多种细胞因子，激活肺泡巨噬细胞和辅助 T 细胞（CD4$^+$）。随病变发展，肺泡内炎细胞成分减少]，导致肾藏全形功能的执行结构畸形（巨噬细胞衍生的上皮样细胞增多并形成肉芽肿，纤维母细胞增生出现广泛纤维化），则见结节病。

（十六）慢性肉芽肿病（chronic granulomatous disease，CGD）

慢性肉芽肿病是以皮肤、肺及淋巴结广泛肉芽肿性损害为特点的遗传性粒细胞杀菌功能缺陷病。

病因：不明。

病机：肾藏的全形功能异常（NADPH 氧化酶缺陷，不能将 O_2 还原成 O_2^-，吞噬细胞在吞噬微生物后不能产生超氧自由基和过氧化氢，因此不能杀灭吞噬的细菌或真菌，尤其是可以产生过氧化氢酶的细菌，因此 CGD 患者的吞噬细胞中有细菌生存，这种持续存在的细胞内微生物可以诱导针对细菌抗原的细胞免疫应答），导致肾藏全形功能的执行结构畸形，则见慢性肉芽肿病。

（十七）肿瘤溶解综合征（tumor lysis syndrome，TLS）

肿瘤溶解综合征是肿瘤细胞自发性或治疗后死亡，细胞内物质快速释放入血，出现高尿酸血症、高钾血症、高磷酸血症及低钙血症等危及生命的代谢异常综合征。

条件：药毒（化疗）；失术（放疗）。

病因：藏积（常见于对细胞毒性药物非常敏感、快速增殖的淋巴瘤、急性白血病等血液肿瘤；较少见于实体瘤患者，如小细胞肺癌、生殖细胞恶性肿瘤、原发性肝癌）。

病机：肾藏全形功能的执行结构畸形（肿瘤细胞自发性或治疗后死亡），则见肿瘤溶解综合征。

（十八）葡糖 –6– 磷酸脱氢酶缺乏症（glucose–6–phosphate dehydrogenase deficiency，G6PDd）

葡糖 –6– 磷酸脱氢酶缺乏症又称蚕豆病，是由红细胞葡萄糖 –6– 磷酸脱氢酶缺乏导致的遗传性溶血性贫血。

病因：胎弱（定位于 Xq28 的 *G6PD* 基因缺乏）。

病机：肾藏全形功能的执行结构异常［*G6PD*（*G6PD* 能催化葡萄糖 –6– 磷酸，生成的 NAD–PH 是谷胱甘肽还原酶的辅酶，还原型谷胱甘肽是保持血红蛋白稳定性及红细胞膜完整性的必要条件）合成不足］，则见葡糖 –6– 磷酸脱氢酶缺乏症。

（十九）溶血性贫血（hemolytie anemia，HA）

溶血（hemolysis）是红细胞遭到破坏，红细胞寿命缩短的过程。骨髓具有正常造血 6～8 倍的代偿能力，当溶血超过骨髓的代偿能力，引起的贫血即为溶血性贫血；当溶血发生而骨髓能够代偿时，可无贫血，称为溶血状态（hemolytic state）。

病因：①胎弱（遗传因素）。②痰饮（自身免疫性 HA、同种免疫性 HA；疟疾、黑热病）。③外伤（血管壁受到反复挤压、大面积烧伤）、主血脉形病（瓣膜病，如人工心脏瓣膜、血管炎等）、统血神病（微血管病性 HA，如血栓性血小板减少性紫癜）。④杂毒（蛇毒；苯肼、亚硝酸盐类中毒）。

病机：①肾藏全形功能的执行结构血虚（遗传性红细胞膜异常、获得性血细胞膜糖磷脂酰肌醇锚链膜蛋白异常，导致膜骨架蛋白缺陷，细胞膜脂质丢失，细胞表面积减少，红细胞的变形性和柔韧性降低，当通过脾脏时被破坏；磷酸戊糖途径酶缺陷、无氧糖酵解途径酶缺陷，导致红细胞不能产生足够的还原型辅酶Ⅱ，还原型谷胱甘肽显著减少，使红细胞对氧化的攻击敏感性增高，血红蛋白的辅基遭受氧化损伤，形成高铁血红蛋白和变性血红蛋白，沉积在红细胞膜形成海因小体，使红细胞变形性明显下降，易被单核 – 巨噬细胞吞噬破坏；珠蛋白肽链结构异常、珠蛋白肽链数量异常，或导致珠蛋白链比例失衡，引起正常血红蛋白合成不足和过剩的珠蛋白肽链在红细胞内聚集形成不稳定产物，或导致血红蛋白功能和理化性质的异常）。②肾藏全形功能的执行结构血虚（抗自身红细胞抗体使红细胞破坏；疟疾、黑热病直接或间接破坏红细胞膜的脂质双层结构，损伤红细胞膜）。③肾藏全形功能的执行结构血虚（红细胞机械性损伤）。④肾藏全形功能的执行结构血虚（蛇毒直接或间接破坏红细胞膜的脂质双层结构，损伤红细胞膜；苯肼、亚硝酸盐类中毒导致获得性高铁血红蛋白血症），则见溶血性贫血。

（二十）缺铁性贫血（iron deficiency anemia，IDA）

当机体对铁的需求与供给失衡，导致体内贮存铁耗尽（iron depletion，ID），继而红细胞内铁缺乏（iron deficient erythropoiesis，IDE），最终引起缺铁性贫血。IDA 是铁缺乏症（包括 ID、IDE 和 IDA）的最终阶段，表现为缺铁引起的小细胞低色素性贫血及其他异常。

病因：①偏食（青少年偏食、婴幼儿辅食添加不足）、殊态（女性妊娠或哺乳）。②运化病（腹泻、慢性肠炎、Crohn病）、失术（胃大部切除术后）。③散精神病（无转铁蛋白血症、肝病）、痰饮（慢性炎症）。④全形神病（铁粒幼细胞贫血、慢性病性贫血）。⑤出血（妇女月经量增多、痔疮出血、慢性胃肠道失血、咯血和肺泡出血）。

病机：营亏（①铁需求量增加而摄入不足。②铁吸收不良。③铁转运障碍。④铁利用障碍。⑤铁丢失过多），借助肾藏的全形功能［红细胞内缺铁，血红素合成障碍，大量原卟啉不能与铁结合成血红素，以游离原卟啉（FEP）的形式积累在红细胞内或与锌原子结合成为锌原卟啉（ZPP）］，导致肾藏全形功能的执行结构血虚（血红蛋白生成减少，红细胞胞质少、体积小），则见缺铁性贫血。

（二十一）再生障碍性贫血（aplasticanemia）

再生障碍性贫血简称再障，是一种可能由不同病因和机制引起的骨髓造血功能衰竭症。主要表现为骨髓造血功能低下、全血细胞减少及所致的贫血、出血、感染综合征。

病因：淫气（肝炎病毒、微小病毒B19）；药毒（氯霉素类抗生素、磺胺类药物、抗肿瘤化疗药物以及苯）；外伤（长期接触X射线、镭及放射性核素等）。

病机：肾藏的全形功能异常［原发、继发性造血干祖细胞缺陷（影响DNA的复制，抑制细胞有丝分裂，干扰骨髓细胞生成，导致造血干细胞数量减少）；造血微环境异常（骨髓"脂肪化"，静脉窦壁水肿、出血，毛细血管坏死）；免疫异常（外周血及骨髓淋巴细胞比例增高，T细胞亚群失衡，T细胞分泌的造血负调控因子明显增多，髓系细胞凋亡亢进）］，导致肾藏全形功能的执行结构血虚（贫血），则见再生障碍性贫血。

二、全形癥积

（一）皮肤癌（skin cancer，SC）

皮肤癌是发生于身体暴露部位的恶性肿瘤的统称。一般分为原位癌（即表皮内瘤）、鳞状细胞癌、基底细胞癌三种。

条件：杂毒（砷化物、焦油、沥青）；淫气（人乳头状病毒）；外伤［紫外线辐射（UVB）、电离辐射：紫外线辐射直接损伤 DNA，受损的 DNA 发生错误的无限制修复，导致原癌基因、TP53 抑癌基因突变；慢性刺激或炎症］；地域、胎弱（皮肤肿瘤的发病率与地区、人种有显著关系）；年龄（皮肤癌多发生在 30 ～ 70 岁，年龄越大发病率越高）；宿疾（多继发于慢性皮肤病）；全形神少（原发性或继发性免疫缺陷病）；胎禀（遗传性皮肤病）。

病因：癥原（表皮细胞、鳞状细胞、基底细胞基因突变）。

病机：肾藏全形功能的执行结构癥积（细胞凋亡失调，突变的角质形成细胞增殖，表皮细胞、鳞状细胞、基底细胞克隆性异常增殖），则见皮肤癌。

（二）恶性黑色素瘤（malignant melanoma，MM）

恶性黑色素瘤简称"恶黑瘤"，是一种来源于黑素细胞的高度恶性肿瘤。常发生在皮肤和邻近皮肤的黏膜、眼球的色素膜和脑膜的脉络膜丛，亦可见于消化道黏膜及手足等处。

条件：胎弱（白发、蓝眼、苍白皮肤，白人易患；黑人或肤色暗深的人鲜见，以足、手掌发白处皮肤为主）；胎禀（家族史和遗传型、大型先天性痣、发育不良痣综合征）；全形畸形（多数学者认为恶性黑色素瘤约近一半发生在已有的黑痣基础上）；外伤［阳光照射：紫外线辐射（紫外线 A 和紫外线 B）造成细胞（通常是指胸腺嘧啶二聚体）的 DNA 损害；二级日光灼伤（有水疱形成）比之一般性日晒在本病致病原因中作用更大］。

病因：癥原（黑素细胞基因突变）。

病机：肾藏全形功能的执行结构癥积（细胞分裂时，有丝分裂中的突变发生轴承细胞失控，黑素细胞异常增生，瘤细胞侵犯表皮和真皮），则见恶性黑色素瘤。

（三）鳞状细胞癌（squamous cell carcinoma，SCC）

鳞状细胞癌简称鳞癌，又称表皮样癌，系起源于表皮或附属器角质形成细胞的一种恶性肿瘤。

条件：胎弱（有色人种发病率较白种人高）；全形畸形（癌前期病变皮肤病：日光性角化病、砷剂角化病、放射性皮炎等）；宿疾（慢性不愈合伤口、慢性骨髓炎、长期的盘状红斑狼疮、汗孔角化症等均可诱发或继发鳞状细胞癌）；外伤（紫外线照射、放射线或热辐射损伤）；杂毒（砷、多环芳香族碳氢化合物、煤焦油、木馏油、石蜡、蒽、烟草焦油、铬酸盐等）；正虚（器官移植、HIV 感染等导致的机体免疫受抑制）。

病因：癥原（鳞状上皮细胞基因突变）。

病机：肾藏全形功能的执行结构癥积（鳞状细胞异常增生），则见鳞状细胞癌。

（四）急性白血病（acute leukemia，AL）

急性白血病是指造血干细胞的恶性克隆性疾病。骨髓中异常的原始细胞及幼稚细胞（白血病细胞）大量增殖并抑制正常造血，可广泛浸润肝、脾、淋巴结等各种脏器。

病因：淫气（人类 T 淋巴细胞病毒 I 型等病毒感染）；全形神病（免疫功能异常）；外伤（X 射线、γ 射线等电离辐射）；杂毒（苯以及含有苯的有机溶剂、乙双吗啉、烷化剂和拓扑异构酶 II 抑制剂）；胎禀（家族性白血病、唐氏综合征、先天性再生障碍性贫血、Bloom 综合征、共济失调－毛细血管扩张症及先天性免疫球蛋白缺乏症等）；宿疾（淋巴瘤、多发性骨髓瘤、MDS、PNH 等其他血液病最终可能发展为白血病）。

病机：肾藏全形功能的执行结构癥积［一方面，导致造血细胞内一些基因的决定性突变（如 ras、myc 等基因突变），激活某种信号通路，导致克隆性异常造血细胞生成，此类细胞获得增殖和（或）生存优势、多有凋亡受阻；另一方面，一些遗传学改变（如形成 PML/RARA 等融合基因）可能会涉及某些转录因子，导致造血细胞分化阻滞或分化紊乱，使骨髓中异常的原始细胞及幼稚细胞（白血病细胞）大量增殖并抑制正常造血，白血病细胞蓄积］，则见急性白血病。

（五）慢性髓系白血病（chronic myelogenous leukemia，CML）

慢性髓系白血病俗称慢粒，是一种发生在多能造血干细胞的恶性骨髓增殖性肿瘤（为获得性造血干细胞恶性克隆性疾病），表现为髓系各个阶段细胞的过度增殖，以外周血中粒细胞增多并出现幼稚粒细胞、嗜碱性粒细胞增多、贫血、血小板增多和脾大为特征，具有异常的 Ph 染色体和（或）BCR-ABL 融合基因。自然病程分为慢性期、加速期、急变期。

病因：外伤（大剂量放射线照射）。

病机：肾藏全形功能的执行结构癥积［90％以上的慢粒患者中可发现有

Ph 染色体，即 t（9；22）（$q34$；$q11$），9 号染色体 $q34$ 带上原癌基因 $c\text{-}abl$ 的片段易位至 22 号染色体 q11 带上的断裂点簇集区 bcr（break point cluster region），产生 BCR/ABL 融合基因，转录成融合 mRNA，编码生成具有很强酪氨酸蛋白激酶活性的融合蛋白，参与细胞信号传导途径中的多种蛋白磷酸化，抑制细胞凋亡，削弱造血祖细胞与骨髓基质细胞的黏附，使细胞生长缺乏接触抑制而致增殖过度，白血病细胞蓄积]，则见慢性髓系白血病。

（六）慢性淋巴细胞白血病（chronic lymphocytic leukemia，CLL）

慢性淋巴细胞白血病属 B 细胞慢性淋巴增殖性疾病（chronic lymphoproliferative disorder，CLPD），是一种成熟 B 细胞肿瘤，以单克隆、成熟的 CD5$^+$B 淋巴细胞在外周血、骨髓和肝脾进行性集聚为特征，临床上表现为外周血淋巴细胞增多、肝脾及淋巴结肿大，晚期可表现为骨髓衰竭。

条件：地域（欧美各国常见）；年龄（多见于中老年人）；性别（男性多于女性）。

病因：胎弱（部分慢性淋巴细胞白血病患者有染色体核型、数量和结构的异常）。

病机：肾藏全形功能的执行结构癥积（缓慢进展的成熟的小淋巴细胞进行性蓄积），则见慢性淋巴细胞白血病。

（七）多发性骨髓瘤（multiple myeloma，MM）

多发性骨髓瘤是浆细胞恶性增殖性疾病。其特征为骨髓中克隆性浆细胞异常增生，绝大部分病例存在单克隆免疫球蛋白或其片段（M 蛋白）的分泌，导致相关器官或组织损伤。常见临床表现为骨痛、贫血、肾功能损害、血钙增高和感染等。

条件：胎弱（遗传因素）；性别（男性多于女性）；外伤（电离辐射）；杂毒（化学物质）；淫气（病毒感染）；逆气（抗原刺激）。

病因：癥原（浆细胞基因突变）。

病机：肾藏全形功能的执行结构癥积（骨髓中克隆性浆细胞异常增生，骨髓中克隆性浆细胞蓄积），则见多发性骨髓瘤。

（八）淋巴瘤（lymphoma）

淋巴瘤是一种起源于淋巴结或其他结外淋巴组织的恶性肿瘤，以实体瘤的形式生长于淋巴组织丰富的组织器官中，最易受累及的部位有淋巴结、扁桃体、脾及骨髓。主要表现为无痛性淋巴结肿大，肝脾肿大，全身各组织器官均可受累，伴发热、盗汗、消瘦、瘙痒等全身症状。包括霍奇金淋巴瘤（Hodgkin Lymphoma，HL）和非霍奇金淋巴瘤（Non-Hodgkin Lymphoma，NHL）。

条件：胎弱（遗传因素）；外伤（接触放射线）；失术（放疗）；杂毒（苯、有机溶剂、染发剂、除草剂、杀虫剂）；药毒（化疗接触）；淫气［病毒感染：EB病毒（EBV）、嗜人T淋巴细胞Ⅰ型病毒（HTLV）、人疱疹病毒8（human herpe virus 8，HHV-8）、乙肝病毒、丙肝病毒、猿猴空泡病毒（simian virus40，sv40）等病毒与NHL密切相关；人类免疫缺陷病毒（HIV）感染HL发病风险增加15倍；细菌感染：幽门螺杆菌与胃淋巴瘤发病密切相关］；正虚（免疫缺陷：遗传或获得性免疫缺陷，器官移植后长期应用免疫抑制剂）。

病因：癥原（淋巴细胞基因突变）。

病机：肾藏全形功能的执行结构癥积（淋巴细胞恶性增殖分化，侵犯淋巴结或其他组织），则见淋巴瘤。

（九）真性红细胞增多症（polycythemia vera，PV）

真性红细胞增多症是一种以获得性克隆性红细胞异常增多为主的慢性骨髓增殖性肿瘤（MPNs）。其特征为外周血中的红细胞数和血红蛋白量显著增加，伴有白细胞数和血小板数增多，但粒红比例下降，脾肿大，表现为口唇、鼻尖、面颊、耳垂、口腔黏膜、眼睑结膜及指尖呈深红色，还表现为头痛、眩晕、失眠、全身倦怠、皮肤瘙痒、胸痛及牙龈出血。

条件：年龄（中老年人发病居多）；性别（男性稍多于女性）。

病因：胎弱（为获得性克隆性造血干细胞疾病，绝大多数患者可发现 *jak*2 *v*617*f* 基因突变）。

病机：肾藏全形功能的执行结构癥积（克隆性红细胞异常增多，血中红细胞浓度升高），则见真性红细胞增多症。

三、全形痰饮

（一）毛囊炎（folliculitis）、疖（furuncle）和痈（carbuncle）

毛囊炎、疖和痈是一组累及毛囊及其周围组织的细菌感染性皮肤病。毛囊炎系局限于毛囊口的化脓性炎症。疖系毛囊深部及周围组织的急性化脓性炎症。痈系多个聚集的疖组成，可深达皮下组织。

条件：外热（高温）；气化神亢（多汗）；恶习（搔抓、卫生习惯不良）；失术（器官移植）；药毒（长期应用糖皮质激素）。

病因：淫气（本组皮肤病多为凝固酶阳性金黄色葡萄球菌感染引起，偶可为表皮葡萄球菌、链球菌、假单胞菌属、大肠埃希菌等单独或混合感染）。

病机：肾藏全形功能的执行结构痰饮（毛囊及周围组织发生化脓性炎症），则见毛囊炎、疖和痈。

（二）马拉色菌毛囊炎（Malassezia folliculitis，MF）

马拉色菌毛囊炎是由马拉色菌引起的毛囊炎性损害。

条件：药毒（长期使用糖皮质激素或广谱抗生素等）；年龄（多累及中青年）；性别（男性多于女性）。

病因：淫气（马拉色菌）。

病机：肾藏全形功能的执行结构痰饮（马拉色菌的脂肪分解酶将毛囊部位的甘油三酯分解成游离脂肪酸，游离脂肪酸刺激毛囊口产生较多脱屑并造成阻塞，使皮脂潴留，加之游离脂肪酸的刺激致毛囊扩张破裂，导致毛囊内容物释放入周围组织，产生炎症反应），则见马拉色菌毛囊炎。

（三）脂溢性皮炎（seborrheic dermatitis，SD）

脂溢性皮炎是一种常见于头面、胸背等皮脂溢出部位的慢性、复发性、炎症性皮肤病。

条件：营亏（维生素 B 族缺乏）；恶习（嗜酒）；偏食（高脂饮食）；七情（精神因素）。

病因：淫气（马拉色菌定植）；脂盈（脂质增多）；全形畸形（皮肤屏障功能受损）；痰饮（免疫反应）；胎弱（个体易感性）。

病机：肾藏全形功能的执行结构痰饮（马拉色菌等微生物的寄生与繁殖可水解皮脂中的甘油三酯，产生的游离脂肪酸进一步刺激皮肤产生炎症反应），则见脂溢性皮炎。

（四）接触性皮炎（contact dermatitis，CD）

接触性皮炎是指接触某些外源性物质后，在皮肤黏膜接触部位发生的急性或慢性炎症反应。

病因：杂毒［无机类（酸类：硫酸、硝酸、盐酸、氢氟酸、铬酸、磷酸、氯碘酸等；碱类：氢氧化钠、氢氧化钾、氢氧化钙、碳酸钠、氧化钙、碳酸钠、氨等；金属元素及其盐类：锑和锑盐、砷和砷盐、重铬酸盐、氯化锌、硫酸铜等）；有机类（酸类：甲酸、醋酸、苯酚、水杨酸、乳酸等；碱类：乙醇胺类、甲基胺类、乙二胺类等；有机溶剂：石油和煤焦油类、松节油、二硫化碳、脂类、醇类、酮类溶剂等）］；逆气（超敏反应性接触物：重铬酸盐、硫酸镍、二氧化汞、巯基苯丙噻唑、对苯二胺、松脂精、甲醛、俾斯麦棕、秘鲁香脂、环树脂、碱性菊棕、丙烯单体、六氯酚、除虫菊酯）。

病机：肾藏全形功能的执行结构痰饮［接触物本身具有强烈刺激性或毒性；接触致敏因子（通常为半抗原）后，接触部位的皮肤黏膜发生Ⅳ型超敏反应性炎症］，则见接触性皮炎。

（五）特应性皮炎（atopic dermatitis，AD）

特应性皮炎原称"异位性皮炎""遗传过敏性皮炎"，是一种与遗传过敏素质有关的慢性炎症性皮肤病。

条件：胎弱（父母一方有AD者，其子女出生后3个月内发病率可达25%以上，2岁内发病率可达50%以上，如果父母双方均有特应性疾病史，其子女AD发病率可高达79%；同卵双生子与异卵双生子一方患AD，另一方患病的概率分别为77%和15%；目前已经提出的AD易感基因有FLG等多种）；全形畸形（AD患者皮损部位神经酰胺含量减少、中间丝相关蛋白表达异常，导致皮肤经表皮水分丢失量增加、皮肤干燥）。

病因：逆气（屋尘螨、花粉、食物蛋白、自身抗原等）。

病机：肾藏全形功能的执行结构痰饮［各种抗原与表皮中朗格汉斯细胞上的IgE结合，使Th0细胞活化为Th2细胞，分泌IL-4、IL-5、IL-13等细胞因子，产生更多的IgE，使嗜酸性粒细胞活化及延长生存时间；Th2表达的CD40L刺激内皮细胞，调高黏附因子E-选择素；P-选择素、血管细胞黏附因子-1（vascular cell adhesion molecule-1，VCAM-1）促使T细胞和嗜酸性粒细胞穿过血管内皮细胞进入真皮和表皮，皮肤瘙痒明显，因搔抓出现继发皮损］，则见特应性皮炎。

（六）虫咬皮炎（insect bite dermatitis，IBD）

虫咬皮炎是由蚊、蚁、臭虫、跳蚤、蜂等昆虫叮咬或毒汁刺激引起。其共同特点是皮损处可见针尖大小咬痕，自觉瘙痒。

病因：尸虫（蚊、蚁、臭虫、跳蚤、蜂等）。

病机：肾藏全形功能的执行结构痰饮（局部皮肤发生过敏和炎症反应或损伤的皮肤继发细菌等感染），则见虫咬皮炎。

（七）夏季皮炎（dermatitis aestivale，DA）

夏季皮炎是由夏季高温引起的一种季节性、炎症性皮肤病。

条件：年龄（好发于成年人）；性别（女性多见）；杂毒（灰尘等刺激皮肤）。

病因：外热（夏季的持续高温、闷热）；外湿（与湿度关系较大）。

病机：肾藏全形功能的执行结构痰饮（四肢屈侧和躯干部出现大片红斑、上有密集针尖大小丘疹，继之可见丘疱疹），则见夏季皮炎。

（八）湿疹（eczema）

湿疹是由多种内、外因素引起的真皮浅层及表皮炎症，临床上急性期皮损以丘疱疹为主，有渗出倾向，慢性期以苔藓样变为主，易反复发作。

条件：胎弱［人类白细胞抗原基因、T 细胞受体、α/δ 链基因、细胞因子基因簇（5q31 ~ 33）、IgE 高亲合力受体 β 亚单位基因的多态性、突变或异常表达］；七情（精神紧张）；生育神病（月经紊乱）、殊态（妊娠）；血壅（小腿静脉曲张）；痰饮（慢性胆囊炎、扁桃体炎、肠寄生虫病）；逆气（鱼、虾、牛羊肉；吸入花粉、屋尘螨；接触动物皮毛）；外热（环境炎热）、外燥（环境干燥）；杂毒（化妆品、肥皂、合成纤维）。

病因：不明。

病机：肾藏全形功能的执行结构痰饮（局部皮肤发生炎症反应），则见湿疹。

（九）药疹（drug eruption，DE）

药疹亦称药物性皮炎（dermatitis medicamentosa，DM），是药物通过口服、注射、吸入等各种途径进入人体后引起的皮肤、黏膜炎症性皮损，严重者可累及机体的其他系统。

条件：胎弱（不同个体对不同药物反应的敏感性差异较大，同一个体在不同时期对药物的敏感性也不尽相同）。

病因：逆气（半抗原的小分子量化学品、蛋白制品或者低分子量化学品、血清、疫苗及生物制品等；抗生素、解热镇痛药、镇静催眠药及抗癫痫药、中草药、抗痛风药、抗甲状腺药、吩噻嗪类药、异种血清制剂、疫苗和生物制剂等新型药物）。

病机：肾藏全形功能的执行结构痰饮（药物激发变态反应；参与药物代谢的酶缺陷或抑制；药物不良反应及菌群失调；药物的过量反应与蓄积作用；药物的相互作用；药物使已存在的皮肤病激发，皮肤、黏膜炎症性皮损），则见药疹。

（十）荨麻疹（urticaria）

荨麻疹俗称"风疹块"，是皮肤黏膜由于暂时性血管通透性增加而发生的局限性水肿，即风团。

条件：七情（精神因素）；藏精神乱（内分泌紊乱）；胎弱（遗传因素）。

病因：逆气（食物：动物蛋白、植物、食物添加剂等；药物：青霉素类抗生素、血清制剂、各种疫苗等；感染：肝炎病毒、柯萨奇病毒、链球菌、真菌、寄生虫等；呼吸道吸入物及皮肤接触物：花粉、动物皮屑和毛发、尘螨等；恶性肿瘤；物理因素：冷、热、日光、摩擦及压力）、痰饮（系统性红斑狼疮、自身免疫性甲状腺炎、溃疡性结肠炎）。

病机：肾藏全形功能的执行结构痰饮［变态反应型：产生 IgE、IgG、免疫复合物或活化 T 淋巴细胞，导致肥大细胞等多种炎症细胞活化和脱颗粒，释放具有炎症活性的化学介质，包括组胺、5- 羟色胺、细胞因子、趋化因子、花生四烯酸代谢产物（如前列腺素和白三烯）；皮肤黏膜由于暂时性血管通透性增加而发生局限性水肿。非变态反应型：通过肥大细胞膜表面的受体和配体间的直接作用导致肥大细胞等炎症细胞活化，皮肤黏膜由于暂时性血管通透性增加而发生局限性水肿］，则见荨麻疹。

（十一）玫瑰糠疹（pityriasis rosea，PR）

玫瑰糠疹是一种以覆有糠状鳞屑的玫瑰色斑疹、斑丘疹为典型皮损的炎症性、自限性丘疹鳞屑性皮肤病。

条件：年龄（多累及中青年）；季节（春秋季多见）。

病因：逆气（与人疱疹病毒 HHV-7 及 HHV-6 感染有关）。

病机：肾藏全形功能的执行结构痰饮［机体被病原体感染后，位于表皮的朗汉斯细胞（LC）摄取抗原后，在白细胞介素 2（IL-2）、肿瘤坏死因子 α 等因子作用下携带抗原从表皮到真皮，再经真皮淋巴管向局部淋巴结跃进］，则见玫瑰糠疹。

（十二）光变态反应（photoallergy）

光变态反应是光能在抗原的形成上可能起一定作用的免疫应答反应，是光敏作用的一种。

条件：季节（夏天是皮肤最容易受伤的季节）；逆气（日光或人工紫外线照射）；药毒（抗生素中的四环素、多西环素；磺胺类的磺胺嘧啶；喹诺酮类的诺氟沙星、氧氟沙星、环丙沙星、司帕沙星；抗真菌药如灰黄霉素；口服降糖药 D-860；镇静药中的异丙嗪、氯丙嗪；利尿药如呋塞米、氢氯噻嗪、氨苯蝶啶）；胎弱（具有光敏素质的个体）。

病因：逆气（引起光变态反应的抗原或是由于光的照射而发生变化的皮肤蛋白或核酸，或是由于外源光敏剂吸收光能发生变化，并同蛋白载体一起形成）。

病机：肾藏全形功能的执行结构痰饮（刺激机体产生抗体或细胞免疫反应，发生日光荨麻疹或接触性光过敏性皮炎，表现为红斑、丘疹、瘙痒或灼痛，甚至脱皮、水疱），则见光变态反应。

（十三）传染性软疣（molluscum contagiosum，MC）

传染性软疣是由传染性软疣病毒（molluscum contagiosum virus，MCV）感染所致的传染性皮肤病。

条件：环境（涉及皮肤接触的活动或环境，如游泳池、浴室等公共设施）；恶习（房事不洁）；正虚（免疫功能低下）。

病因：淫气［传染性软疣病毒（MCV）］。

病机：肾藏全形功能的执行结构痰饮（病毒侵入皮肤、黏膜，表皮细胞内含有软化疣小体并发生变性），则见传染性软疣。

（十四）带状疱疹（herpes zoster，HZ）

带状疱疹是潜伏在人体感觉神经节的水痘－带状疱疹病毒再激活后所引起的以皮肤损害为主要表现的疾病。临床特征为沿身体单侧体表神经分布的相应皮肤区域出现呈带状的成簇水疱，伴有局部神经剧烈疼痛。

条件：过劳（过度疲劳）；七情（精神创伤）；癥积（霍奇金病及其他恶性肿瘤）；正虚（使用免疫抑制剂、患艾滋病、病毒感染等导致免疫细胞和免疫分子数量减少或／和功能降低）。

病因：淫气（水痘－带状疱疹病毒）。

病机：肾藏全形功能的执行结构痰饮（初次感染水痘－带状疱疹病毒后，表现为水痘，部分患者病毒沿神经纤维进入感觉神经节，呈潜伏性感染，当免疫功能下降时，引起潜伏的病毒被激活而复制，病毒在神经节内增殖扩散，受侵犯的神经节发生炎症、坏死，产生神经痛，病毒沿神经轴索下行到达该神经所支配区域的皮肤，基底层和深部棘细胞层变性、膨胀，形成表皮内疱疹），则见带状疱疹。

（十五）痤疮（acne）

痤疮是一种毛囊皮脂腺单位的慢性炎症性皮肤病，各年龄段人群均可患病，以青少年发病率为高。

条件：胎弱（父母双方或一方曾患有痤疮的家庭，其子女痤疮的发病率是父母无痤疮病史的 26 倍）；年龄（青少年多发）；藏精神乱（雄激素水平增高或雄、雌激素水平失衡）。

病因：淫气（毛囊内寄生菌，尤其是痤疮丙酸杆菌）。

病机：肾藏全形功能的执行结构痰饮（一方面毛囊内寄生菌，尤其是痤疮丙酸杆菌可水解皮脂中的甘油三酯为游离脂肪酸，毛囊皮脂腺开口处上皮增生及角化过度，后者使皮脂排泌受阻，当皮脂、角质栓等堆积在毛囊口时即形成粉刺；另一方面痤疮丙酸杆菌产生的一些低分子多肽不仅可趋化中性粒细胞产生水解酶，还可通过激活角质形成细胞和皮脂腺细胞 TOLL 样受体，使 TLR2、JLR4 表达增加，调节 IL-1α 及 TNFa 等促炎症因子产生，引起下游系列级联反应），则见痤疮。

（十六）冻疮（pernio）

冻疮是一种与寒冷相关的末梢部位局限性、淤血性、炎症性皮肤病。

条件：季节（易发于初冬、早春季节）；气化神亢（手足多汗）；过逸（缺乏运动）；营亏（营养不良）；血虚（贫血）；主血脉神病（周围血液循环不良）；恶习（鞋袜过紧）。

病因：外寒、外湿（长期暴露于寒冷、潮湿的环境中）。

病机：肾藏全形功能的执行结构血少、痰饮（皮肤血管痉挛收缩，导致组织缺氧引起细胞损伤；久之血管麻痹扩张引起静脉淤血、毛细血管扩张、渗透性增加，血浆渗入组织间隙），则见冻疮。

（十七）天疱疮（pemphigus）

天疱疮是一组由表皮细胞松解引起的自身免疫性慢性大疱性皮肤病。

条件：胎弱（*HLA-DRB*1*0402 和 *HLA-DQB*1*0503 单倍体与疾病遗传易感性有关）。

病因：逆气［表皮棘细胞间桥粒的结构蛋白（Dsg）］。

病机：肾藏全形功能的执行结构痰饮（抗 Dsg 抗体与 Dsg 结合到表皮细胞上，引起细胞间黏附功能丧失，表皮棘层松解），则见天疱疮。

（十八）银屑病（psoriasis）

银屑病是一种遗传与环境共同作用诱发的免疫介导的慢性、复发性、炎症性、系统性疾病。典型临床表现为鳞屑性红斑或斑块，局限或广泛分布。多数患者冬季复发或加重，夏季缓解。中至重度银屑病患者罹患代谢综合征和动脉粥样硬化性心血管疾病的风险增加。

条件：痰饮（感染，如点滴状银屑病发病常与咽部急性链球菌感染有关）；殊态（精神紧张、应激事件、妊娠）；外伤（外伤手术）；气化畸形（肥胖）；恶习（酗酒、吸烟）；药毒（某些药物作用）；全形神少（银屑病患者的皮肤屏障功能存在缺陷）。

病因：胎弱［30％有家族史，银屑病一级亲属的遗传度（遗传因素在疾病发生中所起作用的程度）为67.04％，二级亲属为46.59％。父母一方有银屑病时，其子女银屑病的发病率为16％左右；而父母均为银屑病患者时，其子女银屑病的发病率达50％。同卵双胞胎和异卵双胞胎之间发病的一致性研究也支持遗传因素对银屑病发病的影响。已经发现银屑病易感位点有PSORS1–15，易感基因有 *IL–12B*、*IL23R*、*LCE3B/3C/3D*、*ZNF313*、*IL23A*、*ERAP*1、*TNFAIP*3、*TRAF3IP*2、*NFKBIA*、*PTPN*22 等 80 余个，其中中国发现50%以上〕。

病机：肾藏全形功能的执行结构痰饮（T 细胞异常活化、浸润，皮肤角质形成细胞过度增殖，皮肤出现鳞屑性红斑或斑块，局限或广泛分布），则见银屑病。

（十九）梅毒（syphilis）

梅毒是由梅毒螺旋体（Treponema pallidum，TP）引起的一种慢性传染病，主要通过性接触、垂直传播和血液传播。本病危害性极大，可侵犯全身各组织器官或通过胎盘传播引起死产、流产、早产和胎传梅毒。

病因：淫气（梅毒螺旋体）。

病机：肾藏全形功能的执行结构痰饮（TP 表面的黏多糖酶可能与其致病性有关，TP 对皮肤、主动脉、眼、胎盘、脐带等富含黏多糖的组织有较高的亲和力，可借助其黏多糖酶吸附到上述组织细胞表面，分解黏多糖造成组织血管塌陷、血供受阻，导致管腔闭塞性动脉内膜炎、动脉周围炎，出现坏死、溃疡等病变），则见梅毒。

（二十）坏疽性脓皮病（pyoderma gangrenosum，PG）

坏疽性脓皮病是以皮肤炎症和溃疡为主要表现的非感染性嗜中性皮病，常伴有系统疾病。

病因：胎弱〔蛋白酪氨酸磷酸酶非受体型 6（PTPN6）基因缺失或功能受损，有遗传易感性〕；痰饮（自身炎症性疾病）。

病机：肾藏全形功能的执行结构痰饮〔中性粒细胞胞外陷阱（NET）的形成上调，过度反应导致组织损伤和溃疡形成；内在免疫系统过度激活，导致 IL–1 过度表达，引发 TNF–α、γ 干扰素和 IL–8 的炎症级联反应。TNF–α 和其他促炎症细胞因子触发基质金属蛋白酶（MMP）的合成，以MMP–9 和 MMP–10 的过度表达为主，导致组织损伤和溃疡形成〕，则见坏疽性脓皮病。

（二十一）皮肤结核病（tuberculosis cutis，TC）

皮肤结核病是由结核分枝杆菌（Mycobacterium tuberculosis，MT）感染所致的慢性皮肤病。

病因：淫气（人型结核分枝杆菌、牛型结核分枝杆菌和减毒的牛型结核分枝杆菌）。

病机：肾藏全形功能的执行结构痰饮（经皮肤黏膜损伤直接感染；由体内器官或组织已存在的结核病灶经血行、淋巴系统或直接扩散到皮肤），即皮肤结核病。

（二十二）皮肤小血管炎（cutaneous small vessel vasculitis，CSVV）

皮肤小血管炎又称过敏性血管炎、白细胞碎裂性血管炎、变应性血管炎，是指单纯累及真皮小血管的血管炎。

病因：逆气（感染、药物、肿瘤、杀虫剂、除草剂、石油产品）。

病机：肾藏全形功能的执行结构痰饮（免疫复合物 IgG、IgM 和 C3 在皮肤小血管内沉积，属Ⅲ型变态反应），则见皮肤小血管炎。

（二十三）手癣（tinea manus，TM）和足癣（tinea pedis，TP）

手癣是发生于指间、手掌、掌侧部位的皮肤癣菌感染；足癣是发生于足趾间、足跖、足跟、足侧缘的皮肤癣菌感染。

条件：气化神乱（糖尿病，由于缺乏胰岛素导致物质代谢紊乱，皮肤含糖量增加导致抵抗力下降，易患手、足癣）；药毒（滥用抗生素，长期使用皮质类固醇激素和免疫抑制剂等，使皮肤正常菌群失调）；气化畸形（肥胖者因趾间潮湿，汗液浸渍易患手、足癣）；外伤（手、足部皮肤受外伤，破坏了皮肤的防御功能，也是诱发手、足癣的因素之一）。

病因：淫气（红色毛癣菌、须癣毛癣菌、石膏样小孢子菌和絮状表皮癣菌等借助搔抓患癣部位或与患者共用鞋袜、手套、浴巾、脚盆等感染）。

病机：肾藏全形功能的执行结构痰饮（导致手部或足部出现水疱、糜烂、增厚、脱屑等），则见手癣和足癣。

（二十四）手足口病（hand-foot-mouth disease，HFMD）

手足口病是以手、足和口腔发生水疱为特征，多发于儿童的一种病毒性皮肤病。

条件：年龄（多见于 2 ～ 10 岁的儿童，以 5 岁以下更常见）；环境（可在幼儿园、小学中发生流行）。

病因：淫气［柯萨奇病毒 A16 型病毒为本病最常见的病原微生物，肠道病毒 71 型、其他柯萨奇病毒（如 A5、A7、A9、A10、B3、B5）也可引起］。

病机：肾藏全形、肝藏藏血、疏泄、肺藏主气功能的执行结构痰饮（柯萨奇病毒 A16 和肠道病毒 71 等肠道病毒感染人体后，与咽喉部或肠道上皮细胞的病毒受体相结合，经过细胞的内吞作用进入细胞，通过细胞内脱衣壳、转录、组装等方式形成病毒颗粒，进一步扩散到皮肤、黏膜、神经系统、呼吸系统等，引起相应组织器官发生炎症反应），则见手足口病。

（二十五）骨关节炎（osteoarthritis）

骨关节炎曾称骨关节病、退行性关节病，是一种以关节软骨损害为主，并累及整个关节组织的最常见的关节疾病，最终发生关节软骨退变、纤维化、断裂、溃疡及整个关节面的损害。表现为关节疼痛、僵硬、肥大及活动受限。

条件：年龄（年龄是与 OA 最密切相关的危险因素）；性别（女性 OA 的发生概率是男性的两倍）；气化畸形（肥胖）；全形畸形（关节结构及力线异常）；过劳（长期从事反复使用某些关节的职业或剧烈的文体活动）；胎弱（黑种人较白种人多见；遗传易感性）；外伤（创伤）。

病因：不明。

病机：肾藏全形功能的执行结构痰饮［级联退行性反应（指组织细胞发生变性、坏死等病理改变）导致关节软骨特征性改变，影响所有关节结构］，则见骨关节炎。

（二十六）复发性多软骨炎（relapsing polychondritis，RP）

复发性多软骨炎是一种罕见的、病因及发病机制不甚清楚的免疫介导的全身性炎症性疾病，主要累及含有软骨结构及蛋白聚糖成分的器官（如结缔组织、皮肤、角膜、巩膜、骨、动脉、心瓣膜和脐带等）。

条件：胎弱（遗传学背景在多软骨炎发病机制中起重要作用）。

病因：不明。

病机：肾藏全形功能的执行结构痰饮（自身免疫反应释放的降解酶破坏软骨），则见复发性多软骨炎。

（二十七）类风湿关节炎（rheumatoid arthritis，RA）

类风湿关节炎是一种以侵蚀性、对称性多关节炎为主要临床表现的慢性、全身性自身免疫性疾病。

条件：恶习（吸烟显著增加 RA 发生的风险，并且与抗瓜氨酸化蛋白抗体 ACPA 阳性的 RA 更相关）；胎弱（家系调查显示 RA 现症者的一级亲属患 RA 的概率为 11%，*HLA-DRB*1 等位基因突变与 RA 发病相关）。

病因：逆气 [自身抗原：关节滑膜组织的某些特殊成分或体内产生的内源性物质；外来抗原：感染因子（细菌、支原体和病毒等）或感染因子的某些成分]。

病机：肾藏全形功能的执行结构痰饮 [活化的 CD4$^+$T 细胞和 MHC-Ⅱ型阳性的抗原提呈细胞（antigen presenting cell，APC）浸润关节滑膜，关节滑膜组织的某些特殊成分或体内产生的内源性物质作为自身抗原被 APC 提呈给活化的 CD4$^+$T 细胞，启动特异性免疫应答，导致关节滑膜的慢性炎症、血管翳形成并逐渐出现关节软骨和骨破坏，最终导致关节畸形和功能丧失]，则见类风湿关节炎。

（二十八）脊柱关节炎（spondyloarthritis）

脊柱关节炎曾称血清阴性脊柱关节病（seronegative spondyloarthropathy），是一类以累及脊柱、关节韧带和肌腱为主要表现的慢性炎症性风湿病的总称。最典型的疾病是强直性脊柱炎（ankylosing spondylitis，AS）。其他 SpA 疾病包括反应性关节炎（reactive arthritis，ReA）、银屑病关节炎（psoriatic arthritis，PsA）、炎症性肠病关节炎（inflammatory bowel disease arthritis，IBDA）、幼年脊柱关节炎（juvenile-onset spondyloarthritis，SpA）及未分化脊柱关节炎（undifferentiated spondylarthritis，USpA）。

条件：胎弱（易感基因是 *HLA-B*27，迄今已发现 210 种以上的 *HLA-B*27 亚型）。

病因：痰饮（持续性感染性疾病）。

病机：肾藏全形功能的执行结构痰饮 [病原体激发了机体炎症和免疫应答，造成中轴关节（尤其是骶髂关节）炎症、炎症性外周关节炎、指 / 趾炎（香肠指 / 趾）、附着点炎（韧带或肌腱的骨骼附着处炎症）及皮肤和生殖器病变、眼和肠道炎症等关节外表现]，则见脊柱关节炎。

（二十九）强直性脊柱炎（ankylosing spondylitis，AS）

强直性脊柱炎是脊柱关节炎（spondyloarthritis，SpA）常见的临床类型，以中轴关节受累为主，可伴发关节外表现，严重者可发生脊柱强直和畸形。

条件：胎弱（*HLA-B*2704、*B*2705 等是强直性脊柱炎的易感单倍体型）。

病因：逆气（强直性脊柱炎可能还与泌尿生殖道沙眼衣原体、志贺菌、沙门菌和结肠耶尔森菌等某些肠道病原菌感染有关）。

病机：肾藏全形功能的执行结构痰饮（这些病原体激发了机体炎症和免疫应答，造成肌腱、韧带和关节囊等附着于骨关节部位的非特异性炎症、纤维化乃至骨化），则见强直性脊柱炎。

（三十）红斑狼疮（lupus erythematosus，LE）

红斑狼疮是一种由自身免疫异常所导致的慢性、反复迁延的自身免疫病。可分为皮肤型红斑狼疮（cutaneous lupus erythematosus，CLE）、系统性红斑狼疮（systemic lupus erythematosus，SLE）。皮肤型红斑狼疮包括急性皮肤型红斑狼疮（acute cutaneous lupus erythematosus，ACLE）、亚急性皮肤型红斑狼疮（subacute cutaneous lupus erythematosus，SCLE）和慢性皮肤型红斑狼疮（chronic cutancous lupus erythematosus，CCLE）。

条件：性别、年龄（好发于育龄期女性）；殊态（妊娠可诱发或加重 SLE）；外伤（紫外线辐射可改变皮肤组织中 DNA 的化学结构，使其免疫原性加强，从而诱发或加重 LE）；淫气（链球菌、EB 病毒感染也可诱发或加重本病）；药毒（肼屈嗪、普鲁卡因胺、甲基多巴、异烟肼、青霉素、生物制剂等可诱发药物性狼疮）。

病因：胎弱 [SLE 的发病有家族聚集倾向，遗传度为 43%。0.4%~5% SLE 患者的一级或二级亲属患 LE 或其他自身免疫性疾病；单卵双生子同患 SLE 的比率可达 24%~69%，明显高于异卵双生子（2%~9%）。迄今为止，通过现代遗传学研究方法确定了 *NCF*2、*TNFSF*4、*STAT*4、*AFF*1、*RASGRP*3、*TNIP*1、*IKZF*1、*ETS*1 等 90 余个 SLE 易感基因]。

病机：肾藏全形功能的执行结构痰饮（遗传易感基因与表观遗传调控异常共同导致了 LE 患者免疫紊乱，T 细胞 DNA 发生病理性低甲基化，自身免疫相关基因过度表达。B 细胞功能亢进产生多种自身抗体，包括特异性和非特异性自身抗体，产生 Ⅰ～Ⅳ型超敏反应，引起多器官、系统损伤），则见红斑狼疮。

（三十一）风湿热（rheumatic fever，RF）

风湿热是一种因 A 组链球菌（group A streptococcus，GAS）感染咽部引起的迟发性、非化脓性后遗症。该病具有多种临床表现，可能包括关节炎、心肌炎、舞蹈病、皮下结节及边缘性红斑。反复发作后常遗留轻重不等的心脏损害，形成风湿性心脏病（rheumatic heart disease，RHD）。

条件：外寒、外湿（受寒、受潮湿可能参与诱发本病）；淫气（病毒感染可能参与诱发本病）；年龄（5～15 岁儿童多见和青少年多见）。

病因：逆气（咽喉部 A 组乙型溶血性链球菌感染）。

病机：肾藏全形、心藏主血脉、藏神、肝藏藏血、疏泄的执行结构痰饮（链球菌荚膜与人体关节、滑膜之间有共同抗原，即细胞壁外层中 M 蛋白及 M 相关蛋白、中层多糖中 N- 乙酰葡糖胺等与人体心肌和心瓣膜有共同抗原。细菌细胞膜的脂蛋白与人体心肌肌膜和丘脑下核、尾状核之间有共同抗原。链球菌感染后体内产生的抗链球菌抗体与胞壁外层中 M 蛋白及 M 相关蛋白、中层多糖中 N- 乙酰葡糖胺形成循环免疫复合物，沉积于人体关节滑膜、心肌、心瓣膜及丘脑下核、尾状核，激活补体成分产生炎性病变），则见风湿热。

（三十二）结节性红斑（erythema nodosum，EN）

结节性红斑是发生于皮下脂肪小叶间隔的炎症性疾病，典型表现为小腿伸侧的红色结节和斑块。

条件：年龄（中青年好发）；性别（女性多见）。

病因：逆气（与感染密切相关，特别是溶血性链球菌，其他可能的病原微生物有病毒、衣原体、真菌等；药物如溴剂、碘剂、磺胺类及口服避孕药也可能与本病有关）。

病机：借助肾藏的全形功能（对致病微生物、药物等变应原的迟发型变态反应），导致肾藏全形功能的执行结构痰饮（皮下脂肪小叶间隔发生的炎症性疾病），则见结节性红斑。

（三十三）抗磷脂综合征（antiphospholipid syndrome，APS）

抗磷脂综合征是一种以反复动、静脉血栓形成、习惯性流产、血小板减少以及抗磷脂抗体持续中高滴度阳性为主要特征的非炎症性自身免疫性疾病。

条件：胎弱（APS 患者人白细胞抗原 –DRw53 及人白细胞抗原 –DR4 基因的出现频率增高，并与狼疮抗凝物和 ACL 阳性有关，与 APS 相关的遗传因素还包括干扰素调节因子 5 和信号转导和转录激活因子、Leiden 因子突变等）；性别（女性多于男性）；年龄（多见于年轻人）；恶习（吸烟或被动吸烟）。

病因：逆气［梅毒、非梅毒螺旋体、伯氏疏螺旋体、人类免疫缺陷病毒（HIV）、钩端螺旋体及寄生虫等感染、血管内皮细胞释放血管性假性血友病因子］。

病机：肾藏全形功能的执行结构痰饮（产生抗磷脂抗体），则见抗磷脂综合征。

（三十四）人粒细胞无形体病（human granulocytic anaplasmosis，HGA）

人粒细胞无形体病也称无形体病，是由嗜吞噬细胞无形体（Anaplasma phagocytophilum）侵染人末梢血中性粒细胞引起的一种急性、发热性的全身性疾病，以头痛、肌痛、全血细胞减少和血清转氨酶升高为主要表现，是经蜱传播的人兽共患自然疫源性疾病。

条件：地域（主要为森林、丘陵地区的居民；欧美国家、中东和亚洲居民）；职业（脑力劳动者及旅游者）；季节（夏季蜱活动频繁的 5 ～ 7 月为发病高峰）。

病因：淫气（嗜吞噬细胞无形体通过蜱的叮咬进入体内，经微血管或淋巴管进入有关脏器）。

病机：肾藏全形功能的执行结构痰饮（嗜吞噬细胞无形体为专性细胞内寄生细菌，可与中性粒细胞和粒细胞表面的岩藻糖基化和唾液酸化糖基化折叠蛋白结合，从而侵染粒细胞，全身性炎症，发热、头痛、肌痛），则见人粒细胞无形体病。

（三十五）成人斯蒂尔病（adult onset Still disease，AOSD）

成人斯蒂尔病是一组病因不明的临床综合征，主要以高热、一过性皮疹、关节炎、关节痛、咽痛和白细胞计数升高为临床表现，常伴有肝、脾、淋巴结肿大。

条件：胎弱（HLA 等位基因可能与该病的发病相关，明确致病基因尚未发现）；淫气（链球菌、副流感病毒、腮腺炎病毒、风疹病毒、巨细胞病毒、微小病毒 B19、丙型肝炎病毒等病毒）。

病因：不明。

病机：肾藏全形功能的执行结构痰饮（单核 – 巨噬细胞异常活化，分泌 IL-2、IL-12、IL-10 及 TNF-a 等细胞因子，通过调节 T 细胞、NK 细胞、中性粒细胞等，引起体内无菌性炎症反应，皮疹、关节炎），则见成人斯蒂尔病。

（三十六）疟疾（malaria）

疟疾是由人类疟原虫感染引起的寄生虫病，主要由雌性按蚊叮咬传播。

病因：尸虫（疟原虫寄生）。

病机：肾藏全形功能的执行结构痰饮（雌性按蚊叮人吸血时感染性子孢子随唾液腺分泌物进入人体，经血液循环迅速进入肝脏。被寄生的肝细胞破裂时，释放出大量裂殖子进入血液循环，侵犯红细胞，开始红细胞内的无性繁殖周期。当被寄生的红细胞破裂时，释放出裂殖子及代谢产物作为致热原，刺激机体产生强烈的保护性免疫反应），则见疟疾。

（三十七）回归热（relapsing fever，RF）

回归热是由回归热螺旋体（Borrelia recurrentis，包柔螺旋体）引起的急性虫媒性传染病。

条件：社会（贫困、灾荒、战争、居住拥挤、卫生条件差）。

病因：淫气（回归热螺旋体，人被虱叮咬后因抓痒将虱体压碎，螺旋体自体腔内逸出，经皮肤创面进入人体，或污染手指接触眼结膜、鼻黏膜，或蜱叮咬人体）。

病机：肾藏全形功能的执行结构痰饮（螺旋体进入血流繁殖，一方面，机体产生特异性抗体，如溶解素、凝集素、制动素等，单核 – 巨噬细胞系统吞噬和溶解螺旋体；另一方面，未被杀灭的螺旋体抗原性发生变异，经繁殖达一定数量再次入血，形成新的免疫应答，如此反复抗原蛋白变异和新的免疫应答），则见回归热。

（三十八）流行性斑疹伤寒（epidemictyphus）

流行性斑疹伤寒又称虱传斑疹伤寒（louse-bornetyphus），是由普氏立克次体（Rickettsia prowazeki）引起，以人虱为传播媒介的急性传染病。临床上以急性起病、稽留高热、剧烈头痛、皮疹与中枢神经系统症状为主要特征。病程 2～3 周，40 岁以上患者病情相对较重。

条件：外寒（寒冷地区的冬春季节）；社会（战争、灾荒及卫生条件不良）。

病因：淫气（普氏立克次体）。

病机：肾藏全形功能的执行结构痰饮（立克次体随虱叮咬患者侵入人体后，先在小血管内皮细胞内繁殖，引起血管内皮细胞病变，细胞溶解破裂，大量立克次体释放入血形成立克次体血症），则见流行性斑疹伤寒。

（三十九）弓形虫病（toxoplasmosis）

弓形虫病是由刚地弓形虫（Toxoplasma gondii）引起的人兽共患性疾病，主要侵犯淋巴结、脑、眼、心、肝、肺等。淋巴结肿大是弓形虫病的最常见症状，多见于颌下和颈后淋巴结。

条件：职业（动物饲养员、屠宰厂工作人员以及医务人员）；正虚（免疫功能低下者）。

病因：尸虫（弓形虫感染）。

病机：肾藏全形（淋巴结）、肝藏藏血（脑、眼）、肝藏疏泄（脑）、心藏藏神（脑）、心藏主血脉（心）、脾藏运化（肝）、脾藏散精（肝）、脾藏统血（肝）、肺藏主气（肺）功能的执行结构痰饮〔从消化道侵入人体，进入血液后散布全身，进入单核-巨噬细胞及宿主的各脏器或组织细胞内繁殖，直至细胞胀破，逸出的原虫（速殖子）又可侵入邻近的细胞，如此反复，造成局部组织的灶性坏死和周围组织的炎性反应〕，则见弓形虫病。

（四十）恙虫病（tsut sugamushi disease，TSD）

恙虫病又名丛林斑疹伤寒（scrub typhus），是由恙虫病东方体（Orientia tsutsugamushi）引起的一种急性自然疫源型传染病。鼠类是主要的传染源。本病通过恙螨幼虫（chigger）叮咬传播给人。临床上以叮咬部位焦痂或溃疡形成、发热、皮疹、淋巴结肿大、肝脾肿大以及周围血液白细胞数减少等为特征。

病因：尸虫（恙虫病东方体）。

病机：肾藏全形功能的执行结构痰饮（病原体从恙螨幼虫叮咬处侵入人体，在叮咬局部组织细胞内繁殖，局部皮肤损害，继而直接或经淋巴系统进入血流，形成恙虫病东方体血症），则见恙虫病。

（四十一）曲霉病（aspergillosis）

曲霉病是由曲霉属（Aspergillus）真菌引起的一组疾病，主要包括侵袭性感染和变态反应综合征。

条件：正虚（艾滋病）；药毒（长期大量使用广谱抗生素、糖皮质激素、免疫抑制剂）；外伤（烧伤）；失术（器官移植）；宿疾（严重的慢性基础病）。

病因：淫气（曲霉菌感染，气道吸入大量孢子，长期黏附寄生于鼻腔、鼻咽和口咽部的黏膜上）。

病机：肾藏全形功能的执行结构痰饮［曲霉抗原刺激机体产生 IgE 介导的 I 型和 IgG 介导的 III 型变态反应，引起大量嗜酸性粒细胞聚集并释放炎症介质，黏膜水肿，导致窦口阻塞；曲霉产生多种具有致病性的代谢产物（烟曲霉素、烟曲霉酸等），一方面增强其识别、黏附和穿透组织的作用，另一方面降低呼吸道黏膜纤毛运动及损害其上皮细胞，人体各组织器官发生炎症］，则见曲霉病。

（四十二）念珠菌病（candidiasis）

念珠菌病是由各种致病性念珠菌（Candida）引起的局部或全身感染性疾病，好发于免疫功能低下的患者。

条件：外伤（烧伤、创伤）；失术（手术、导管留置、内镜检查、机械通气、介入治疗、放射性治疗）；药毒（免疫抑制剂、细胞毒性药物、广谱抗生素的滥用）；正虚（艾滋病）；气化神乱（糖尿病）；癥积（肿瘤）。

病因：淫气（念珠菌感染）。

病机：肾藏全形功能的执行结构痰饮（免疫功能低下或欠缺，念珠菌大量繁殖，一方面产生大量的水解酶、磷脂酶、蛋白酶等多种酶类，促进病原菌的黏附、侵袭，造成细胞变性、坏死及血管通透性增加，导致组织器官损伤；另一方面菌丝侵入机体后激发补体系统及抗原抗体反应，导致炎症介质的大量释放，产生特异性免疫反应及迟发超敏反应，侵犯皮肤、黏膜及全身各组织器官），则见念珠菌病。

四、全形内湿

（一）黄褐斑（melasma）

黄褐斑为多见于中青年女性面部对称性的色素沉着性皮肤病。

条件：性别、年龄（多见于中青年女性）。

病因：①殊态（妊娠）、药毒（口服避孕药）、杂毒［微量元素（如铜、锌、铁、银、砷等）和化妆品使用不当］。②外伤（紫外线）、药毒（糖皮质激素）；全形畸形（皮肤屏障受损）。③统血神少（血管因素）。

病机：①肾藏全形功能的执行结构内湿（酪氨酸活性升高，黑素合成增加）。②肾藏全形功能的执行结构内湿（皮肤产生内皮素、白三烯等炎症介质，这些炎症介质通过刺激表皮层的黑素细胞改变黑素细胞活性，导致黑素增加；屏障受损后，角质层变薄，水分减少，皮脂腺分泌量少，导致角质形成细胞功能障碍，不能将黑素及时均匀运送到表皮，皮肤对外界敏感，耐晒性降低，产生色素沉着）。③脾藏的统血功能异常（血管脆性增加，内皮细胞因子释放，血管通透性增加），导致肾藏全形功能的执行结构内湿（红细胞漏出，褐色含铁血黄素在皮肤沉积），则见黄褐斑。

（二）黏多糖贮积症（Mucopolysaccharidosis）

黏多糖贮积症黏多糖是蛋白质和氨基多糖结合形成的糖蛋白，黏多糖分解需要的多种溶酶体水解酶。溶酶体水解酶的遗传性缺陷可使氨基多糖降解不完全而蓄积于溶酶体中，导致黏多糖贮积症。黏多糖贮积症是溶酶体贮积症的一种。溶酶体贮积症（lysosomal storage disorders，LSD）是由于溶酶体中糖苷酶、蛋白酶、膜蛋白、转运蛋白、酶修饰剂或激活剂等缺陷，使酶的底物不能降解而在溶酶体内贮积所导致的一组疾病。

病因：胎弱（分解黏多糖的多种溶酶体水解酶的遗传基因缺陷）。

病机：肾藏全形功能的执行结构内湿（分解黏多糖的多种溶酶体水解酶减少，黏多糖蓄积于溶酶体），则见黏多糖贮积症。

（三）戈谢病（Gaucher disease，GD）

戈谢病又称葡萄糖脑苷脂沉积病、戈谢病，是一种常染色体隐性遗传的溶酶体贮积病。

病因：胎弱〔β-葡萄糖脑苷脂酶（β-glucocerehrosidase，GBA）基因突变所致，致病基因位于 1q22〕。

病机：肾藏全形功能的执行结构内湿〔β-葡萄糖脑苷脂酶结构异常，酶活性降低或丧失，巨噬细胞内的葡萄糖脑苷脂不能被进一步水解，贮积在溶酶体中，形成戈谢（Gaucher）细胞，并浸润组织、器官〕，则见戈谢病。

（四）淀粉样变性（amyloidosis）

淀粉样变性是由多种原因造成的淀粉样物质（amyloid）沉积细胞间，致使受累脏器功能逐渐衰竭的一种临床综合征。淀粉样物质可沉积于全身各种器官，特别是脾脏、肝脏、肾脏等处的间质中。

病因：淫气（大肠埃希菌、梅毒、结核）；痰饮（系统性红斑狼疮、类风湿关节炎、干燥综合征）；胎禀（遗传性大脑出血性淀粉样变性、家族性地中海热、家族性淀粉样变多发性神经病变、家族性淀粉样变性心肌病）；癥积（多发性骨髓瘤、恶性淋巴瘤）；失术（长期血液透析）。

病机：肾藏的全形功能异常（合成淀粉样物质），导致肾藏全形功能的执行结构内湿（淀粉样物质沉积细胞间），则见原发性皮肤淀粉样变。

五、全形水壅

（一）黏液性水肿（myxedema）

黏液性水肿是血循环中甲状腺激素缺乏，黏蛋白沉积于皮下组织而产生的特征性非凹陷性水肿。

病因：藏精痰饮（自身免疫性甲状腺炎）；失术（甲状腺放射性碘治疗、甲状腺手术、垂体部分切除）；藏精病（垂体肿瘤、产后垂体坏死、下丘脑功能障碍、甲状腺激素受体或受体后病变）。

病机：肾藏的藏精功能异常（甲状腺激素分泌减少），借助肾藏的全形功能（水、蛋白代谢障碍），导致肾藏全形功能的执行结构水壅（皮下组织间隙水、黏蛋白潴留，皮肤肿胀明显，但指压却似有张力而无凹痕），则见黏液性水肿。

第九节　气化形病

气化形病即肾藏气化（异化）功能的固定结构异常，主要包括能量代谢系统的胞内酶、细胞器、产能结构、散热结构、保热结构。本节将讨论 5 种气化形病的内涵和病因病机。

一、气化畸形

（一）肥胖症（obesity）

肥胖症是一种以体内脂肪过度蓄积和体重超常为特征的慢性代谢性疾病。

条件：胎传（胎儿期母体营养不良或低出生体重儿在成年期容易发生肥胖症）。

病因：①胎弱 [β3 肾上腺素能受体、激素敏感性脂酶、胰岛素受体底物 –1、糖原合成酶等腹型肥胖基因；基因（瘦素、瘦素受体、阿片 – 促黑素细胞皮质素原、激素原转换酶、黑皮素受体 4 及过氧化物酶体增殖物激活受体 γ 等）突变]。②过逸（体力活动减少）。③杂毒（双酚 A、邻苯二甲酸、二噁英类似物及多氯联苯等）。④藏神神病（下丘脑弓状核异常）、偏食（饮食结构改变）、运化病（有益菌和有害菌比例失调）。⑤藏精神乱（瘦素、脂联素、胰岛素、胃生长素、胰高血糖素、生长激素、甲状腺激素、肾上腺素等分泌异常）。

病机：①肾藏的气化功能异常（在食物短缺的情况下能有效利用能源生存下来，在食物丰富时可引起腹型肥胖）。②肾藏的气化功能异常（供能物质消耗减少）。③肾藏的藏精功能异常（对肥胖有促进作用，其机制与类雌激素样作用有关），肾藏的气化功能异常。④脾藏的运化功能异常（供能物质摄入增多），肾藏的气化功能异常（供能物质消耗不足）。⑤肾藏的气化功能异常（糖、脂肪代谢紊乱），以上影响肾藏气化功能的执行结构（糖原在人体堆积，糖向脂肪转换），则见肥胖症。

（二）消瘦症（emaciation）

消瘦症是指体重下降至低于正常体重的 10%～15%。常可见皮肤松弛、骨骼突出等症状。

条件：年龄（衰老可引起人体脂肪生成障碍）；偏食（减肥过度）；胎弱（遗传因素）。

病因：①运化神乱（胃肠功能紊乱）、藏神神乱（厌食症）、环境（食物供给不足）。②气化神乱（糖尿病）、藏精神亢（甲亢）。③瘕积（恶性肿瘤）、宿疾（久病重病）、过劳（过度劳累）。④失术（消化系统手术）。⑤七情（精神神经因素）。

病机：①脾藏的运化功能异常（便秘、纳食减少、易腹泻腹胀等，引起营养吸收减少；营养物质摄入减少）。②肾藏的气化功能异常（引起代谢性亢进，导致糖、脂肪、蛋白质消耗过度）。③肾藏的气化功能异常（恶性肿瘤可因炎性因子、泛素－蛋白酶系统、氧化应激等原因，引起不同程度的恶病质，并引发机体很难逆转的消瘦；供能物质消耗过多）。④脾藏运化功能的执行结构异常（消化系统结构改变），影响脾藏的运化功能（影响消化吸收）。⑤肝藏的疏泄功能异常（神经内分泌系统），影响脾藏的运化功能（影响消化吸收），以上影响肾藏气化功能的执行结构，则见消瘦症。

（三）线粒体 DNA 耗竭综合征 2（mitochondrial DNA depletion syndrome 2，MDS2）

线粒体 DNA 耗竭综合征 2 是一组由核基因致病突变导致的遗传性疾病，以受影响组织的线粒体 DNA（mtDNA）拷贝数减少为遗传学特征。

病因：胎弱（定位于 16q21 的 $TK2$ 基因突变）

病机：肾藏气化功能的执行结构畸形［胸腺激酶 2（$TK2$）缺乏，线粒体 DNA 合成所需核苷酸（脱氧胸腺嘧啶核苷和脱氧胞苷一磷酸）水平减低，导致功能线粒体 DNA 数量减少］，则见线粒体 DNA 耗竭综合征 2。

（四）面偏侧萎缩症（facial hemiatrophy，FH）

面偏侧萎缩症是一种病因未明的、进行性发展的偏侧组织营养障碍性疾病，表现为一侧面部慢性进行性组织萎缩，如范围扩大可累及躯干和肢体，称为进行性半侧萎缩症（progressive hemiatrophy，PH）（累及结缔组织，特别是面部皮下脂肪最先受累，累及皮肤各层，尤其是乳头层萎缩，结缔组织减少，肌纤维变细，横纹减少，但肌纤维数量不减少且保持其收缩力，导致局部面部组织萎缩）。

条件：外伤（外伤）；痰饮（全身或局部感染）；藏精神乱（内分泌失调）。

病因：胎弱（患者可能存在某种特定的控制交感神经的基因缺陷，这种缺陷的基因在一定年龄阶段表达）。

病机：肝藏的疏泄功能异常（交感神经受损），导致肾藏气化功能的执行结构血少、畸形（受交感神经支配的血管运动功能失调，微循环调节功能障碍，营养通路血管内灌注量不足，最终出现患处组织缺血缺氧，营养障碍，累及结缔组织，特别是面部皮下脂肪最先受累，累及皮肤各层，尤其是乳头层萎缩，结缔组织减少，肌纤维变细，横纹减少，但肌纤维数量不减少且保持其收缩力，导致局部面部组织萎缩），则见面偏侧萎缩症。

二、气化癥积

脂肪瘤（lipoma）

脂肪瘤是一种常见的软组织良性肿瘤，由成熟脂肪细胞构成，可发生于身体任何有脂肪的部位。好发于肩、背、颈、乳房和腹部，其次为四肢近端（如上臂、大腿、臀部）。主要在皮下，称浅表脂肪瘤，也可见于肢体深部和肌腹之间，称深部脂肪瘤。

条件：年龄（多见于40～60岁中年人，儿童较少见）；营亏（肠道营养不良）；痰饮（慢性炎症刺激）；气化神病（脂肪组织代谢异常和障碍）；藏精神乱（脑垂体前叶性腺激素水平分泌异常）。

病因：胎弱（约1/3多发性脂肪瘤患者可有家族史、先天性发育不良）。

病机：肾藏全形功能的执行结构癥积（脂肪瘤致瘤因子处于活跃状态。免疫力下降时，淋巴细胞、单核－巨噬细胞等对致瘤因子的监控能力下降，脂肪瘤致瘤因子与机体的正常细胞中某些基因片段结合，形成基因异常突变，使正常脂肪细胞与周围组织细胞异常增生，脂肪组织沉积，并向体表或各个内脏器官突出），则见脂肪瘤。

第十节　主水形病

主水形病即肾藏主水（泌尿）功能的固定结构异常，主要包括肾、输尿管、膀胱、尿道、参与尿液输送、贮存和排泄的平滑肌和骨骼肌及分布其上的脉管系统。本节将讨论 23 种主水形病的内涵和病因病机。

一、主水畸形

（一）肾脏囊肿（Renal cyst）

肾脏囊肿是以肾脏出现内覆上皮细胞囊肿为特征的囊性疾病。囊肿可有单个或多个，内含液体或半固体碎片，多为遗传性，也可为后天获得性。分为单纯性肾囊肿、成人型肾囊肿、获得性肾囊肿。

条件：年龄（发生率随年龄的增长而升高）；性别（多发于男性）。

病因：胎弱（多为遗传性）；主水神病（尿毒症）；失术（透析治疗）。

病机：肾藏主水功能的执行结构畸形（肾脏内覆上皮细胞囊肿），则见肾脏囊肿。

（二）常染色体显性遗传性多囊肾病（autosomal dominant polycystic kidney disease，ADPKD）

常染色体显性遗传性多囊肾病是最常见的遗传性肾脏病。其主要病理特征为双肾广泛形成囊肿并进行性生长，最终破坏肾脏的结构和功能，导致终末期肾病（ESRD）。ADPKD 为一系统性疾病，除累及肾脏外，还可伴肝脏、胰腺囊肿，颅内动脉瘤、结肠憩室及心脏瓣膜缺陷等肾外表现。

条件：痰饮（感染）；杂毒（中毒）。

病因：胎弱［目前认为胚胎期从亲代遗传的 *PKD*1 和 *PKD*2 基因杂合子突变（生殖细胞突变）不足以发病，在感染、中毒等后天环境因素的"二次打击"下，杂合子正常等位基因也发生突变（体细胞突变）］。

病机：肾藏主水功能的执行结构畸形，则见常染色体显性遗传性多囊肾病。

（三）遗传性肾炎（Alport syndrome，AS）

遗传性肾炎又称 Alport 综合征、眼 - 目 - 肾综合征，由编码基底膜Ⅳ型胶原 $\alpha_{3\sim6}$ 链基因突变所致，临床主要表现血尿、进行性肾衰竭，伴或不伴感音神经性耳聋、眼病变。

病因：胎弱（Ⅳ型胶原 $\alpha_{3\sim6}$ 链基因 *COL4A3*、*COL4A4*、*COL4A5*、*COL4A6* 基因突变）。

病机：肾藏主水、肝藏藏血功能的执行结构畸形（相应 α 链分子表达异常，α 链自发聚集障碍，不能形成正常的Ⅳ型胶原网，而且易于降解，最终影响基底膜的结构与功能，累及肾小球、耳蜗、角膜、晶状体和视网膜基底膜），则见遗传性肾炎。

（四）糖尿病肾病（diabetic nephropathy，DN）

糖尿病肾病是糖尿病最常见的微血管并发症之一。无论是 1 型还是 2 型糖尿病，30%～40% 的患者可出现肾脏损害，而 2 型糖尿病中约 5% 的患者在确诊糖尿病时就已存在糖尿病肾病。

条件：痰饮（活性氧产生过多、炎性因子）；主水神病（肾脏血流动力学改变，导致肾小球高灌注、高跨膜压和高滤过）；胎弱（DN 发病具有家族聚集性，*SOD-Mn*、*ELMO*1、*AGT* 等基因异常）；气化畸形（肥胖）；脂盈（高血脂）；恶习（吸烟）；主血脉神病（高血压）；性别（男性患病率高）。

病因：气化神病（糖代谢异常）。

病机：糖盈（高糖血症），肾藏全形功能的执行结构痰饮［一方面，葡萄糖自身氧化造成线粒体超负荷；另一方面，机体抗氧化能力下降，细胞内抗氧化的还原性辅酶Ⅱ（NADPH）量不足，导致活性氧（ROS）产生过多］，导致肾藏主水功能的执行结构畸形（活性氧可诱导多种损伤介质，促进肾小球细胞外基质合成增多、降解减少，导致小球纤维化，活性氧也可以造成上皮细胞黏附性消失，小管基底膜破坏和间质细胞浸润增加，导致小管间质纤维化），则见糖尿病肾病。

（五）梗阻性肾病（obstructive nephropathy，ON）

梗阻性肾病是指因为尿流障碍而导致肾脏实质性损害的疾病。

病因：主水痰饮（慢性间质性肾炎）。

病机：肾藏主水功能的执行结构畸形（肾小管纤维化、萎缩，合并腹膜后纤维化，压迫输尿管，输尿管周围发生纤维化粘连，压迫尿路），肾藏的主水功能异常（尿液排出受阻，肾脏压力增高），导致肾藏主水功能的执行结构畸形（导致肾脏实质性损害），则见梗阻性肾病。

（六）肾动脉狭窄（renal artery stenosis，RAS）

肾动脉狭窄是指一侧或双侧肾动脉主干或主要分支狭窄 ≥ 50%，引起高血压和（或）肾功能不全的一种临床病证。

病因：①主血脉畸形（动脉粥样硬化，纤维肌发育不良）。②主血脉痰饮（大动脉炎）。

病机：①肾藏主水功能的执行结构畸形（狭窄常位于肾动脉开口处或近端 1/3 处；狭窄常位于肾动脉中段或其分支处）。②肾藏主水功能的执行结构畸形（常累及双侧肾动脉），则见肾动脉狭窄。

（七）小动脉性肾硬化症（arteriolar nephrosclerosis，AN）

小动脉性肾硬化症又称高血压肾硬化症（hypertensive nephrosclerosis，HN），是指由长期未控制好的高血压引起的肾损害，为导致终末期肾病的第 2 位病因（约占 25%）。本病可分为良性小动脉性肾硬化症（benign arteriolar nephrosclerosis，BAN）及恶性小动脉性肾硬化症（malignant arteriolar nephrosclerosis，MAN）两种。

1. 良性小动脉性肾硬化症

病因：主血脉神病（长期未控制好的高血压）。

病机：肾藏主水功能的执行结构畸形（入球小动脉玻璃样变性），则见良性小动脉性肾硬化症。

2. 恶性小动脉性肾硬化症

病因：主血脉神病［恶性高血压（肾脏过度分泌肾素又会促进血压进一步增高）］。

病机：肾藏主水功能的执行结构畸形（肾小球前小动脉硬化），则见恶性小动脉性肾硬化症。

二、主水癥积

（一）肾癌（renal carcinoma，RC）

肾癌是起源于肾实质泌尿小管上皮系统的恶性肿瘤。

条件：恶习（吸烟）；气化畸形（肥胖）；主血脉神病（高血压）；职业（有报道接触金属铺的工人、报业印刷工人、焦炭工人、干洗业和石油化工产品工作者肾癌发病和死亡危险性增加）；偏食（高摄入乳制品、动物蛋白、脂肪，低摄入水果和蔬菜是肾癌的危险因素；咖啡可能增加肾癌的危险性但与咖啡用量无关）；失术［在进行长期维持性血液透析的患者，萎缩的肾脏内发生囊性变（获得性囊性病）进而又发现肾癌的病例有增多的现象］；气化神乱（有报告糖尿病患者更容易发生肾癌。肾癌患者中14%患有糖尿病，是正常人群患糖尿病的5倍）；外伤（α 颗粒辐射源）；胎弱［少见家族内肾癌，其第三对染色体上有缺陷；遗传性斑痣性错构瘤（VHP）病的患者发生肾癌者多达28%～45%；*VHL* 基因突变］；药毒（滥用解热镇痛药尤其是含非那西丁的药物可增加肾盂癌危险性；利尿剂也可能是促进肾癌发生的因素）。

病因：癥原（肾细胞基因突变）。

病机：肾藏主水功能的执行结构癥积（肾细胞癌变），则见肾癌。

（二）膀胱癌（bladder cancer，BC）

膀胱癌泛指各种出自膀胱的恶性肿瘤。最常见的膀胱癌细胞来自膀胱内面黏膜表皮，正式名称为移行上皮细胞癌（TCC）。发生在膀胱侧壁及后壁最多，其次为三角区和顶部。

条件：年龄（发病率随年龄增长而增加，高发年龄 50～70 岁）；性别（男性膀胱癌发病率为女性的 3～4 倍）；恶习（吸烟是目前最为肯定的膀胱癌致病危险因素，30%～50%的膀胱癌由吸烟引起，吸烟可使膀胱癌危险率增加 2～6 倍，随着吸烟时间的延长，膀胱癌的发病率也明显增高）；杂毒（苯胺、二氨基联苯、2- 萘胺、1- 萘胺、铝制品、煤焦油、沥青、染料、橡胶、煤炭气化）、地域（在欧洲、北美及北非地区发病率最高，地中海及中非地区发病率最低）；偏食（高脂肪食物易致膀胱癌，长期吃含硝酸盐的食品和高脂肪饮食的人群，患病率较高。咖啡摄入过多也可能相关）；胎弱（家族遗传）；药毒（大量服用非那西汀类药物，也有可能致膀胱癌）；痰饮（慢性感染）；尸虫（血吸虫感染）；全形神病（体内色氨酸代谢异常）。

病因：癥原（基因突变）。

病机：肾藏主水功能的执行结构癥积（膀胱尿路上皮癌变），则见膀胱癌。

三、主水血团

（一）肾动脉血栓（renal artery thrombosis，RAT）

肾动脉血栓是指肾动脉或其分支被栓子堵塞，导致肾脏组织缺血、坏死。肾动脉栓塞的栓子90%来源于心脏。

病因：主血脉畸形（动脉粥样硬化、纤维肌发育不良）；主血脉痰饮（大动脉炎症）；主血脉癥积（动脉瘤）；血稠（血液凝固性增高）；外伤（钝性外伤、减速性损伤）；失术（肾动脉造影、经皮肾动脉球囊扩张术等临床操作）。

病机：肾藏主水功能的执行结构血团，则见肾动脉血栓。

（二）肾动脉栓塞（renal artery embolism，RAE）

肾动脉栓塞是指因各种原因导致动脉血栓，脱落后随血液循环到达肾动脉或其分支，从而引起肾动脉的阻塞。

病因：主血脉神病（心房颤动）；主血脉癥积（心房黏液瘤）；失术（换瓣术后血栓）；血团（心肌梗死后附壁血栓、脂肪栓子、肿瘤栓子）。

病机：肾藏主水功能的执行结构血团，则见肾动脉栓塞。

（三）肾静脉血栓（renal vein thrombosis，RVT）

肾静脉血栓是指肾静脉主干和（或）分支内血栓形成，导致肾静脉部分或全部阻塞而引起的一系列病理改变和临床表现。

病因：药毒（雌激素治疗）；血稠（妊娠、肾病综合征等引发的血液高凝状态）；癥积（肿瘤侵袭、主动脉瘤、腹膜后纤维化）；恶血（血肿）。

病机：肾藏主水功能的执行结构血团，则见肾静脉血栓。

四、主水痰饮

（一）急性肾小球肾炎（acute glomerulonephritis，AGN）

急性肾小球肾炎简称急性肾炎，是以急性肾炎综合征为主要临床表现的一组疾病。临床特点为急性起病，表现为血尿、蛋白尿、水肿和高血压，可伴有一过性肾功能不全。

病因：淫气（β–溶血性链球菌"致肾炎菌株"感染）。

病机：肾藏主水功能的执行结构痰饮（针对链球菌致病抗原的抗体与肾小球内成分发生交叉反应、循环或原位免疫复合物沉积诱发补体异常活化，肾小球内炎症细胞浸润），则见急性肾小球肾炎。

（二）慢性肾小球肾炎（chronic glomerulonephritis，CGN）

慢性肾小球肾炎简称慢性肾炎，以蛋白尿、血尿、高血压和水肿为基本临床表现，起病方式各有不同病情迁延并呈缓慢进展，可有不同程度的肾功能损害，部分患者最终将发展至终末期肾衰竭。

条件：殊态（妊娠）；过劳（劳累）。

病因：主水病（原发性肾小球疾病、急性肾炎）；主血脉神病（高血压）；脂盈（高脂血症）；药毒（肾毒性药物）。

病机：肾藏主水功能的执行结构痰饮（肾功能损害），则见慢性肾小球肾炎。

（三）急性间质性肾炎（acute interstitial nephritis，AIN）

急性间质性肾炎又称急性肾小管间质性肾炎（acute tubulointerstitial nephritis，ATIN）。由多种病因引起，起病急骤，以肾间质水肿和炎症细胞浸润为主要病理表现，肾小球及肾血管多无受累或病变较轻，以肾小管功能障碍可伴或不伴肾小球滤过功能下降为主要临床特点的一组临床病理综合征。

病因：药毒（抗生素、非甾体抗炎药及解热镇痛药、治疗消化性溃疡病药物、利尿剂、别嘌醇、硫唑嘌呤、青霉胺、丙硫氧嘧啶、环孢素、卡托普利、金制剂、甲基多巴、苯茚二酮、去甲基麻黄素、丙磺舒、磺吡酮、华法林等药物）；尸虫（血吸虫、疟原虫）；痰饮（移植肾急性排异病、系统性红斑狼疮、原发性干燥综合征、坏死性血管炎和 IgG4 相关疾病等；原发肾脏感染、全身性感染）。

病机：肾藏主水功能的执行结构痰饮（肾间质损害），则见急性间质性肾炎。

（四）慢性间质性肾炎（chronic interstitial nephritis，AIN）

慢性间质性肾炎又称慢性肾小管间质性肾炎（chronic tubulointerstital nephritis，CTIN），是由多种病因引起，以肾小球功能障碍为主要表现的一组疾病或临床综合征。与急性间质性肾炎（AIN）的不同之处为，其病程长，起病隐匿，常缓慢进展至慢性肾衰竭，病理也以慢性病变为主要表现，肾小管萎缩、肾间质纤维化突出。

病因：药毒（NSAIDs 及镇痛药、亚硝脲类烷化剂、含马兜铃酸的中药等）；内湿（高尿酸和尿酸盐）；痰饮（急性间质性肾炎发展而成或慢性肾盂肾炎、放射性肾炎、肾结核、系统性红斑狼疮、干燥综合征和 IgG4 相关疾病）；钙盈（高钙血症）；钾亏（低钾血症）；结石（草酸盐）；杂毒（重金属如铂、铜、铅、锂和汞等）；全形癥积（白血病、华氏巨球蛋白血症、冷球蛋白血症、淋巴瘤、多发性骨髓瘤等）。

病机：肾藏主水功能的执行结构痰饮（肾间质受损，包括淀粉样变性、髓质囊肿病和多囊肾病），则见慢性间质性肾炎。

（五）狼疮肾炎（lupus nephritis，LN）

狼疮肾炎即系统性红斑狼疮（SLE）引发的肾脏损害。
病因：全形痰饮（系统性红斑狼疮）。
病机：肾藏主水功能的执行结构痰饮（系统性红斑狼疮免疫复合物形成与沉积，激活补体，引起炎症细胞浸润、凝血因子活化及炎症介质释放，肾脏损伤），则见狼疮肾炎。

（六）IgA 肾病（IgA nephropathy）

IgA 肾病是指肾小球系膜区以 IgA 或 IgA 沉积为主的肾小球疾病。
条件：年龄、性别（20 ～ 30 岁男性多见）。
病因：逆气（感染）。
病机：肾藏主水功能的执行结构痰饮（IgA、C3 合成增多，沉积于肾小球系膜区，导致肾小球硬化和间质纤维化），则见 IgA 肾病。

（七）血管炎肾损害（renal damage due to vasculitis）

血管炎肾损害是由于小血管发生坏死性炎性病变引起的肾脏损害，表现为血尿、蛋白尿、红细胞管型、肾功能损伤。

病因：主血脉痰饮（血管炎）。

病机：表现为肾藏主水功能的执行结构痰饮［寡免疫复合物性沉积的特发性坏死和（或）新月体性肾炎改变，可见毛细血管壁纤维素样坏死、新月体形成］，则见血管炎肾损害。

（八）尿路感染（urinary tract infection，UTI）

尿路感染简称尿感，是指病原体在尿路中生长、繁殖而引起的感染性疾病。本病主要叙述细菌（不包括结核）引起的尿路感染。

条件：过逸（长期卧床等）；药毒（长期使用免疫抑制剂）、宿疾（严重的慢性病）；气化神乱（糖尿病）；胎弱（反复发作尿路感染的妇女中，有尿路感染家族史的显著多于对照组）；结石（结石导致尿液积聚，细菌不易被冲洗清除）；癥积（肿瘤可导致尿液积聚，细菌不易被冲洗清除）；生育形病（前列腺增生、狭窄等导致尿液积聚，细菌不易被冲洗清除）；失术（导尿或留置导尿管、膀胱镜和输尿管镜检查、逆行性尿路造影等可致尿路黏膜损伤）；主水病（膀胱输尿管反流、肾盂及输尿管畸形、多囊肾病）；殊态（妊娠）；性别（女性易发生）；生育痰饮（婴幼儿外阴阴道炎）。

病因：淫气（艾滋病病毒、革兰阴性杆菌、革兰阳性杆菌）。

病机：肾藏主水功能的执行结构痰饮（膀胱炎：病原菌由尿道上行至膀胱；肾盂肾炎：病原菌由尿道上行至输尿管、肾盂），则见尿路感染。

（九）淋病（gonorrhoea）

淋病由淋病奈瑟菌（Neisseria gonorrhoeae，NG，简称淋球菌）感染引起，主要导致泌尿生殖系统的化脓性感染，也可有眼、咽、直肠感染和播散性淋球菌感染。

条件：恶习（房事不洁）；年龄（多发于性活跃的青、中年）；环境［因接触有淋球菌的分泌物或被污染的用具（如衣裤、被褥、毛巾、浴盆、坐便器等）］。

病因：淫气（淋球菌）。

病机：肾藏主水、生育功能的执行结构痰饮（淋球菌侵入生殖道黏膜并繁殖，引起尿道和生殖道感染），则见淋病。

五、主水结石

（一）肾结石（renal calculus，RC）

肾结石是一些晶体物质（如钙、草酸、尿酸、胱氨酸等）和有机基质（如基质 A、酸性黏多糖等）在肾脏的异常聚积。结石较大表现为腰部酸胀不适或在身体活动增加时有隐痛或钝痛。结石较小常引发腰腹部刀割样剧烈疼痛。

条件：性别（男性发病多于女性）；年龄（多发生于青壮年）。

病因：藏精神亢（甲状旁腺功能亢进、皮质醇增多症）；气化神病（高血糖）；殊态（长期卧床）；营亏（维生素 B₆ 缺乏、缺镁饮食）；主水病（尿路梗阻、感染）；异物（尿路异物）；药毒（药物使用）。

病机：肾藏主水功能的执行结构结石（尿中晶体物质浓度升高或溶解度降低，呈过饱和状态，析出结晶并在局部生长、聚积，最终形成结石，可排入输尿管和膀胱），则见肾结石。

（二）膀胱结石（vesical calculus，VC）

膀胱结石是指膀胱内形成结石，分为原发性膀胱结石和继发性膀胱结石。

病因：营亏（营养不良）；主水病（前列腺增生、尿道狭窄、膀胱颈部肿瘤、感染）、气化神病（代谢性疾病）、异物（膀胱导管、缝线）、尸虫（血吸虫虫卵）。

病机：肾藏主水功能的执行结构结石（尿液滞留诱发膀胱结石形成），则见膀胱结石。

第十一节　藏精形病

藏精形病即肾藏藏精（体液调节）功能的固定结构异常，主要包括内分泌腺、内分泌组织及分布其上的脉管系统。本节将讨论 10 种藏精形病的内涵和病因病机。

一、藏精畸形

先天性胸腺发育不全（congenital thymic dysplasia，CTD）

先天性胸腺发育不全又称迪格奥尔格综合征（DiGeorge syndrome，DGS）（OMIM#188400）或第 3、4 咽囊综合征。染色体 22q11.2 缺失是常见原因，涉 及 TBX1（T-box transcription factor 1） 和 DGCR8（DiGeorge syndrome critical region gene 8）基因（OMIM*609030）等，可以表现为常染色体显性或隐性遗传的特征。

病因：胎弱（染色体 22q11.2 缺失）。

病机：肾藏藏精功能的执行结构畸形（第 3、4 咽囊的先天性发育缺陷），则见先天性胸腺发育不全。

二、藏精瘤积

（一）垂体瘤（pituitary tumors，PT）

垂体瘤是一组起源于腺垂体、神经垂体及胚胎期颅咽管囊残余鳞状上皮的肿瘤。其典型症状主要表现：肿瘤占位效应和局部压迫症状（头痛、双颞侧偏盲、视神经萎缩、复视、嗅觉消失、尿崩症、嗜睡、体温调节紊乱）；激素分泌异常综合征（身材矮小、性发育不全）。

条件：失术（放疗）；藏精神亢［生长激素释放激素（GHRH）过量、促肾上腺皮质激素释放激素（CRH）过多］；藏精神失（甲状腺、性腺、肾上腺功能衰竭）。

病因：瘤原［多发性内分泌腺瘤病（MEN-1）基因突变］。

病机：肾藏藏精功能的执行结构瘤积［某些信号转导分子（gsp、CREB）突变或成纤维生长因子（FGF-2）、表皮生长因子（EGF）等生长因子过多，癌基因的激活及抑癌基因的失活，垂体瘤转录因子（prop-1）过度激活、某些下丘脑激素受体的活化性突变，单克隆的突变细胞不断增殖］，则见垂体瘤。

（二）催乳素瘤（prolactinoma）

催乳素（PRL）瘤和高 PRL 血症是常见的下丘脑垂体疾病。PRL 腺瘤是最常见的垂体功能性腺瘤，约占全部垂体腺瘤的 45%，是临床上病理性高 PRL 最常见的原因。PRL 腺瘤多为良性肿瘤，根据瘤体大小可分为微腺瘤（＜10mm）和大腺瘤（＞10mm）。

条件：性别（女性患者中微腺瘤占 2/3，大腺瘤占 1/3，绝经后女性多为大腺瘤，男性几乎都是大腺瘤。女性发病率显著高于男性，微腺瘤男女比例 1∶20，大腺瘤男女比例 1∶1）；藏精神乱（下丘脑调节功能紊乱起允许和促进作用）。

病因：癥原［垂体的自身缺陷是催乳素瘤形成的起始原因，催乳素瘤相关的肿瘤激活基因有肝素结合分泌性转型基因（*HST*）、垂体瘤转型基因（*PTTG*）］。

病机：肾藏藏精功能的执行结构癥积（垂体前叶腺嗜酸细胞克隆性异常增殖），则见催乳素瘤。

（三）甲状腺癌（thyroid carcinoma，TC）

甲状腺癌是内分泌系统最常见的恶性肿瘤。甲状腺滤泡上皮源性的恶性肿瘤根据组织学特征分为分化型甲状腺癌和未分化型甲状腺癌。

条件：失术（儿童时期接受过外照射治疗）；外伤（核泄漏造成的放射性碘暴露）；地域（甲状腺滤泡状癌在碘缺乏地区更为常见）。

病因：癥原（染色体断裂，基因突变或重排和抑癌基因功能丧失）。

病机：肾藏藏精功能的执行结构癥积（甲状腺细胞无限增殖），则见甲状腺癌。

（四）弥漫性非毒性甲状腺肿（diffuse nontoxic goiter，DNG）

弥漫性非毒性甲状腺肿又称单纯性甲状腺肿（simple goiter），是指甲状腺弥漫性肿大，不伴结节及甲状腺功能异常。

条件：恶习（嗜烟酒）；藏精神少（胰岛素抵抗）。

病因：①地域（碘缺乏地区）。②偏食（食用致甲状腺肿食物，如卷心菜、白菜、花椰菜、甘蓝等）、药毒（硫脲类、硫氰酸盐、高氯酸盐、锂盐等）。③地域（水源性高碘地方）、药毒（长期使用含碘药物、碘油椎管造影）。④胎弱（遗传缺陷，钠－碘同向转运蛋白、甲状腺球蛋白、过氧化物酶、双重氧化酶2、促甲状腺激素受体和 *PENDRIN* 等相关基因突变）。

病机：①肾藏的藏精功能异常（甲状腺激素合成不足，反馈性引起垂体分泌过量的促甲状腺激素），导致肾藏藏精功能的执行结构瘀积（甲状腺增生肥大）。②肾藏的藏精功能异常（抑制甲状腺激素合成和释放），导致肾藏藏精功能的执行结构瘀积（甲状腺增生肥大），或直接引起肾藏藏精功能的执行结构瘀积（甲状腺肿大）。③肾藏的藏精功能异常（碘摄入过多，占用了过多甲状腺过氧化物酶的功能，使酪氨酸碘化受损，碘的有机化过程受阻），导致肾藏藏精功能的执行结构瘀积（甲状腺代偿性肿大）。④肾藏的藏精功能异常（甲状腺激素合成障碍），导致肾藏藏精功能的执行结构瘀积（甲状腺增生肥大），则见弥漫性非毒性甲状腺肿。

（五）胰岛素瘤（insulinoma）

胰岛素瘤为常染色体显性疾病，是最常见的胰腺分泌胰岛素的功能性神经内分泌瘤。

条件：过劳（长期的过度运动导致胰岛素储存能力下降）；过饥（饥饿导致胰岛素储存能力下降）；痰饮（感染间接或直接引起胰岛功能的损伤）；恶习（生活作息不规律影响胰岛素的分泌，损伤胰岛功能）。

病因：胎弱（抑制基因 *MEN*1 的突变为主要病因）。

病机：肾藏藏精功能的执行结构瘀积（胰岛 β 细胞增生），则见胰岛素瘤。

（六）嗜铬细胞瘤（pheochromocytoma）

嗜铬细胞瘤起源于肾上腺髓质、交感神经节或其他部位的嗜铬组织，这种瘤持续或间断地释放大量的儿茶酚胺，引起持续性或阵发性高血压和多个器官功能及代谢紊乱。可出现自主神经功能亢进症状，表现为心悸、心动过速、出汗、脸红、头晕、手震颤及恶心呕吐等，患者可有濒死感和极度焦虑，偶尔可出现意识混浊。

病因：胎弱（家族性嗜铬细胞瘤的人更易罹患本病）。

病机：肾藏藏精功能的执行结构瘀积，则见嗜铬细胞瘤。

（七）胰腺神经内分泌肿瘤（pancreatic neuroendocrine neoplasms，pNENs）

胰腺神经内分泌肿瘤是一组起源于胰腺肽能神经元和神经内分泌细胞的具有显著异质性且生长较为缓慢的罕见肿瘤，根据其是否分泌激素并伴有相关症状，将其分为功能性 pNENs（F-pNENs），如常见的胰岛素瘤、胃泌素瘤、胰高血糖素瘤等，和非功能性 PNENs（NF-pNENs）。

病因：癥原（抑癌基因的缺失和原癌基因的获得导致 1 号、3p、6g、11q、17p 染色体缺失或 4 号、9q 染色体增加）。

病机：肾藏藏精功能的执行结构癥积（胰腺肽能神经元和神经内分泌细胞癌变，生长失控），则见胰腺神经内分泌肿瘤。

（八）胃肠道神经内分泌肿瘤（gastrointestinal neuroendocrine tumors，GI NET）

胃肠道神经内分泌肿瘤是起源于肠黏膜隐窝深部嗜铬细胞，能分泌肽类激素的一类神经内分泌肿瘤，是最常见的神经内分泌肿瘤。

病因：胎弱（明显的基因异常如点突变、缺失、甲基化及染色体缺失或增加在疾病发生中起着重要的作用，肿瘤抑制基因如 *MEN*1、*VHL*、*NF*-1、*TSC*-1 和 *TSC*-2 等在疾病发生发展中至关重要）。

病机：肾藏藏精功能的执行结构癥积（胃肠道神经内分泌细胞异常增生），则见胃肠道神经内分泌肿瘤。

三、藏精痰饮

亚急性甲状腺炎（subacute thyroiditis，SAT）

亚急性甲状腺炎又称为肉芽肿性甲状腺炎（gramalomatous thyroiditis）、巨细胞性甲状腺炎（giant cell thyroiditis）和 de Quervain 甲状腺炎，是一种与病毒感染有关的自限性甲状腺炎。

条件：季节（一年均可发病，春秋季多见）；性别（男女发生比例 1∶3～6，以 40～50 岁女性最为多见）。

病因：淫气（与病毒感染有关，如流感病毒、柯萨奇病毒、腺病毒和腮腺炎病毒等）。

病机：肾藏藏精功能的执行结构痰饮（初始阶段，病毒破坏甲状腺滤泡，胶质外溢或消失，多量的中性粒细胞浸润为主。随后出现大量的淋巴细胞或组织细胞侵袭滤泡上皮细胞），则见亚急性甲状腺炎。

第十二节　疏泄形病

疏泄形病即肝藏疏泄（内脏神经调节）功能的固定结构异常，主要包括内脏神经系统、下意识神经系统、情绪神经系统及分布其上的脉管系统。本节将讨论 2 种疏泄形病的内涵和病因病机。

疏泄畸形

（一）糖尿病性自主神经病（diabetic autonomic neuropathy，DAN）

80% 的糖尿病患者有不同程度的自主神经受损，可以发生在糖尿病的任何时期，但最易发生在病程 20 年以上和血糖控制不良的患者中。交感神经和副交感神经，有髓纤维和无髓纤维均可受累。

条件：胎弱（部分患者的糖尿病性神经病变与糖尿病的严重程度不一定平行，这可能与个体的遗传易感性有关）。

病因：气化神乱（糖尿病）。

病机：①糖盈（高血糖），导致肝藏疏泄功能的执行结构畸形（可致神经髓鞘蛋白和微管蛋白糖基化明显增强，影响了与神经分泌及轴索传导相关的微管系统的结构和功能。非酶糖基化还可影响一些基质蛋白对周围神经纤维的营养作用。高血糖增强多元醇通路活性，造成神经组织内山梨醇、果糖堆积，进而引起神经纤维变性坏死）。②肾藏的气化功能异常（神经低灌注长期高血糖导致血脂代谢异常），导致肝藏疏泄功能的执行结构血少、畸形（微血管基底膜增厚、血管内皮细胞增生、透明样变性、糖蛋白沉积、管腔狭窄等，引起微循环障碍，神经组织缺血、缺氧，后者可引起自由基生成增多，氧化反应增强，造成神经结构和功能损害）。③肾藏的藏精功能异常［皮肤和肌肉组织内神经生长因子（NGF），胰岛素和胰岛素样生长因子 –1（IGFs–1）作用降低］，影响肝藏疏泄功能的执行结构（发生糖尿病性神经系统病变）。④借助肾藏的全形功能（氧化应激），导致心藏主血脉功能的执行结构畸形（导致早期炎症和内皮损伤，从而引起血管炎症和血脑屏障损伤）。⑤肾藏的全形功能异常（部分患者体内查到抗神经节抗体及抗磷脂抗体等自身抗体），导致肝藏疏泄功能的执行结构畸形（神经组织及供应神经的血管受损，神经血管屏障破坏，神经组织血液循环障碍）。⑥肝藏疏泄功能的执行结构畸形（糖尿病神经病变患者比无神经病变的糖尿病患者的 P2 选择素和细胞间黏附分子 –1 基础值高，周围神经炎症）。⑦肾藏的全形功能异常（蛋白激酶 C、必需脂肪酸代谢失调，前列腺素等代谢失调），肝藏疏泄功能的执行结构畸形（神经膜结构与微血管改变），则见糖尿病性自主神经病。

（二）多系统萎缩（multiple system atrophy，MSA）

多系统萎缩是一组成年期发病、散发性的神经系统变性疾病，临床表现为不同程度的自主神经功能障碍、对左旋多巴类药物反应不良的帕金森综合征、小脑性共济失调和锥体束征等症状。病变主要累及纹状体 – 黑质系统、橄榄 – 脑桥 – 小脑系统和脊髓中间内外侧细胞柱和 Onuf 核。

条件：杂毒（有机溶剂、塑料单体和添加剂暴露、重金属接触）；职业（从事农业工作）。

病因：胎弱［α – 突触核蛋白基因（*SNCA*）rs11931074、rs3857059 和 rs3822086 位点多态性可增加 MSA 患病风险。其他候选基因包括 tau 蛋白基因（*MAPT*）、Parkin 基因等］。

病机：①肝藏疏泄、藏血或心藏藏神功能的执行结构畸形［神经元本身 α – 突触核蛋白（α –synuclein）异常聚集，神经元变性坏死］。②肝藏疏泄、藏血或心藏藏神功能的执行结构畸形（α – 突触核蛋白阳性包涵体为特征的少突胶质细胞变性，神经元髓鞘变性脱失，激活小胶质细胞，诱发氧化应激，导致神经元变性坏死），则见多系统萎缩。

第十三节　藏血形病

藏血形病即肝藏藏血（躯体神经调节）功能的固定结构异常，主要包括躯体神经、躯体神经连属的中枢部、感觉器及分布其上的脉管系统。本节将讨论 74 种藏血形病的内涵和病因病机。

一、藏血畸形

（一）弥漫性硬化（diffuse sclerosis，DS）

弥漫性硬化是亚急性或慢性广泛的脑白质脱髓鞘疾病，又称为 Schilder 病。

病因：痰饮［一般认为自身免疫性疾病（脱髓鞘病灶内血管周围有淋巴细胞浸润和巨噬细胞反应，约半数患者的脑脊液 IgG 升高）］。

病机：影响肝藏藏血、疏泄或心藏藏神功能的执行结构（视神经、脑干和脊髓可发现新鲜病灶，侵犯大脑半球或整个脑叶，病变常不对称，多以一侧枕叶为主，也可对称性受累），则见弥漫性硬化。

（二）多发性硬化（multiple sclerosis，MS）

多发性硬化是一种免疫介导的中枢神经系统慢性炎性脱髓鞘性疾病。本病最常累及的部位为脑室周围、近皮质、视神经、脊髓、脑干和小脑。主要临床特点为病灶的空间多发性（dissemination of lesions in space，DIS）和时间多发性（dissemination of lesions in time，DIT）。

条件：胎弱（MS 遗传易感性可能受多数微效基因的相互作用影响，与 6 号染色体组织相容性抗原 HLA-DR 位点相关）；地域（MS 发病率随纬度增高而呈增加趋势，离赤道越远发病率越高，南北半球皆然）；淫气（外界病原体感染）。

病因：逆气（神经髓鞘多肽片段作为抗原）。

病机：借助肾藏的全形功能（激活 T 细胞并生成相应抗体，在攻击外界病原体的同时），影响肝藏藏血、疏泄、心藏藏神功能的执行结构［与神经髓鞘多肽片段发生交叉（免疫）反应，导致脱髓鞘病变］，则见多发性硬化。

（三）脑桥腹外侧综合征（ventral lateral pontine syndrome，VLPS）

脑桥腹外侧综合征是指病变位于脑桥的腹外侧部，累及展神经核和面神经核、锥体束、脊髓丘脑束和内侧丘系，引起病变侧眼球不能外展，周围性面神经麻痹和对侧中枢性瘫痪，对侧偏深感觉障碍。

病因：痰饮（炎症）；癥积（胶质结节、胶质瘤）；血团（多发性硬化的斑块）。

病机：肝藏藏血功能的执行结构畸形（脑桥腹外侧部梗死），影响肝藏的藏血功能（展神经、面神经、锥体束、脊髓丘脑束、内侧丘系功能损害），则见脑桥腹外侧综合征。

（四）脑桥中央髓鞘溶解症（central pontine myelinolysis，CPM）

脑桥中央髓鞘溶解症是一种少见的可致死性的中枢神经系统脱髓鞘疾病，以脑桥基底部对称性脱髓鞘为病理特征。患者通常有严重的营养不良、电解质紊乱等基础疾病。

条件：营亏（营养不良、恶病质）；恶习（酒精中毒晚期）；散精神失（肝功能衰竭或肝移植后）；癥积（进展性淋巴瘤、癌症晚期）；外伤（严重烧伤等）；痰饮（严重感染及败血症，急性出血性胰腺炎）；主水神失（慢性肾衰竭透析治疗后）；津病（电解质紊乱）；水亏（脱水）。

病因：失术（快速补充高渗盐水）。

病机：影响肝藏藏血、疏泄和心藏藏神功能的执行结构（可能与脑内渗透压平衡失调有关，推测低钠血症时脑组织处于低渗状态，快速补充高渗盐水可使血浆渗透压迅速升高而导致脑组织脱水，血脑屏障破坏，有害物质通过血脑屏障进入脑内，髓鞘脱失），则见脑桥中央髓鞘溶解症。

（五）颅底凹陷症（basilar invagination，BI）

颅底凹陷症是临床常见的颅颈区畸形。主要病变是以枕骨大孔区为主的颅底骨组织陷入颅腔，枢椎齿状突上移并进入枕骨大孔，使枕骨大孔狭窄，后颅窝变小，导致脑桥、延髓、小脑、颈髓和神经根受压、牵拉出现相应的神经系统症状，也可出现椎动脉受压致供血不足的表现。

病因：全形病［先天性骨质发育不良；继发于佝偻病、骨软化症、畸形性骨炎（Paget病）、类风湿关节炎等］；藏精神亢（继发于甲状旁腺功能亢进）。

病机：影响肝藏藏血、疏泄功能的执行结构（以枕骨大孔区为主的颅底骨组织陷入颅腔，枢椎齿状突上移并进入枕骨大孔，使枕骨大孔狭窄、颅后窝变小，延髓、小脑、高位颈髓、后组脑神经和颈神经根受压迫或刺激，影响椎动脉供血），则见颅底凹陷症。

（六）亚急性小脑变性（subacute cerebellar degeneration，SCD）

亚急性小脑变性又称副肿瘤性小脑变性（paraneoplastic cerebellar degeneration，PCD），是最常见的神经系统副肿瘤综合征。最常见于小细胞肺癌，也可见于其他恶性肿瘤如卵巢癌、淋巴瘤（特别是霍奇金病）等。

病因：逆气（小细胞肺癌、卵巢癌、乳腺癌及淋巴瘤的肿瘤细胞作为始动抗原）。

病机：借助肾藏的全形功能（机体发动针对肿瘤"靶抗原"的免疫反应时产生了针对这些抗原的自身抗体），影响肝藏藏血功能的执行结构［同时对神经组织产生免疫攻击，小脑浦肯野细胞（小脑皮质的主要神经元）的广泛变性、其他小脑皮质神经元不同程度的改变、深部小脑核团和脊髓小脑束的受累］，则见亚急性小脑变性。

（七）小脑扁桃体下疝畸形（cerebellar tonsillar hernia malformation，CTHM）

小脑扁桃体下疝畸形又称 Arnold–Chiari 畸形，是一种先天性枕骨大孔区的发育异常，颅后窝容积变小，小脑扁桃体、延髓下段及第四脑室下部疝入颈段椎管内，造成枕大池变小或闭塞、蛛网膜粘连肥厚等。

病因：藏血畸形（胚胎第 3 个月时神经组织生长过快或脑组织发育不良及脑室系统和蛛网膜下腔之间脑脊液动力学紊乱）。

病机：肝藏藏血功能的执行结构畸形（小脑扁桃体延长与延髓下段和第四脑室下部成楔形进入枕骨大孔或颈椎管内，舌咽、迷走、副及舌下等后组脑神经和上部颈神经牵拉下移，枕骨大孔和颈上段椎管被填满，脑脊液循环受阻导致梗阻性脑积水），则见小脑扁桃体下疝畸形。

（八）伴有皮质下梗死和白质脑病的常染色体隐性遗传性脑动脉病（cerebral autosomal recessive arteriopathy with subcortical infarcts and leukoencephalopathy，CARASIL）

伴有皮质下梗死和白质脑病的常染色体隐性遗传性脑动脉病是一种神经系统隐性遗传性血管病，以青年期早发的痴呆、卒中、腰痛、脱发为主要临床表现。其发病与 10 号染色体的 HtrA1 基因突变有关。

病因：胎弱［10 号染色体长臂 26.3（10q26.3）的 HtrA1 基因突变］。

病机：借助肾藏的全形功能［丝氨酸蛋白酶 *HtrA*1 结构和功能异常，使得淋巴细胞和单核细胞产生过量的转化生长因子 – β1（transforming growth factor– β1，TGF– β1）］，影响肝藏藏血、心藏藏神、肾藏藏精功能的执行结构［脑白质的小动脉中膜严重玻璃样变，内膜纤维化增厚，平滑肌细胞脱失，内弹力层增厚、断裂及管腔向心性狭窄］，则见伴有皮质下梗死和白质脑病的常染色体隐性遗传性脑动脉病。

（九）脑底异常血管网病（abnormal cerebral vascular network disease，ACVND）

脑底异常血管网病又称烟雾病（moyamoya disease，MD），是颈内动脉虹吸部及大脑前动脉、大脑中动脉起始部严重狭窄或闭塞，软脑膜动脉、穿通动脉等小血管代偿增生形成脑底异常血管网为特征的一种脑血管疾病。

病因：胎弱（遗传因素，部分烟雾病有家族史）；外伤（颅脑外伤）；痰饮（部分患者病前有上呼吸道感染或扁桃体炎、血管炎等病史）；淫气（钩端螺旋体感染）。

病机：肝藏藏血、心藏藏神功能的执行结构畸形（Willis 环主要分支血管狭窄或闭塞后侧支循环形成代偿，逐渐形成脑底异常血管网），则见脑底异常血管网病。

（十）脊髓空洞症（syringomyelia）

脊髓空洞症是一种慢性进行性脊髓疾病，病变多位于颈髓，亦可累及延髓，称为延髓空洞症（syringobulbia）。脊髓空洞症与延髓空洞症可单独发生或并发，典型临床表现为节段性分离性感觉障碍、病变节段支配区肌萎缩及营养障碍等。

病因：①胎禀（胚胎期脊髓神经管闭合不全或脊髓内先天性神经胶质增生、颈枕区先天性异常）。②外伤（脊髓损伤）、藏血畸形（脊髓血管畸形）、痰饮（脊髓炎伴中央管软化扩张及蛛网膜炎等）。

病机：①肝藏藏血功能的执行结构畸形（胚胎期脊髓神经管闭合不全或脊髓内先天性神经胶质增生导致脊髓中心变性，颈枕区先天性异常影响脑脊液自第四脑室进入蛛网膜下腔，脑室压力搏动性增高，不断冲击脊髓中央管使之逐渐扩大）。②肝藏藏血功能的执行结构血少、畸形（导致脊髓血液循环异常，脊髓缺血、坏死、液化形成空洞），则见脊髓空洞症。

（十一）放射性脊髓病（radiation myelopathy，RM）

放射性脊髓病是指接受放射治疗的恶性肿瘤患者经一段时间治疗后产生的脊髓损害。

病因：失术（放射性治疗）。

病机：①肝藏藏血、疏泄功能的执行结构畸形（放射线对脊髓组织的直接损伤，或脊髓供血血管受损引起继发性脊髓损害）。②肾藏的全形功能异常〔机体对放射损伤产生变态反应（放射线作用于神经组织，使细胞蛋白或类脂质发生改变，形成新的抗原，产生自身免疫反应）〕，影响肝藏藏血、疏泄功能的执行结构（脊髓水肿，脱髓鞘改变或坏死），则见放射性脊髓病。

（十二）亚急性坏死性脊髓病（subacute necrotizing myelopathy，SNM）

亚急性坏死性脊髓病多见于小细胞肺癌。发病机制尚不明确，可能与抗Hu抗体介导的自身免疫有关。

病因：逆气（小细胞肺癌肿瘤细胞表达某种或某些在神经元、胶质细胞的抗原）。

病机：借助肾藏的全形功能（机体发动针对肿瘤"靶抗原"的免疫反应时产生了针对这些抗原的自身抗体），影响肝藏藏血、疏泄功能的执行结构（同时对神经组织产生免疫攻击，脊髓全长灰、白质大致对称性坏死，白质较灰质和血管受损严重，轴突和髓鞘均累及），则见亚急性坏死性脊髓病。

（十三）脊髓亚急性联合变性（subacute combined degeneration of spinal cord，SCD）

脊髓亚急性联合变性是由于维生素 B_{12} 的摄入、吸收、结合、转运或代谢障碍导致体内含量不足而引起的中枢和周围神经系统变性的疾病。病变主要累及脊髓后索、侧索及周围神经等，临床表现为双下肢深感觉缺失、感觉性共济失调、痉挛性瘫痪及周围性神经病变等，常伴有贫血的临床征象。

病因：营亏（维生素 B_{12} 缺乏）。

病机：借助肾藏的全形功能（维生素 B_{12} 是 DNA 和 RNA 合成时必需的辅酶，也是维持髓鞘结构和功能所必需的一种辅酶。维生素 B_{12} 缺乏导致核蛋白合成不足），影响肝藏藏血功能的执行结构（影响中枢神经系统的甲基化，造成髓鞘脱失、轴突变性），则见脊髓亚急性联合变性。

（十四）脊髓压迫症（compressive myelopathy，CM）

脊髓压迫症是一组椎管内或椎骨占位性病变所引起的脊髓受压综合征，随病变进展出现脊髓半切综合征、横贯性损害及椎管梗阻，脊神经根和血管可不同程度受累。

病因：瘕积（以神经鞘膜瘤、神经胶质细胞瘤常见）；痰饮（脊髓非特异性炎症、结核性脑脊髓膜炎等）；藏血畸形（严重椎管狭窄、骨折、脱位、椎管内血肿形成、多个椎间盘病变、脊髓血管畸形、后纵韧带钙化和黄韧带肥厚等）；失术（椎管内反复注药、反复手术、脊髓麻醉、血小板减少症等存在凝血机制障碍的患者腰穿后致硬膜外血肿）。

病机：肝藏藏血、疏泄功能的执行结构畸形（脊髓受压后，早期通过移位，排挤脑脊液和表面静脉血流得到代偿；后期代偿出现骨质吸收，使局部椎管扩大，神经功能受累），则见脊髓压迫症。

（十五）运动神经元病（motor neuron disease，MND）

运动神经元病是一系列以上、下运动神经元损害为突出表现的慢性进行性神经系统变性疾病。临床表现为上、下运动神经元损害的不同组合，特征表现为肌无力和萎缩、延髓麻痹及锥体束征，通常感觉系统和括约肌功能不受累。

条件：营亏（Ask–Upmark 报道 5 例患者胃切除后发生 ALS，提示营养障碍可能 ALS 发病有关）；藏精神乱（神经递质分泌异常）。

病因：①淫气 ［ALS（肌萎缩侧索硬化症）发病与朊病毒、人类免疫缺陷病毒感染有关 ］。②杂毒（ALS 发病与某些金属中毒有关）。

病机：①借助肾藏的全形功能（ALS 患者 CSF 免疫球蛋白升高，血中 T 细胞数目和功能异常，免疫复合物形成），影响肝藏藏血功能的执行结构（抗神经节苷脂抗体阳性，对前角细胞等神经组织存在毒性作用）。②肝藏藏血功能的执行结构畸形（铝的逆行性轴索流动可引起前角细胞中毒），则见运动神经元病。

（十六）亚急性运动神经元病（subacute motor neuronopathy，SMN）

亚急性运动神经元病是一种罕见的副肿瘤神经综合征，见于淋巴瘤和胸腺瘤等恶性肿瘤。与其他大多数肿瘤伴发综合征不同，亚急性运动神经元病通常在原发肿瘤诊断之后，且在肿瘤缓解期出现。

病因：逆气（淋巴细胞增殖性肿瘤和骨髓瘤作为始动抗原）。

病机：借助肾藏的全形功能（机体发动针对肿瘤"靶抗原"的免疫反应时产生了针对这些抗原的自身抗体），影响肝藏藏血功能的执行结构（同时对神经组织产生免疫攻击，侵犯脊髓前角细胞和延髓运动神经核，表现为非炎性退行性变），则见亚急性运动神经元病。

（十七）多发性脑神经损害（multiple cranial nerve damage）

多发性脑神经损害是指各种病因所致单侧或双侧多数脑神经病变。常由肿瘤、血管病、感染以及外伤等引起。临床主要表现为多种脑神经损害综合征。

病因：癥积（鼻咽癌、脑膜瘤、动脉瘤等）；痰饮（局限性硬脑膜炎、蛛网膜炎症、血管炎、鼻窦炎蔓延）；外伤（颅底骨折）；恶血（血肿、出血）。

病机：肝藏藏血、疏泄功能的执行结构等畸形（脑内出现单侧、双侧或先后出现两条以上的脑神经损害），则见多发性脑神经损害。

（十八）多发性神经病（polyneuropathy）

多发性神经病是肢体远端受累为主的多发性神经损害。临床表现为四肢相对对称性运动感觉障碍和自主神经功能障碍。

病因：①药毒（异烟肼、呋喃类药物、苯妥英钠）；杂毒（有机磷农药、重金属）；癥积（癌性远端轴突病、癌性感觉神经元病、亚急性感觉神经元病、POEMS综合征）；胎禀（卟啉病）；全形畸形（淀粉样变性、肢端肥大症）；内湿（痛风）；主水神失（尿毒症）。②恶习（慢性酒精中毒）；营亏（B族维生素缺乏）；运化病（慢性胃肠道疾病）；失术（手术后）。③痰饮（急性或慢性炎症性脱髓鞘性多发性神经病、血清或疫苗接种后；红斑狼疮、结节病、结节性多动脉炎及类风湿关节炎）。④气化神乱（糖尿病）。

病机：①肝藏藏血功能的执行结构畸形（周围神经轴索变性、节段性脱髓鞘及神经元变性）。②营亏（神经营养不良），影响肝藏藏血功能的执行结构。③借助肾藏的全形功能（免疫炎症），影响肝藏藏血功能的执行结构。④借助肾藏的气化功能（长期高血糖状态引起糖、脂肪、蛋白质代谢紊乱），影响肝藏藏血、疏泄功能的执行结构，则见多发性神经病。

（十九）糖尿病性多发性周围神经病（diabetc polyneuropathy，DPN）

糖尿病性多发性周围神经病又称对称性多发性末梢神经病（distal symmetric neuropathy，DSN），是最常见的糖尿病性神经系统并发症，病变通常为对称性，下肢重于上肢，以感觉神经和自主神经症状为主，而运动神经症状较轻。

病因：气化神乱（糖尿病）。

病机：糖盈（高糖血症），导致肝藏藏血、疏泄功能的执行结构畸形（高血糖激活醛糖还原酶，将神经组织多余葡萄糖还原为醇，使神经组织多元醇含量增高，山梨醇聚集使神经组织处于高渗状态，引起神经细胞肿胀、变性及节段性脱髓鞘；血糖浓度高使葡萄糖竞争性抑制神经组织摄取肌醇，影响膜信息传递；蛋白质及脂类代谢异常引起神经组织如膜及髓鞘蛋白合成障碍，导致神经传导障碍；高血糖使微动脉及毛细血管前括约肌长期过度收缩、痉挛，使神经内膜毛细血管内皮细胞增生、基底膜增厚、透明变性、脂质及脂蛋白沉积、血管壁中层肌细胞增生和粥样硬化斑块形成等，导致管腔狭窄及血流受阻，对血管活性物质反应性降低，组织血液灌流量减少），则见糖尿病性多发性周围神经病。

（二十）糖尿病性单神经病（diabetic mononeuropathy，DMN）

糖尿病性单神经病即糖尿病引起的某一神经干或神经丛损害。脑神经损害主要以动眼神经、展神经、滑车神经和面神经常见。脊神经损害以腓浅神经、腓肠神经、腓总神经、正中神经、尺神经、桡神经、腋神经常见。少数可侵及膈神经和闭孔神经。

病因：气化神乱（糖尿病）。

病机：①肝藏藏血功能的执行结构畸形（高血糖可致神经髓鞘蛋白和微管蛋白糖基化明显增强，影响了与神经分泌及轴索传导相关的微管系统的结构和功能。非酶糖基化还可影响一些基质蛋白对周围神经纤维的营养作用）。②借助肾藏的气化功能（长期高血糖导致血脂代谢异常），影响肝藏藏血功能的执行结构（微血管基底膜增厚、血管内皮细胞增生、透明样变性、糖蛋白沉积、管腔狭窄等，引起微循环障碍，神经组织缺血、缺氧后者可引起自由基生成增多，氧化反应增强，造成神经结构和功能损害）。③肾藏的藏精功能异常［皮肤和肌肉组织内神经生长因子（nerve growth factor，NGF），胰岛素和胰岛素样生长因子 –1（insulin–like growth factors，IGFs–1）作用降低］，影响肝藏藏血功能的执行结构（发生糖尿病性神经系统病变）。④影响肝藏藏血功能的执行结构（氧化应激，导致早期炎症和内皮损伤，从而引起血管炎症和血脑屏障损伤）。⑤肝藏藏血功能的执行结构痰饮（高血糖破坏神经血管屏障，导致腓肠神经束膜和神经内膜处均有 IgG、IgM 和补体 C3 沉积）。⑥肾藏的藏精功能异常（糖尿病神经病变患者比无神经病变的糖尿病患者的 P2 选择素和细胞间黏附分子 –1 基础值高），影响肝藏藏血功能的执行结构（周围神经炎症）。⑦肾藏的全形功能异常（蛋白激酶 C、必需脂肪酸、前列腺素等代谢失调），影响肝藏藏血功能的执行结构（神经膜结构），则见糖尿病性单神经病。

（二十一）吉兰 – 巴雷综合征（Guillain–Barré syndrome，GBS）

吉兰 – 巴雷综合征是一种自身免疫介导的周围神经病，主要损害多数脊神经根和周围神经，也常累及脑神经。

病因：逆气［可能与空肠弯曲菌（campylobacter jejuni，CJ）感染有关，还可能与巨细胞病毒、EB 病毒、水痘 – 带状疱疹病毒、肺炎支原体、乙型肝炎病毒、HIV 感染相关］。

病机：肾藏的全形功能异常（病原体某些组分和周围神经某些成分的结构相同，机体免疫系统发生识别错误），影响肝藏藏血、疏泄功能的执行结构（自身免疫性细胞和自身抗体对正常的周围神经组分进行免疫攻击，周围神经脱髓鞘），则见吉兰 – 巴雷综合征。

（二十二）莱伯视神经萎缩（Leber optic atrophy，LOA）

莱伯视神经萎缩又称 Leber 遗传性视神经病（Leber hereditary optic neuropathy，LHON），是视神经各种病变及其髓鞘或视网膜神经节细胞及其轴突等的损害，致使神经纤维丧失、神经胶质增生的线粒体病。

病因：胎弱［在 10 种编码线粒体蛋白的基因（ND1、ND2、COX1、ATP6、COX3、ND4、ND4L、ND5、ND6、Cytb）中，至少有 18 种错义突变］。

病机：肾藏气化功能的执行结构畸形［氧化呼吸链复合体Ⅰ（NADH 脱氢酶）结构改变］，肾藏的气化功能异常（NADH 脱氢酶活性降低），影响肝藏藏血功能的执行结构（视神经细胞的线粒体氧化磷酸化作用和产生 ATP 能力降低，视神经细胞提供的能量不能长期维持视神经的完整结构，导致视神经细胞退行性病变、萎缩），则见莱伯视神经萎缩。

（二十三）耳聋肌张力障碍综合征（Mohr–Tranebjaerg syndrome，MTS）

耳聋肌张力障碍综合征又称耳聋–肌张力障碍–视神经元病综合征，是一种罕见的 X 连锁隐性遗传性疾病，以感觉神经性耳聋及肌张力为主要临床特征。

病因：胎弱（定位于 Xq22 的编辑线粒体内膜运输蛋白的 *DDP* 基因突变）。

病机：肾藏气化功能的执行结构畸形（细胞内线粒体内膜运输蛋白转运组装与输入异常），肾藏的气化功能异常（线粒体功能障碍），导致肝藏藏血、心藏藏神功能的执行结构畸形（神经细胞发生退行性改变），则见耳聋肌张力障碍综合征。

（二十四）慢性炎性脱髓鞘性多发性神经根神经病（chronic inflammatory demyelinating polyradiculoneuropathy，CIDP）

慢性炎性脱髓鞘性多发性神经根神经病是一组免疫介导的炎性脱髓鞘疾病，呈慢性进展或复发性病程。

病因：逆气（外来抗原）。

病机：借助肾藏的全形功能（激活 CD4$^+$T 细胞增殖活化介导细胞免疫以及自身免疫性抗体介导体液免疫），影响肝藏藏血、疏泄功能的执行结构（导致施万细胞或髓鞘的免疫损伤，引起周围神经脱髓鞘和轴索损害），则见慢性炎性脱髓鞘性多发性神经根神经病。

（二十五）神经管缺陷（neural tube defect，NTD）

神经管缺陷是指神经沟由于某种原因未能关闭，神经组织暴露在外，缺损可长达胚胎身体的全长，也可局限于一小区域，通常称为开放性神经管缺陷。

病因：胎弱（多基因遗传）；营亏（叶酸缺乏）；内热（高热）；恶习（酒精致畸）；药毒（药物致畸）。

病机：肝藏藏血功能的执行结构畸形（干扰神经管的闭合，神经沟无法关闭，神经组织暴露在外），则见神经管缺陷。

（二十六）甲状腺功能减退性神经病变（hypothyroidic neuropathy，HN）

甲状腺功能减退性神经病变的主要表现为两种情况：①甲减性脑神经病变，可有嗅、味、视、听觉减退，真性眩晕，视物模糊，视野缺损，视神经萎缩，视力改变，一般认为由于甲减继发脑垂体肿大压迫视神经所致。②甲减性脊神经病变，表现为四肢远端感觉异常，如刺痛、麻木、烧灼感等。其中一半有感觉症状，如振动觉、痛觉及触觉障碍，部分患者有手套－袜套样感觉障碍。

病因：藏精神少（甲状腺功能减退症）。

病机：借助肾藏的藏精功能（甲状腺激素分泌减少），影响肾藏的气化功能（全身代谢减低），导致肝藏藏血、心藏藏神功能的执行结构畸形（神经细胞线粒体氧化过程减慢，能量产生减少，脑组织细胞凋亡增加），则见甲状腺功能减退性神经病变。

（二十七）进行性多灶性白质脑病（progressive multifocal leucoencephalopathy，PML）

进行性多灶性白质脑病是一种由人类多瘤病毒中的 JC 病毒，又称乳头多瘤空泡病毒引起的罕见的亚急性致死性的脱髓鞘疾病。常发生于细胞免疫功能低下的患者。

条件：正虚（常发生于细胞免疫功能低下的患者）。

病因：淫气（乳头多瘤空泡病毒）。

病机：借助肾藏的全形功能，影响肝藏藏血功能、心藏藏神的执行结构（中枢神经系统脑白质内广泛多灶性部分融合脱髓鞘病变），则见进行性多灶性白质脑病。

（二十八）脊髓小脑性共济失调（spinocerebellar ataxia，SCA）

脊髓小脑性共济失调是遗传性共济失调的主要类型，可分为 SCA1～SCA40（患病率约为 8/10 万～12/10 万）。SCA 多在成年期发病，常染色体显性遗传。SCA 是高度遗传异质性疾病，临床表现除小脑性共济失调外，可伴有眼球运动障碍、视神经萎缩、视网膜色素变性、锥体束征、锥体外系体征、肌萎缩、周围神经病和痴呆等。遗传早现现象是 SCA 的典型特征，表现为同一家系的发病年龄逐代提前，症状逐代加重。

病因：胎弱［SCA 发病与人种有关，SCA1 和 SCA2 在意大利和英国多见，SCA3 常见于日本、中国、德国和葡萄牙；染色体显性遗传的脊髓小脑性共济失调最具特征的基因缺陷是 CAG 扩增，CAG 扩增次数越多，发病年龄越早。CAG 扩增的另一特征是减数分裂的不稳定性。在亲代 – 子代传递中，重复次数会有变化，尤其是父源传递时重复扩增次数增加的趋势明显。因此，遗传早现现象（是指在某个遗传病家系的连续几代人中，发病年龄逐代提前，症状逐代加重）在父源性传递中更突出］。

病机：借助肾藏的全形功能（外显子中 CAG 拷贝数异常扩增，在蛋白质水解过程中释放出含有扩增的多聚谷氨酰胺尾的毒性片段），肝藏藏血、心藏藏神功能的执行结构畸形（小脑、脑干和脊髓变性、萎缩，但各亚型也有其特点，如 SCA1 主要是脊髓小脑束和后索受损，很少累及黑质、基底核及脊髓的前角细胞；SCA2 的下橄榄核、脑桥和小脑损害为重；SCA3 主要损害脑桥、脊髓小脑束、黑质和脊髓前角细胞；SCA7 的特征是视网膜神经细胞变性），影响肝藏的藏血、心藏的藏神功能，则见脊髓小脑性共济失调。

二、藏血癥积

颅内肿瘤（intracranial tumor，IT）

颅内肿瘤是指发生于颅腔内的神经系统肿瘤。来源于颅内组织的肿瘤称为原发性颅内肿瘤，从身体远隔部位转移或由邻近部位延伸至颅内的肿瘤称为继发性颅内肿瘤，即"异位"。

条件：外伤（离子射线与非离子射线）；杂毒（亚硝酸化合物、杀虫剂、石油产品等）；淫气（致瘤病毒和其他感染）；胎弱（遗传和表观遗传因素）。

病因：癥原（基因突变）。

病机：肝藏藏血、疏泄和心藏藏神功能的执行结构癥积，则见颅内肿瘤。

三、藏血恶血

（一）脑出血（intracerebral hemorrhage，ICH）

脑出血是指脑实质内血管破裂引起的出血，占全部脑卒中的 20%～30%，急性期病死率为30%～40%，常表现为运动障碍、认知障碍、言语吞咽障碍等后遗症。

条件：七情（情绪激动）；过劳（高强度工作）；殊态（过度用力）；过逸（久坐不动）；恶习（吸烟、饮酒）；药毒（滥用药物）；气化畸形（肥胖）。

病因：外伤（头部创伤）；癥积（脑肿瘤）；内湿（高脂血症）；统血病（出血性疾病）；气化神乱（糖尿病）；主血脉病（动脉瘤、高血压、血管老化、淀粉样血管病）。

病机：肝藏藏血、心藏藏神功能的执行结构恶血（脑实质内小血管自发破裂出血），则见脑出血。

（二）蛛网膜下腔出血（subarachnoid hemorrhage，SAH）

蛛网膜下腔出血即颅内血管破裂，血液流入蛛网膜下腔。分为外伤性和自发性两种情况。自发性又分为原发性和继发性两种类型。原发性蛛网膜下腔出血为脑底或脑表面血管病变（如先天性动脉瘤、脑血管畸形、高血压脑动脉硬化所致的微动脉瘤等）破裂，血液流入蛛网膜下腔；继发性蛛网膜下腔出血为脑内血肿穿破脑组织，血液流入蛛网膜下腔。

病因：藏血形病（颅内动脉瘤、血管畸形、颅内肿瘤、垂体卒中）；药毒（抗凝治疗并发症）；溶拙（血液系统疾病、颅内静脉系统血栓）。

病机：肝藏藏血、疏泄功能的执行结构恶血（颅内血管破裂出血），则见蛛网膜下腔出血。

（三）脊髓血管病（vascular diseases of spinal cord）

脊髓血管病是一组供应脊髓的血管阻塞或破裂出血引起脊髓运动、感觉和括约肌功能障碍的疾病。

病因：①主血脉病（严重心血管疾病、术后严重低血压）、藏血畸形（脊髓动脉粥样硬化、蛛网膜粘连）、痰饮（动脉炎）、癥积（肿瘤）。②藏血、疏泄畸形（脊髓血管畸形）、主血脉畸形（动脉瘤破裂）、统血神病（血液病）、失术（抗凝治疗）、癥积（肿瘤）、恶血（椎管内出血）。

病机：①肝藏藏血、疏泄功能的执行结构恶血（脊髓内出血可侵犯数个节段，多累及中央灰质；脊髓外出血形成血肿或破入蛛网膜下腔，引起组织水肿、淤血及继发神经变性），则见出血性脊髓血管病。②肝藏藏血、疏泄功能的执行结构血少（脊髓缺血，导致神经细胞变性、坏死，血管周围淋巴细胞浸润），则见缺血性脊髓血管病。

四、藏血血团

（一）心源性脑栓塞（cardiogenic cerebral embolism，CCE）

脑栓塞（cerebral embolism，CE）是指各种栓子随血流进入脑动脉，使血管急性闭塞或严重狭窄，导致局部脑组织缺血、缺氧性坏死，而迅速出现相应神经功能缺损的一组临床综合征。脑栓塞栓子来源可分为心源性、非心源性和来源不明性三种类型。心源性脑栓塞的栓子通常来源于心房、心室壁血栓及心脏瓣膜赘生物，少数来源于心房黏液瘤，也见于静脉栓子经未闭合的卵圆孔和缺损的房间隔迁移到脑动脉（称反常栓塞）。

病因：主血脉病［非瓣膜性心房颤动（atrial fibrillation，AF，简称房颤）；急性心肌梗死、风湿性心脏病、充血性心力衰竭、扩张性心肌病、感染性心内膜炎、病态窦房结综合征、房间隔缺损、卵圆孔未闭、心房扑动、二尖瓣脱垂、二尖瓣环状钙化、左心房黏液瘤、人工心脏瓣膜］。

病机：导致肝藏藏血、疏泄、心藏藏神功能的执行结构血团（脑血管栓塞），则见心源性脑栓塞。

（二）颅内静脉窦及脑静脉血栓形成（cerebral venous sinus and cerebral venous thrombosis）

颅内静脉窦及脑静脉血栓形成是一组由于多种病因导致的脑静脉系统血管病，统称脑静脉系统血栓形成（cerebral venous thrombosis，CVT）。

病因：胎弱（凝血因子Ⅱ、因子Ⅳ基因突变）；胎禀［蛋白S缺乏、抗凝血酶Ⅲ缺乏、Von Wil-lebrand病（血管性血友病）］；全形神病（血小板病、原发性红细胞增多症、缺铁性贫血）；主血脉神病（血流动力学异常）；痰饮（血管炎、病毒、细菌等感染、溃疡性结肠炎、系统性红斑狼疮、抗磷脂抗体综合征、自身免疫性非炎症性疾病、骨髓移植术后）；药毒（口服避孕药、皮质醇激素和雄激素等）；癥积（肿瘤浸润）；主水神病（肾病综合征）。

病机：肝藏藏血、疏泄、心藏藏神功能的执行结构血团，则见颅内静脉窦及脑静脉血栓形成。

五、藏血血少

（一）短暂性脑缺血发作（transient ischemic attack，TIA）

短暂性脑缺血发作是由于局部脑或视网膜缺血引起的短暂性神经功能缺损，临床症状一般不超过 1 小时，最长不超过 24 小时，且无责任病灶的证据。

病因：①主血脉病（动脉粥样硬化、动脉狭窄、心脏病、血液成分改变、血流动力学变化）。②血团（微栓塞）。

病机：①导致肝藏藏血、疏泄、心藏藏神功能的执行结构畸形、血少（颈内动脉系统或椎－基底动脉系统严重狭窄，血压急剧波动和下降，导致原来靠侧支循环维持血液供应的脑区发生一过性缺血）。②导致肝藏藏血、疏泄、心藏藏神功能的执行结构血团、血少（来源于动脉粥样硬化的不稳定斑块或附壁血栓破碎脱落、瓣膜性或非瓣膜性心源性栓子及胆固醇结晶阻塞小动脉，导致其供血区域脑组织缺血，当栓子破碎移向远端或自发溶解时血流恢复，症状缓解），则见短暂性脑缺血发作。

（二）脑动脉盗血综合征（steal syndrome，SS）

脑动脉盗血综合征是指各种原因引起的主动脉弓及其附近大动脉血管严重狭窄和闭塞，狭窄远端的动脉内压力明显下降，邻近的脑动脉血逆流至压力较低的动脉代偿其供血，导致被盗血的脑动脉供血显著减少，引起脑组织缺血，出现相应的临床症状。临床上主要包括锁骨下动脉盗血综合征、颈内动脉盗血综合征、椎－基底动脉盗血综合征。

1.锁骨下动脉盗血综合征

锁骨下动脉盗血综合征是指当一侧锁骨下动脉或无名动脉在其近心端发出椎动脉前狭窄或闭塞时，颅内血流经患侧椎动脉逆流侧进入锁骨下动脉，代偿患侧上肢的血液供应。

病因：主血脉病（动脉粥样硬化、特异性或非特异性动脉炎）。

病机：导致肝藏藏血功能的执行结构畸形、血少（椎动脉前狭窄或闭塞，颅内血流经患侧椎动脉逆流侧进入锁骨下动脉，出现椎－基底动脉供血不足的症状），则见锁骨下动脉盗血综合征。

2. 颈内动脉盗血综合征

颈内动脉盗血综合征是指当一侧颈内动脉闭塞时，其远端动脉压力降低，经前交通动脉从健侧颈内动脉盗血，出现健侧颈内动脉系统缺血的临床表现；或经后交通动脉从椎－基底动脉盗血，产生椎－基底动脉系统缺血的临床表现。

病因：主血脉畸形（动脉粥样硬化斑块形成）。

病机：导致肝藏藏血功能的执行结构血少（出现椎－基底动脉系统缺血），则见颈内动脉盗血综合征。

3. 椎－基底动脉盗血综合征

椎－基底动脉盗血综合征是指当椎基底动脉明显狭窄或闭塞时，可引起颈内动脉血流经后交通动脉逆流入椎－基底动脉进行代偿，出现一侧颈内动脉系统缺血的临床表现。

病因：主血脉畸形（动脉粥样硬化斑块形成）。

病机：导致肝藏藏血功能的执行结构血少（出现颈内动脉系统缺血），则见椎－基底动脉盗血综合征。

（三）脑桥腹内侧综合征（foville syndrome，FS）

脑桥腹内侧综合征是指病灶侧眼球不能外展，周围性面神经麻痹，两眼向病灶对侧凝视，对侧中枢性偏瘫。

病因：藏血血团（心源性脑栓塞）、藏血畸形（大动脉粥样硬化型脑梗死）。

病机：肝藏藏血功能的执行结构血少（基底动脉旁中央支闭塞，脑桥腹内侧部梗死，展神经、面神经、脑桥侧视中枢、内侧纵束、锥体束受累），则见脑桥腹内侧综合征。

（四）分水岭脑梗死（cerebral watershed infarction，CWI）

分水岭脑梗死又称边缘带（border zone）脑梗死，由相邻血管供血区交界处或分水岭区局部缺血导致。典型病例发生于颈内动脉严重狭窄伴全身血压降低时；此时局部缺血脑组织的血供严重依赖于血压，小的血压波动即可能导致卒中或短暂性脑缺血发作。可分为①皮质前型：见于大脑前、中动脉分水岭脑梗死，病灶位于额中回，可沿前后中央回上部带状走行，直达顶上小叶。表现为以上肢为主的偏瘫及偏身感觉障碍，伴有情感障碍、强握反射和局灶性癫痫，优势侧半球病变还可出现经皮质运动性失语。②皮质后型：见于大脑中、后动脉或大脑前、中、后动脉皮质支分水岭区梗死，病灶位于顶、枕、颞交界区。常见偏盲，象限盲以下象限盲为主，可有皮质性感觉障碍，无偏瘫或瘫痪较轻。约半数病例有情感淡漠、记忆力减退或 Gerstmann 综合征（优势半球角回受损）。优势半球侧病变出现经皮质感觉性失语，非优势半球侧病变可见体象障碍。③皮质下型：见于大脑前、中、后动脉皮质支与深穿支分水岭区梗死或大脑前动脉回返支（Heubner 动脉）与大脑中动脉豆纹动脉分水岭区梗死，病灶位于大脑深部白质、壳核和尾状核等。表现为纯运动性轻偏瘫或感觉障碍、不自主运动等。

病因：藏血、藏神畸形（脑动脉硬化）、主血脉神病（心脏骤停、严重的心律失常、自发性波动性低血压症）、失术（心脏外科手术失血过多）、药毒（各种药物引起的血管扩张）、血团（微栓塞）。

病机：肝藏藏血、心藏藏神功能的执行结构血少（相邻血管供血区交界处或分水岭区局部缺血，相邻血管供血区交界处或分水岭区局部梗死），则见边缘带脑梗死。

（五）大动脉粥样硬化型脑梗死（atherosclerotic cerebral infarction，ACI）

大动脉粥样硬化型脑梗死是在动脉粥样硬化基础上发生的局部脑组织缺血坏死。

条件：年龄（高龄）；主血脉神病（高血压病）；脂盈（高血脂病）；气化神乱（糖尿病）；恶习（吸烟）。

病因：主血脉畸形（动脉粥样硬化）。

病机：一方面，心藏主血脉功能的执行结构血团（动脉粥样硬化斑块破裂形成血栓），另一方面，脾藏统血功能的执行结构血团（血液凝固性增高，形成原位血栓），导致肝藏藏血、疏泄、心藏藏神功能的执行结构血少（脑内大动脉血管血栓栓塞或低灌注造成供血的脑组织缺血坏死），则见大动脉粥样硬化型脑梗死。

六、藏血痰饮

（一）单纯疱疹病毒性脑炎（herpes simplex virus encephalitis，HSE）

单纯疱疹病毒性脑炎是由单纯疱疹病毒（herpes simplex virus，HSV）感染引起的一种急性中枢神经系统感染性疾病，又称急性坏死性脑炎，是中枢神经系统最常见的病毒感染性疾病。在中枢神经系统中，HSV 最常侵及大脑颞叶、额叶及边缘系统，引起脑组织出血性坏死和（或）变态反应性脑损害。未经治疗的 HSE 病死率高达 70% 以上。

条件：正虚（全身免疫功能低下时发病）。

病因：淫气（单纯疱疹病毒：一种嗜神经 DNA 病毒，有 HSV-1 和 HSV-2 两种血清型，借助口腔、呼吸道、生殖器入侵人体）。

病机：导致肝藏藏血、疏泄和心藏藏神功能的执行结构痰饮（病毒主要潜伏在神经节中的神经细胞，HSV-1 主要潜伏在三叉神经节，HSV-2 潜伏在骶神经节。潜伏的病毒在机体免疫力下降时再度活化，经三叉神经轴突进入脑内，引起颅内感染），则见单纯疱疹病毒性脑炎。

（二）进行性风疹全脑炎（progressive rubella panencephalitis，PRP）

进行性风疹全脑炎是由风疹病毒感染引起的儿童和青少年的慢性脑炎。

条件：胎传（先天性风疹感染）；正虚（全身免疫功能低下时发病）。

病因：淫气（风疹病毒）。

病机：肝藏藏血、心藏藏神功能的执行结构痰饮（慢性脑炎），则见进行性风疹全脑炎。

（三）亚急性硬化性全脑炎（subacute sclerosing panencephalitis，SSPE）

亚急性硬化性全脑炎是由麻疹缺陷病毒感染所致的儿童和青少年的进行性痴呆疾病。

病因：淫气（麻疹缺陷病毒）。

病机：肝藏藏血、心藏藏神功能的执行结构痰饮（神经系统受损），则见亚急性硬化性全脑炎。

（四）脑型血吸虫病（cerebral schistosomiasis，CS）

脑型血吸虫病是指血吸虫卵在脑组织中沉积所引起虫卵性肉芽肿和炎性反应，主要由日本血吸虫引起，3%～5% 的日本血吸虫患者中枢神经系统受累。

条件：年龄（多发于青壮年）；性别（男性多于女性）；地域（主要流行

于长江中下游流域等）。

病因：尸虫（血吸虫卵由粪便污染水源，在中间宿主钉螺内孵育成尾蚴。接触疫水后经皮肤或黏膜侵入人体，在门静脉系统发育为成虫，成虫侵入末梢小血管或淋巴管，逆行到达肠系膜上、下静脉，在肠壁黏膜下产卵）。

病机：导致肝藏藏血、心藏藏神功能的执行结构痰饮［部分产卵异位于脑的小静脉可引起大脑损害，或经血液循环进入脑内，脑血吸虫病虫卵以卵栓的方式沉积于脑引起病理变化，另外成虫或虫卵分泌的代谢产物引起中枢神经系统中毒或过敏反应。主要病理改变为虫卵寄生后引起脑实质细胞坏死和钙沉积，炎性渗出物含有嗜酸性粒细胞和巨大细胞（即体积大、一般含有多个核的巨型细胞，包括骨髓中的巨核细胞、胎盘的多核体细胞、各种肿瘤中的巨型细胞、异物巨型细胞、结核性肉芽组织中的朗格汉斯巨细胞、梅毒及麻风病等的肉芽组织中的巨型细胞，以及破骨细胞等），形成肉芽肿，多侵犯大脑皮质］，则见脑型血吸虫病。

（五）脑型肺吸虫病（cerebral paragonimiasis，CP）

脑型肺吸虫病是由卫氏并殖吸虫和墨西哥并殖吸虫侵入人体，移行入脑导致的中枢神经系统损害所引起的疾病。

病因：尸虫［食用生的或未煮熟的水生贝壳类如淡水蟹或蝲蛄（肺吸虫的第二中间宿主）。幼虫在小肠脱囊而出，穿透肠壁进入腹腔中移行，再穿过膈肌而达肺内发育为成虫，成虫可从纵隔沿内动脉周围软组织上行入颅］。

病机：导致肝藏藏血、心藏藏神功能的执行结构痰饮（虫体在脑内移行时可直接引起脑组织的损害，脑实质内出现互相沟通的多房性小囊肿，呈隧道式破坏，邻近脑膜呈炎性粘连增厚，且虫体所产生的代谢产物大量沉积，导致组织和异物反应），则见脑型肺吸虫病。

（六）脑棘球蚴病（cerebral echinococcosis，CE）

脑棘球蚴病又称脑包虫病，是一种由细粒棘球绦虫的幼虫（棘球蚴）侵入颅内，形成包虫囊肿所致疾病。

条件：地域（我国主要流行区在西部和北部广大农牧地区。与家畜及其污染物密切接触、食入被污染的水或食物、病畜内脏处理不当）。

病因：尸虫［细粒棘球绦虫寄生于犬科动物的小肠内，人、羊、牛、马和猪等为中间宿主。虫卵在人的十二指肠孵化成六钩蚴，穿入门静脉，随血至肝、肺、脑等处（棘球蚴在人体内可寄生于几乎所有部位）〕。

病机：导致肝藏藏血功能的执行结构痰饮（经循环进入脑内，常见于两侧大脑半球的大脑中动脉供血区，多为单发，也可见于小脑、脑室和颅底部。多数包虫可于数年后死亡，囊壁钙化，少数包虫囊肿继续生长，形成巨大囊肿），则见脑棘球蚴病。

（七）脑囊虫病（cerebral cysticercosis，CC）

脑囊虫病是由猪绦虫蚴虫（囊尾蚴）寄生脑组织形成包囊所致。50%～70%的患者可有中枢神经系统受累，是最常见的中枢神经系统寄生虫感染。

病因：尸虫（外源性感染：人体摄入带有被虫卵污染的食物，或是因不良卫生习惯虫卵被摄入体内；内源性感染：肛门－口腔转移，或绦虫的节片逆行入胃。虫卵进入十二指肠内孵化溢出六钩蚴，蚴虫经血液循环分布全身并发育成囊尾蚴）。

病机：导致肝藏藏血、心藏藏神功能的执行结构痰饮（囊虫寄生在脑部，产生异体蛋白和异物反应，出现病灶周围炎症细胞浸润、水肿、血管增生和成纤维细胞增生，随后幼虫被纤维包裹产生脑组织肿胀、坏死和神经纤维脱髓鞘改变。慢性期产生脑萎缩、视神经萎缩、囊虫机化和钙化），则见脑囊虫病。

（八）库鲁病（Kuru disease，KD）

库鲁病是一种亚急性、进行性小脑和脑干退行性病，潜伏期4～30年或更长，通常较少累及大脑皮质，发病后常在6～9个月内死亡。此病多发于妇女和儿童，主要由于妇女和儿童食用已故亲人的脑组织所致。

条件：饮食不洁〔进食含有朊粒的宿主组织及其加工物（库鲁病流行地有食用已故亲人脑组织以示对死者尊敬的习俗）〕。

病因：淫气（朊粒感染）。

病机：导致肝藏藏血功能的执行结构痰饮（侵入机体并进入脑组织，经神经细胞轴突在脑组织内播散，脑细胞损伤、凋亡和坏死，小脑可见 PrPsc 阳性斑块，脑组织神经元丢失，星形胶质细胞增生），则见库鲁病。

（九）病毒性脑膜炎（viral meningitis，VM）

病毒性脑膜炎是一组由各种病毒感染引起的脑膜急性炎症性疾病，临床以发热、头痛和脑膜刺激征为主要表现。

病因：淫气（主要由肠道病毒引起）。

病机：脾藏运化功能的执行结构痰饮（大部分病毒在下消化道发生最初的感染，肠道细胞上有与肠道病毒结合的特殊受体，病毒经肠道入血，产生病毒血症），导致肝藏藏血、疏泄功能的执行结构痰饮（经脉络丛侵犯脑膜），则见病毒性脑膜炎。

（十）化脓性脑膜炎（purulent meningitis，PM）

化脓性脑膜炎是由化脓性细菌感染所致的脑脊膜炎症，是中枢神经系统常见的化脓性感染。

条件：外伤（颅骨、鼻窦或乳突创伤）；失术（神经外科手术、腰椎穿刺）；年龄（好发于婴幼儿和儿童）。

病因：淫气（肺炎球菌、脑膜炎双球菌、流感嗜血杆菌 B 型等）。

病机：导致肝藏藏血、疏泄、心藏藏神功能的执行结构痰饮（致病细菌经血液循环侵入蛛网膜下腔，诱发软脑膜的炎性病理改变），则见化脓性脑膜炎。

（十一）新型隐球菌脑膜炎（cryptococcosis meningitis，CM）

新型隐球菌脑膜炎是中枢神经系统最常见的真菌感染，由新型隐球菌感染引起，病情重，病死率高。本病发病率虽低，但临床表现与结核性脑膜炎颇相似，故临床常易误诊。

病因：淫气（新型隐球菌）。

病机：导致肝藏藏血、疏泄、心藏藏神功能的执行结构痰饮（淋巴细胞、单核细胞浸润脑膜，脑膜广泛增厚和血管充血，脑组织水肿，脑回变平，脑沟和脑池可见小的肉芽肿、结节和脓肿，蛛网膜下腔内有胶样渗出物，脑室扩大），则见新型隐球菌性脑膜炎。

（十二）结核性脑膜炎（tuberculous meningitis，TM）

结核性脑膜炎是由结核分枝杆菌引起的脑膜和脊膜的非化脓性炎症性疾病。

病因：淫气（结核分枝杆菌）。

病机：导致肝藏藏血、心藏藏神功能的执行结构痰饮（结核分枝杆菌经血播散后在软脑膜下种植，形成结核结节，结节破溃后大量结核分枝杆菌进入蛛网膜下腔，激活炎症反应），则见结核性脑膜炎。

（十三）神经系统莱姆病（nervous system Lyme disease，NSLD）

神经系统莱姆病是伯氏疏螺旋体引起的神经系统感染。

病因：淫气（伯氏疏螺旋体）。

病机：肾藏的全形功能异常（蜱叮咬人体后，伯氏疏螺旋体侵入皮肤并在局部孵育，螺旋体经淋巴管进入淋巴结，或经血液播散到各个器官，产生针对伯氏包柔螺旋体鞭毛蛋白的 IgG 和 IgM 抗体，进而诱导机体的特异性免疫反应，通过循环免疫复合物的形成而致血管损伤），导致肝藏藏血功能的执行结构痰饮（脑膜和大脑病变），则见神经系统莱姆病。

（十四）神经梅毒（neurosyphilis，NS）

神经梅毒是由苍白密螺旋体（treponema pallidum，TP）感染人体后出现的脑脊膜、血管或脑脊髓实质损害的一组临床综合征，是晚期（Ⅲ期）梅毒全身性损害的重要表现。

条件：胎传（患病母体血液经胎盘和脐带进入胎儿体内感染）、恶习［自身冶游史（不当性行为）］。

病因：淫气（苍白密螺旋体）。

病机：导致肝藏藏血、疏泄功能的执行结构痰饮（脑脊膜、血管或脑脊髓实质损害），则见神经梅毒。

（十五）急性脊髓炎（acute myelitis，AM）

急性脊髓炎是指各种感染后引起自身免疫反应所致的急性横贯性脊髓炎性病变，又称急性横贯性脊髓炎，是临床上最常见的一种脊髓炎，以病损平面以下肢体瘫痪、传导束性感觉障碍和尿便障碍为特征。

病因：逆气（推测为病毒感染后出现的自身抗原）。

病机：借助肾藏的全形功能（推测为病毒感染后引起自身免疫反应，机体对自身抗原进行免疫），导致肝藏藏血、疏泄功能的执行结构痰饮（损伤脊髓），则见急性脊髓炎。

（十六）副肿瘤性脑脊髓炎（paraneoplastic encephalomyelitis，PEM）

副肿瘤性脑脊髓炎是侵及中枢神经系统多个部位的副肿瘤综合征。以颞叶内侧的边缘叶损伤为主的称副肿瘤性边缘叶性脑炎，以脑干损伤为主的称副肿瘤性脑干脑炎或脑干炎，以脊髓症状为主的称副肿瘤性脊髓炎。

病因：逆气（小细胞肺癌、睾丸癌、乳腺癌、胸腺瘤等作为始动抗原）。

病机：借助肾藏的全形功能（机体发动针对肿瘤"靶抗原"的免疫反应时产生了针对这些抗原的自身抗体），导致肝藏藏血、疏泄功能的执行结构痰饮（同时对神经组织产生免疫攻击，颞叶内侧的边缘叶，下橄榄核、前庭神经核等下位脑干结构，神经元脱失、反应性神经胶质增生、小胶质细胞增生，脊髓前角细胞神经元脱失），则见副肿瘤性脑脊髓炎。

（十七）视神经脊髓炎（neuromyelitis optica，NMO）

视神经脊髓炎又称 Devic 病，是免疫介导的主要累及视神经和脊髓的原发性中枢神经系统炎性脱髓鞘病。

病因：逆气［自身抗原，星形胶质细胞足突的水通道蛋白 4（aquaporin-4，AQP4）］。

病机：借助肾藏的全形功能［产生水通道蛋白 4 抗体（aquaporin-4-Ab，AQP4-Ab）］，导致肝藏藏血、疏泄功能的执行结构痰饮［与位于星形胶质细胞足突的水通道蛋白 4（aquaporin-4，AQP4）特异性结合，激活补体依赖和抗体依赖的细胞毒途径，星形胶质细胞坏死，炎症介质释放和炎性反应浸润，少突胶质细胞（中枢神经系统内形成髓鞘的细胞）的损伤以及髓鞘脱失］，则见视神经脊髓炎。

（十八）神经系统钩端螺旋体病（nervous leptospirosis）

钩端螺旋体病（leptospirosis）是由各种不同型的致病螺旋体引起的自然疫源性人畜共患急性传染病。神经系统钩端螺旋体病是由钩端螺旋体引起的以神经系统损害为突出表现的临床综合征。

病因：淫气（钩端螺旋体及其产生的代谢产物或毒素，借助皮肤、呼吸道、消化道、生殖系统入侵人体）。

病机：借助肾藏的全形功能（引发机体的非特异性免疫反应），导致肝藏藏血功能的执行结构痰饮（神经系统损害），则见神经系统钩端螺旋体病。

（十九）艾滋病所致神经系统障碍（neurological disorders caused by AIDS）

艾滋病所致神经系统障碍是指艾滋病患者出现的神经系统损害综合征。

条件：正虚［人类免疫缺陷病毒-1（HIV-1）引发的细胞免疫缺陷］。

病因：淫气（HIV-1）。

病机：借助肾藏的全形功能（引发机体的非特异性免疫反应），导致肝藏藏血、心藏藏神功能的执行结构痰饮（中枢神经系统直接感染），则见艾滋病所致神经系统障碍。

（二十）神经精神狼疮（neuropsychiatric systemic lupus erythematosus，NPSLE）

神经精神狼疮是指系统性红斑狼疮引发的神经精神症状。

病因：逆气（神经元、血管内皮细胞的膜蛋白）。

病机：借助肾藏的全形功能（形成抗原-抗体复合物），导致肝藏藏血、疏泄功能和心藏藏神功能的执行结构痰饮（或直接损伤神经细胞或损伤脉络膜和血-脑屏障），则见神经精神狼疮。

（二十一）桥本脑病（Hashimoto encephalopathy，HE）

桥本脑病是一种与自身免疫性甲状腺疾病相关的脑病。以抗甲状腺抗体增高为特征，而甲状腺功能可为正常、亢进或低下。

病因：逆气（甲状腺组织与神经组织有共同的抗原决定簇）。

病机：借助肾藏的全形功能｛在病理状态下产生自身抗体［抗甲状腺抗体、抗神经细胞抗体、抗 α-烯醇化酶（是一种高度表达于脑血管内皮和甲状腺的糖酵解酶）抗体］，引发自身免疫反应｝，导致肝藏藏血、心藏藏神功能的执行结构痰饮［自身免疫性复合物产生攻击髓磷脂碱基蛋白，触发脑血管性炎症，造成脑水肿；自身免疫反应介导微血管病变，导致脑内低灌注（正常生理状态下，成年人每 100 g 脑组织的血流量约为 50mL/min，当脑血流量降低至 25 ～ 45mL/min 时，即处于低灌注状态）］，则见桥本脑病。

七、藏血内湿

（一）克 – 雅病（Creutzfeldt–Jakob disease，CJD）

克 – 雅病是最常见的人类朊蛋白病，主要累及皮质、基底核和脊髓，故又称皮质纹状体 – 脊髓变性（corticostriatospinal degeneration）。临床以进行性痴呆、肌阵挛、锥体束或锥体外系损伤症状为主要表现。

条件：年龄（患者多为中老年人，平均发病年龄 60 岁）。

病因：淫气（外源性朊蛋白感染）；胎弱（内源性朊蛋白基因突变）。

病机：肝藏藏血、心藏藏神功能的执行结构内湿［在外来致病的朊蛋白或遗传性突变导致正常的朊蛋白（PrPc）变为错误结构的朊毒体蛋白（PrPsc）时，PrPsc 会促进 PrPc 转化为越来越多的 PrPsc，致使神经细胞逐渐失去功能，导致神经细胞死亡，皮质、基底核及脊髓萎缩变性，引起中枢神经系统发生病变］，则见克 – 雅病。

（二）亨廷顿病（Huntington's disease，HD）

亨廷顿病又称亨廷顿舞蹈症（Huntington chorea）、慢性进行性舞蹈症（chronic progressive chorea）、遗传性舞蹈症（hereditary chorea），是一种常染色体显性遗传的基底核和大脑皮质变性疾病，临床上以隐匿起病、缓慢进展的舞蹈症、精神异常和痴呆为特征。

病因：胎弱［基因中的三核苷酸（CAG）重复序列异常扩增］。

病机：肝藏藏血、心藏藏神功能的执行结构内湿［亨廷顿蛋白（HTT 蛋白）增多，基底核和大脑皮质变性］，则见亨廷顿病。

（三）进行性核上性麻痹（progressive supranuclear palsy，PSP）

进行性核上性麻痹是一种少见的神经系统变性疾病，出现广泛的运动、认知和行为障碍，主要临床表现为运动障碍、姿势不稳伴早期跌倒、眼球运动障碍、额叶执行功能障碍以及各种精神症状。

病因：胎弱［位于17q21.31染色体的微管相关蛋白tau（microtubule–associated protein Tau，MAPT）单基因突变］。

病机：肝藏藏血、心藏藏神功能的执行结构内湿（大脑中聚集大量的异常 tau 蛋白，导致皮质下结构中神经元纤维缠结、颗粒空泡变性、神经元丢失），则见进行性核上性麻痹。

（四）肾上腺脑白质营养不良（adrenoleukodystrophy，ALD）

肾上腺脑白质营养不良是一种脂质代谢障碍病，呈 X 性连锁隐性遗传，基因定位在 Xq28。由于体内过氧化物酶缺乏、极长链脂肪酸（C23 ～ C30）代谢障碍，脂肪酸在体内尤其脑和肾上腺皮质沉积，导致脑白质脱髓鞘和肾上腺皮质病变，表现为程度不同的视力下降、听力障碍等。

条件：性别（男性多见）。

病因：胎弱（X 性连锁隐性遗传，基因定位在 Xq28）。

病机：肝藏藏血、肾藏藏精功能的执行结构内湿［体内过氧化物酶体缺乏，极长链脂肪酸（very long chain fatty acid，VLCFA，是由 ≥ 22 个碳原子组成的脂肪酸，包括 C22：0、C24：0、C26：0 等，正常情况下通过 β 氧化作用在过氧化物酶体中分解代谢。VLCFA 存在于大脑、视网膜、皮肤等处，用于合成神经酰胺及构成各种膜结构，在器官和组织内的异常积累会引起中枢神经系统脱髓鞘和肾上腺皮质功能低下）代谢障碍，在脑内沉积］，则见肾上腺脑白质营养不良。

（五）异染性脑白质营养不良（metachromatic leukodystrophy，MLD）

异染性脑白质营养不良是一种神经鞘脂沉积病。有家族倾向，为常染色体隐性遗传。

病因：胎弱［22 号染色体上芳基硫酸酯酶 A（arylsulfatase-A）基因发生变异］。

病机：肝藏藏血、心藏藏神功能的执行结构内湿（芳基硫酸酯酶 A 不足，不能催化硫脑苷脂水解而在体内沉积），影响肝藏的藏血、心藏的藏神功能（鞘磷脂的进行性流失，产生不正确的神经胶质 - 轴突信号传导和连接，以及不正确的结旁神经胶质 - 轴突连接分布），则见异染性脑白质营养不良。

（六）帕金森病（Parkinson's disease，PD）

帕金森病又称震颤麻痹（paralysis agitans），是一种常见于中老年的神经系统变性疾病，临床上以静止性震颤、运动迟缓、肌强直和姿势平衡障碍为主要特征。

条件：年龄（60岁以上发病情况较多，患病率随年龄增加而升高）；性别（男性稍高于女性）；正虚［PD患者细胞免疫功能降低，白介素 –1（IL–1）活性降低明显］；外伤（脑外伤）；恶习（吸烟）。

病因：①胎弱［目前至少发现23个单基因（$Park_{1\sim23}$）与家族性帕金森病连锁的基因位点］。②杂毒［吸食的合成海洛因中含有嗜神经毒性物质1– 甲基 –4– 苯基 –1，2，3，6– 四氢吡啶（MPTP）；一些重金属污染、除草剂、杀虫剂的化学成分也与MPTP有相似之处］。

病机：①肝藏藏血、疏泄和心藏藏神功能的执行结构内湿［黑质致密区多巴胺能神经元及其他含色素的神经元大量变性丢失，在残留神经元胞浆中出现嗜酸性包涵体（路易小体）］，影响肝藏的藏血、疏泄和心藏的藏神功能［脑内多巴胺含量减少，使乙酰胆碱系统功能相对亢进；兴奋性氨基酸（谷氨酸、天门冬氨酸）含量明显增高；泛素 – 蛋白酶体系统（ubiquitin-proteasome system，UPS）功能异常：不能降解错误折叠的蛋白，错误折叠蛋白的过多异常聚集则对细胞有毒性作用；氧化应激与线粒体功能缺陷：PD患者由于B型单胺氧化酶（MAO–B）活性增高，可产生过量的OH·基，破坏细胞膜；线粒体功能缺陷，抑制黑质线粒体呼吸链复合物Ⅰ活性，使黑质细胞对自由基损伤敏感性显著增加。］②肝藏藏血、疏泄和心藏藏神功能的执行结构内湿［MPTP穿过血 – 脑屏障，经单胺氧化酶B转化为高毒性的1– 甲基 –4– 苯基 – 吡啶离子（MPP^+），被多巴胺转运体选择性地进入黑质多巴胺能神经元内，抑制线粒体呼吸链复合物活性，促发氧化应激反应，导致多巴胺能神经元变性死亡］，则见帕金森病。

（七）弗里德共济失调（Friedreich's ataxia，FRDA）

弗里德共济失调是最常见的常染色体隐性遗传性共济失调，主要临床特征为儿童期发病，进行性上肢和步态共济失调伴锥体束征、构音障碍、深感觉丧失、弓形足和心脏损害等。

条件：地域［欧美地区多见，东亚（包括中国）罕见）］；胎弱（近亲结婚发病率高）。

病因：胎弱（9号染色体长臂9q13–21.1上的frataxin基因内含子区内GAA三核苷酸序列重复扩增的次数或长度达到66 ～ 1700个拷贝，形成异常螺旋结构抑制基因的转录）。

病机：肾藏气化功能的执行结构内湿（frataxin 蛋白表达水平减少和功能丧失，导致线粒体铁代谢功能异常，铁在线粒体内过量积聚），或表现为肝藏藏血功能的执行结构畸形（脊髓、小脑等部位的细胞分化、代谢障碍）；或表现为心藏主血脉功能的执行结构畸形（心肌纤维肥厚变性，含有铁反应阳性颗粒，伴有纤维性结缔组织增生），则见弗里德共济失调。

（八）格斯特曼综合征（Gerstmann syndrome，GSS）

格斯特曼综合征是一种以慢性进行性小脑共济失调、构音障碍和痴呆为主要表现的疾病。

条件：年龄（好发年龄为 15～79 岁）。

病因：胎弱（常染色体显性遗传，人朊蛋白基因 –PRNP 的遗传性基因突变）。

病机：肝藏藏血、心藏藏神功能的执行结构内湿｛朊病毒蛋白大量合成，在大脑中错误折叠［正常表达的朊蛋白（PrP）构象的二级结构中 α 螺旋占 42%、β 折叠占 3%，而异常构象朊蛋白的 α 螺旋占 3%、β 折叠占 43%］｝，则见格斯特曼综合征。

（九）脑淀粉样血管病（cerebral amyloid angiopathy，CAA）

脑淀粉样血管病是由淀粉样物质在软脑膜和大脑皮质小动脉中层沉积导致的脑血管疾病。临床特点是反复多部位的血管破裂，导致多灶性自发性脑实质出血。

病因：胎弱［位于 21 号染色体的 APP（淀粉样蛋白前体）基因突变主要引起单个氨基酸的替换，导致常染色体显性遗传的脑淀粉样血管病］；失术［此类患者在脑淀粉样血管病发生前几十年曾进行过神经外科手术。可能与使用受 β 淀粉样蛋白（Aβ）污染的神经外科器械有关］。

病机：肝藏藏血、心藏藏神功能的执行结构内湿（淀粉样物质产生增多，在软脑膜和大脑皮质小动脉中层沉积），则见脑淀粉样血管病。

（十）伴有皮质下梗死和白质脑病的常染色体显性遗传性脑动脉病（cerebral autosomal dominant arteriopathy with subcortical infarcts and leukoencephalopathy，CADASIL）

伴有皮质下梗死和白质脑病的常染色体显性遗传性脑动脉病是一种中年

发病的、非动脉硬化性、遗传性小动脉脑血管疾病。临床上以反复皮质下缺血性脑卒中发作、痴呆、假性延髓性麻痹和偏头痛为特征。

病因：胎弱（19 号染色体上 Notch3 基因突变）。

病机：肝藏藏血功能的执行结构内湿［Notch3 受体蛋白胞外表皮生长因子样重复序列（EGF–R）中半胱氨酸残基数目变为奇数，无法通过配对的二硫键维持稳定蛋白构象，最终使 Notch3 胞外域聚集形成颗粒状嗜锇物质沉积，脑及软脑膜小动脉壁增厚，管腔明显变窄。电镜下可见小动脉和毛细血管平滑肌细胞的基底膜上有颗粒状嗜锇物质沉积，主要见于脑血管］，则见伴有皮质下梗死和白质脑病的常染色体显性遗传性脑动脉病。

（十一）法布里病（Fabry disease，FD）

法布里病是一种 X 连锁不完全性显性遗传的溶酶体贮积病，致病基因位于 Xq22，为 *GLA* 基因。*GLA* 基因编码 α – 半乳糖苷酶位于溶酶体内，为神经酰胺三己糖苷（Gb3）分解代谢所必需。*GLA* 基因突变引起的酶功能缺失可导致 Gb3 在全身器官的血管内皮细胞内积聚，造成多系统损害，往往在儿童至青少年时期出现临床症状，并随病程进展而逐渐加重，许多患者尤其是男性患者常在中青年死于严重的肾衰竭或心脑血管并发症。

病因：胎弱（*GLA* 基因突变）。

病机：肝藏藏血、疏泄功能的执行结构内湿［α – 半乳糖苷酶功能缺失，神经酰胺三己糖苷（Gb3）分解代谢异常，Gb3 在全身器官的血管内皮细胞内积聚，Gb3 堆积于脊髓背根神经元及皮肤的无髓鞘神经纤维，使神经纤维变性、轴索肿胀、细胞器功能丧失，神经纤维坏死而数目减少］，则见法布里病。

（十二）肝豆状核变性（hepatolenticular degeneration，HLD）

肝豆状核变性又称威尔逊病（Wilson disease，WD），是一种遗传性铜代谢障碍所致的肝硬化和以基底核（豆状核为基底核的一部分）为主的脑部变性疾病。临床特征为进行性加重的锥体外系症状、精神症状、肝硬化、肾功能损害及角膜色素环（Kayser–Fleischerring，K–F 环）。

病因：①胎弱（意大利南部、西西里岛、罗马尼亚某些地区、日本某些地区、东欧犹太人及中国患病率较高；*ATP7B* 基因突变）。②范科尼综合征。

病机：①脾藏散精功能的执行结构内湿（负责转运肝细胞内 P 型铜的

ATP 酶结构异常，功能部分或全部丧失，无法将多余的铜离子从细胞内转运出去）。②肾藏的主水功能异常（肾小管功能缺陷，对 Cu^{2+} 重吸收减少，铜池形成减少，肾脏细胞的铜稳态平衡破坏，造成铜代谢障碍），导致肝藏藏血、疏泄、心藏藏神、肾藏主水功能的执行结构内湿（过量铜离子在肝、脑、角膜、肾等组织沉积），则见肝豆状核变性。

八、藏血水壅

（一）先天性脑积水（congenital hydrocephalus，CH）

先天性脑积水也称婴儿脑积水，是由于脑脊液分泌过多、循环受阻或吸收障碍，在脑室系统和蛛网膜下腔内不断积聚增长，继发脑室扩张、颅内压增高和脑实质萎缩等。

病因：①胎禀（先天性导水管狭窄畸形、第四脑室孔闭塞综合征、小脑扁桃体下疝和 Galen 大静脉畸形、Chiari 畸形 II 型、胎内已形成的后颅窝肿瘤与脉络丛乳头状瘤、脑膜脑膨出、脑穿通畸形、无脑回畸形）。②痰饮（产后感染如弓形虫病）。

病机：①肝藏藏血、心藏藏神功能的执行结构水壅（脑脊液分泌过多、循环受阻或吸收障碍，在脑室系统和蛛网膜下腔内不断积聚增长）。②借助肾藏的全形功能（血脑屏障阻止抗体进入中枢神经系统，弓形虫无阻力地在脑部繁殖并产生坏死灶和炎症反应），导致肝藏藏血、心藏藏神功能的执行结构水壅（脑室扩张，脑实质长期受压变薄，脑回平坦，脑沟消失，脑白质萎缩明显，胼胝体、基底核、四叠体受损害），则见先天性脑积水。

（二）正常颅压脑积水（normal pressure hydrocephulas，NPH）

正常颅压脑积水是指以步态不稳、认知功能障碍和尿失禁为典型临床表现，影像学检查具有脑室扩大，而脑脊液压力测定在正常范围内的一组临床综合征。

病因：藏血恶血（蛛网膜下腔出血）；痰饮（颅内感染）；外伤（脑外伤）；癥积（颅内肿瘤）。

病机：肝藏藏血功能的执行结构水壅（脑室扩大，脑脊液分泌过多、循环受阻或吸收受阻导致脑脊液在颅内过多蓄积，但脑脊液压力测定在正常范围内），则见正常颅压脑积水。

第十四节 藏神形病

藏神形病即心藏藏神（有意识精神活动）功能的固定结构异常，主要包括产生有意识精神活动的中枢神经系统及分布其上的脉管系统。本节将讨论5种藏神形病的内涵和病因病机。

一、藏神畸形

糖尿病脑病（diabetic encephalopathy，DE）

糖尿病脑病是由糖尿病引起的认知功能障碍、行为缺陷和大脑神经生理及结构改变的中枢神经系统疾病。

病因：气化神乱（糖尿病）。

病机：①心藏藏神功能的执行结构痰饮（在慢性持续高糖状态下，脑细胞线粒体功能受到严重破坏，活性氧释放增加）。②心藏主血脉功能的执行结构畸形［长期处于持续性高血糖状态时，体内的一些蛋白与糖发生非酶促反应，例如血红蛋白、血清蛋白、晶体蛋白等，生成糖基化蛋白，最终转化成为糖基化终末产物（AGEs），AGEs在血管壁逐渐沉积］，表现为心藏藏神功能的执行结构血少（血管腔狭窄，脑组织缺血缺氧）。③肾藏的气化功能异常（脂代谢紊乱），脾藏的散精功能异常（造成血液黏稠度升高，血流缓慢），导致心藏藏神功能的执行结构血少（脑血流量减少，脑组织缺血缺氧），则见糖尿病脑病。

二、藏神痰饮

（一）自身免疫性脑炎（antoimmune encephalitis，AE）

自身免疫性脑炎是一类由自身免疫机制介导的针对中枢神经系统抗原产生免疫反应所导致的脑炎，临床主要表现为精神行为异常、认知功能障碍、急性或亚急性发作的癫痫等。

病因：逆气（中枢神经系统抗原：抗 N- 甲基 -D- 天冬氨酸受体、抗富含亮氨酸胶质瘤失活蛋白 1、抗 γ- 氨基丁酸 B 型受体）。

病机：导致心藏藏神、肝藏疏泄、藏血功能的执行结构痰饮（针对中枢神经系统抗原产生免疫反应），则见自身免疫性脑炎。

（二）抗 N- 甲基 -D- 天冬氨酸受体脑炎（anti-N-methyl-D-aspartate receptor encephalitis，NMDARE）

抗 N- 甲基 -D- 天冬氨酸受体脑炎是一种由机体针对神经元表面 N- 甲基 -D- 天冬氨酸受体（N-methyl-D-aspartate receptor，NMDAR）的 NR1 亚单位产生的特异性 IgG 所致的自身免疫性脑炎。临床多以精神症状起病，表现为精神行为异常，部分患者会出现意识障碍、记忆力障碍等神经认知损害症状。

条件：性别（大约 80% 抗 NMDAR 脑炎患者为女性）。

病因：逆气（畸胎瘤内神经组织、病毒感染尤其是单纯疱疹病毒感染）。

病机：导致心藏藏神、肝藏疏泄功能的执行结构痰饮［产生针对神经元表面 N- 甲基 -D- 天冬氨酸受体（N-methyl-D-aspartate receptor，NMDAR）的 NR1 亚单位的特异性 IgG，导致神经元细胞膜上的 NMDAR 可逆性减少］，则见抗 N- 甲基 -D- 天冬氨酸受体脑炎。

三、藏神内湿

泰萨克斯病（Tay-Sachs disease，TSD）

泰萨克斯病又称家族性黑蒙性痴呆，是一种常染色体隐性遗传病。以进行性神经变性为特征。

条件：年龄（多在婴儿时期发病，2～3 岁死亡）。

病因：胎弱（德裔犹太人群高发；位于 15q23 的 *HEXA* 基因突变）。

病机：导致心藏藏神、肝藏藏血功能的执行结构内湿（脂质代谢酶系统缺陷，氨基己糖酶或神经鞘脂类活性因子蛋白缺乏，GM2 神经节苷脂分解受障，不同的类脂质在脑组织的溶酶体中贮积、沉淀，脑组织退行性病变），则见泰萨克斯病。

四、藏神血少

阿－斯综合征（Adams–Stokes syndrome，ASS）

阿－斯综合征又叫心源性脑缺血综合征，是由于心脏节律的突然变化，使心排血量在短时间内急剧减少，导致急性脑缺血发作的临床综合征。最突出的表现为突然晕厥，轻者只有眩晕、意识障碍，重者意识完全丧失，常伴有抽搐及大小便失禁、面色苍白，进而青紫，可有鼾声及喘息性呼吸，有时可见陈－施呼吸（又称潮式呼吸，是一种由浅慢逐渐变成深快，然后再由深快转为浅慢，随之出现一段呼吸暂停后，又开始如上变化的周期性呼吸）。

病因：主血脉病（心脏传导阻滞、窦性心律失常）。

病机：心藏的主血脉功能异常（心排血量骤降；窦性停搏、病态窦房结综合征等），导致心藏藏神、肝藏藏血功能的执行结构血少（脑组织供血减少，缺血缺氧），则见阿－斯综合征。

第十五节　主血脉形病

主血脉形病即心藏主血脉（循环）功能的固定结构异常，主要包括心、动脉、毛细血管、静脉、淋巴管道、淋巴组织、淋巴器官。本节将讨论 28 种主血脉形病的内涵和病因病机。

一、主血脉畸形

（一）扩张型心肌病（dilated cardiomyopathy，DCM）

扩张型心肌病是一类以左心室或双心室扩大伴收缩功能障碍为特征的心肌病。

条件：殊态（围产期易发心肌病）；恶习（嗜酒）；营亏［某些维生素和微量元素缺乏（克山病，我国特有的地方性疾病）］。

病因：①淫气（柯萨奇病毒 B、ECHO 病毒、细小病毒 B-19、人疱疹病毒6型、脊髓灰质炎病毒、流感病毒、腺病毒等，其他较为少见的病毒还包括巨细胞病毒、单纯疱疹病毒、EB病毒、人类免疫缺陷病毒等；部分细菌、真菌、立克次体）、尸虫（寄生虫如克氏锥虫）。②痰饮（肉芽肿性心肌炎，如结节病和巨细胞性心肌炎；过敏性心肌炎；多发性肌炎和皮肌炎亦可以伴发心肌炎；系统性血管炎、系统性红斑狼疮等可直接或间接地累及心肌）、药毒（化疗药物和某些心肌毒性药物和化学品，如多柔比星等蒽环类抗癌药物、锂制剂、依米丁）。③藏精神亢（嗜铬细胞瘤、甲状腺疾病等内分泌疾病）。④胎弱（25%～50%的DCM病例有基因突变；有家族遗传背景，遗传方式主要为常染色体显性遗传，X染色体连锁隐性遗传及线粒体遗传较为少见）。

病机：①心藏主血脉功能的执行结构痰饮、畸形（直接侵袭和由此引发的慢性炎症和免疫反应，心肌损害，心室壁变薄）。②影响心藏主血脉功能的执行结构（淋巴细胞、单核细胞和大量嗜酸性粒细胞浸润心肌，心室壁变薄）。③借助肾藏的藏精功能（去甲肾上腺素、甲状腺激素分泌增多），影响心藏主血脉功能的执行结构（对心肌细胞有直接毒性作用，促使心肌细胞凋亡，心室壁变薄）。④心藏主血脉功能的执行结构畸形（致病基因编码多种蛋白，包括心肌细胞肌节蛋白、肌纤维膜蛋白、细胞骨架蛋白，闰盘蛋白、核蛋白、线粒体蛋白即多种离子通道，破坏心肌结构），则见扩张型心肌病。

（二）肥厚型心肌病（hypertrophic cardiomyopathy，HCM）

肥厚型心肌病是一种遗传性心肌病，以心室非对称性肥厚为解剖特点，是青少年运动猝死的最主要原因之一。根据左心室流出道有无梗阻，又可分为梗阻性和非梗阻性肥厚型心肌病。

病因：胎弱（常染色体显性遗传，最常见的基因突变为β-肌球蛋白重链及肌球蛋白结合蛋白C的编码基因）。

病机：心藏主血脉功能的执行结构畸形（β-肌球蛋白重链及肌球蛋白结合蛋白C合成障碍，心肌肥厚，心脏重量增加），则见肥厚型心肌病。

（三）先天性心血管病（congenital cardiovascular disease，CCD）

先天性心血管病是指心脏及大血管在胎儿期发育异常引起的、在出生时病变即已存在的疾病，简称先心病。包括①房间隔缺损（atrial septal defect，

ASD）、室间隔缺损（ventricular septal defect，VSD）、动脉导管未闭（patent ductus arteriosus，PDA），是胎儿时期心脏血管发育异常而致的畸形疾病。②卵圆孔未闭（patent foramen ovale，PFO），卵圆孔是心脏房间隔在胚胎时期的一个生理性通道，正常情况下在出生后 5 ~ 7 个月左右融合，若未能融合则形成卵圆孔未闭。③先天性肺动脉瓣狭窄（congenital pulmonary valve stenosis，CPVS），是指肺动脉瓣、瓣上或瓣下有狭窄。④先天性法洛四联症（congenital tetralogy of Fallot，CTOF），是联合的先天性心血管畸形，包括肺动脉狭窄、室间隔缺损、主动脉右位（主动脉骑跨于缺损的室间隔上）、右室肥大四种异常，是最常见的发绀型先天性心脏病。⑤先天性二叶主动脉瓣（congenital bicuspid aortic valve，CBAV），是成人先天性心脏病中较常见的类型之一。⑥先天性三尖瓣下移畸形，多称之为埃勃斯坦畸形（Ebstein anomaly，EA），在先天性心脏病中属少见。⑦先天性主动脉缩窄（congenital coarctation of aorta），是指局限性主动脉管腔狭窄，为先天性心脏大血管畸形。⑧先天性主动脉窦瘤（congenital aortic sinus aneurysm），是一种少见的先天性心脏病变。⑨冠状动脉瘘（coronary artery fistulae，CAF），是指冠状动脉与心腔、冠状静脉、肺动脉等的异常连接，是一种少见的先天性心脏病。⑩艾森门格综合征（Eisenmenger syndrome，ES），也称肺动脉高压性右向左分流综合征，房间隔缺损、动脉导管未闭、先天性室间隔缺损等先天性心脏病持续存在，导致肺动脉高压进行性发展，原来的左向右分流变成右向左分流，从无青紫发展至有青紫时，即称之为 Eisenmenger 综合征。

条件：外伤（接触放射线）。

病因：①胎弱（先天性心脏病有明显的遗传倾向，不少单基因或多基因遗传性疾病常伴有心血管畸形）。②胎传（早产、羊膜病变、胎儿受压、妊娠早期先兆流产都有致先天性心脏病的可能；子宫内病毒感染，妊娠初期 3 个月内患风疹的母亲所产婴儿患肺动脉口狭窄和动脉导管未闭者多）；淫气（其他病毒如巨细胞病毒、柯萨奇病毒、疱疹病毒等的感染也有致病可能）；药毒（妊娠早期用抗惊厥药尤其是苯妥英和三甲双酮，其他药物如锂盐、黄体酮、华法林和苯丙胺等也可致心血管畸形）。

病机：①肾藏的全形功能异常（胎儿发育异常）。②肾藏的全形功能异常（早产、羊膜病变、胎儿受压、妊娠早期先兆流产影响胎儿发育；病毒、药物通过胎盘屏障影响胎儿发育），影响心藏主血脉功能的执行结构，则见先天性心血管病。

（四）肺源性心脏病（pulmonary heart disease，PHD）

肺源性心脏病简称肺心病，是指由支气管–肺组织、胸廓或肺血管病变致肺血管阻力增加，产生肺动脉高压，继而右心室结构或（和）功能改变的疾病。根据起病缓急和病程长短，可分为急性和慢性肺心病两类。

条件：地域（北方地区患病率高于南方地区，农村患病率高于城市）；年龄（患病率随年龄增长而增加）；恶习（吸烟者比不吸烟者患病率明显增多）；季节（冬、春季节多发）；气候（气候骤然变化时，易出现急性发作）。

病因：主气病（慢性阻塞性肺疾病、支气管扩张、间质性肺疾病；支气管哮喘等支气管、肺疾病；特发性肺动脉高压、慢性栓塞性肺动脉高压和肺小动脉炎；睡眠呼吸暂停低通气综合征产生低氧血症；严重胸廓或脊椎畸形以及神经肌肉疾病均可引起胸廓活动受限、肺受压、支气管扭曲或变形，导致肺功能受损，气道引流不畅，肺部反复感染，并发肺气肿或纤维化；原发性肺泡通气不足及先天性口咽畸形等产生低氧血症）。

病机：肺藏的主气功能异常（气道不畅，肺循环阻力增加，肺动脉高压），借助心藏的主血脉功能（右心发挥其代偿功能，以克服升高的肺动脉阻力），导致心藏主血脉功能的执行结构畸形（发生右心室肥厚、右心室扩大），则见慢性肺源性心脏病。

（五）二尖瓣狭窄（mitral stenosis，MS）

二尖瓣狭窄是由于二尖瓣开放受限，瓣口面积缩小，血流受阻所引起的一系列症状。

条件：性别（女性患者居多，占70%）。

病因：痰饮（风湿热、结缔组织病）；淫气（反复链球菌感染）；胎禀（先天性发育异常）；主血脉畸形（二尖瓣瓣环钙化）。

病机：心藏主血脉功能的执行结构畸形（二尖瓣瓣叶增厚、硬化，腱索缩短，瓣叶交界面相互粘连，二尖瓣开放受限，瓣口面积缩小，血流受阻），则见二尖瓣狭窄。

（六）主动脉瓣狭窄（aortic stenosis，AS）

主动脉瓣狭窄是由于先天性瓣叶发育畸形、退行性病变、风湿性病变侵害导致主动脉瓣叶增厚粘连，瓣口狭窄。

病因：①胎禀（先天性病变）。②年龄（与年龄相关的退行性病变）。③痰饮（风湿性炎症）。

病机：①心藏主血脉功能的执行结构畸形（瓣口狭窄）。②心藏主血脉功能的执行结构畸形（钙质沉积于瓣膜基底）。③心藏主血脉功能的执行结构畸形（主动脉瓣瓣叶交界处融合，瓣叶纤维化、钙化、僵硬和挛缩畸形），则见主动脉瓣狭窄。

（七）主动脉瓣关闭不全（aortic incompetence，AI）

主动脉瓣关闭不全主要由主动脉瓣膜本身病变、主动脉根部疾病所致。根据发病情况又分为急性和慢性两种。

病因：痰饮（感染性心内膜炎、梅毒性主动脉炎、风湿性疾病、结缔组织病）；主血脉畸形（主动脉夹层血肿、高血压性主动脉环扩张、特发性升主动脉扩张、主动脉瓣黏液样变性、人工瓣膜撕裂、老年退行性主动脉瓣病变）；外伤（胸部创伤）；胎禀（先天性畸形）。

病机：心藏主血脉功能的执行结构畸形（主动脉瓣瓣环扩大，瓣叶舒张期不能对合），则见主动脉瓣关闭不全。

（八）多瓣膜病（multivalvular disease，MVD）

多瓣膜病又称联合瓣膜病，是指两个或两个以上瓣膜病变同时存在。

病因：①主血脉痰饮（风湿性心脏病）。②藏精神少（甲减）。③年龄（老年人）。

病机：①心藏主血脉功能的执行结构畸形（炎症因子损害多个瓣膜）。②心藏主血脉功能的执行结构畸形（黏液样变性，累及多个瓣膜）。③心藏主血脉功能的执行结构畸形（瓣膜结缔组织发生退行性变，纤维化、钙化，累及多个瓣膜），则见多瓣膜病。

（九）闭塞性周围动脉粥样硬化（occlusive peripheral atherosclerosis，OPA）

闭塞性周围动脉粥样硬化是指周围的大、中动脉由于阻塞性动脉粥样硬化病变而致肢体血供受阻，表现为肢体缺血症状。

条件：年龄（多数在60岁后发病）；性别（男性明显多于女性）；恶习（吸烟使发病率增加2～5倍）；七情（A型性格者体内儿茶酚胺类物质浓度长期过高）；偏食（高热量、高动物脂肪、高胆固醇、高糖饮食）；内湿（高同型半胱氨酸血症）；胎弱（常染色体显性遗传所致的家族性血脂异常是这些家族成员易患本病的因素）。

病因：①脂盈（高脂血症）。②主血脉神病（高血压）。③药毒（口服避孕药）。④气化神乱（糖尿病，使发病率增加 2～4 倍）。⑤主血脉畸形（肌纤维发育不良累及下肢动脉）。

病机：①心藏主血脉功能的执行结构畸形（血脂升高沉积血管壁，引起管腔变窄，最终导致动脉粥样硬化）。②心藏主血脉功能的执行结构畸形（动脉内膜、血管壁内皮细胞受损，引发粥样硬化斑块）。③心藏主血脉功能的执行结构畸形（口服避孕药可使妇女血压增高，并且有 HDL-C 减少和 LDL-C 增高的趋势，高血压和高脂血症共同作用导致动脉粥样硬化）。④心藏主血脉功能的执行结构畸形（糖尿病通过多元醇途径激活、晚期糖基化终末产物形成增加、蛋白激酶 C 途径激活及己糖胺通路激活导致血管损伤）。⑤心藏主血脉功能的执行结构畸形（动脉壁的纤维化或纤维肌性增厚），则见闭塞性周围动脉粥样硬化。

（十）主动脉夹层（aortic dissection，AD）

主动脉夹层又称主动脉夹层动脉瘤，是指主动脉内膜撕裂后，腔内的血液通过内膜破口进入动脉壁中层形成夹层血肿，并沿血管长轴方向扩展，形成动脉真、假腔病理改变的严重主动脉疾病。

条件：年龄（增龄是主动脉夹层的重要危险因素，50～70 岁为高发年龄）；性别（男性较女性高发）；胎弱（引发 Marfan 综合征、Ehlers-Danlos 综合征、家族性胸主动脉瘤、主动脉瓣二瓣畸形及先天性主动脉缩窄等的致病基因）。

病因：主血脉病（高血压、动脉粥样硬化）；失术（医源性损伤，如主动脉内球囊反搏泵置入、主动脉内造影剂注射误伤内膜、心脏瓣膜及大动脉手术等也可导致本病的发生）。

病机：心藏主血脉功能的执行结构畸形（中层弹力纤维断裂、平滑肌局灶性丧失和中层空泡变性并充满黏液样物质，主动脉内膜撕裂，腔内的血液通过内膜口进入动脉壁中层形成夹层血肿），则见主动脉夹层。

（十一）上腔静脉阻塞综合征（superior vena cava syndrome，SVCS）

上腔静脉阻塞综合征是由于多种原因引起上腔静脉完全或不完全阻塞，

致使流经上腔静脉的血液回流到右心房完全或部分静脉回流受阻，出现引流区静脉扩张，局部水肿等一组临床征象。

病因：癥积（约有70%源于肺癌、淋巴瘤约占12%、乳腺癌右侧气管旁淋巴结转移约9%、纵隔生殖细胞瘤约3%和胸腺瘤约2%、主动脉瘤）。

病机：心藏主血脉功能的执行结构畸形、血团［上腔静脉直接受压迫和（或）上腔静脉内癌栓生成］，则见上腔静脉阻塞综合征。

（十二）静脉瓣膜功能不全综合征（venous valve insufficiency syndrome，VVIS）

静脉瓣膜功能不全综合征是指由静脉回流障碍引起的一组病证，表现为下肢肿胀，朝轻暮重、皮肤瘙痒、黑斑甚至溃烂、浅静脉曲张。

病因：胎禀（先天性静脉瓣膜发育不全）；主血脉血团（下肢深静脉血栓形成）；职业（长期从事站立工作、冷水刺激）。

病机：心藏主血脉功能的执行结构畸形（静脉瓣膜发育不全或损伤），影响心藏的主血脉功能（血液回流障碍），则见静脉瓣膜功能不全综合征。

二、主血脉血团

（一）深静脉血栓形成（deep venous thrombosis，DVT）

深静脉血栓形成是血液在深静脉内不正常凝结引起的病证，多发生于下肢。

条件：恶习（吸烟）；气化畸形（肥胖）；殊态（妊娠、产后、长途航空旅行、制动）；内湿（高同型半胱氨酸血症）。

病因：①胎弱（C蛋白基因突变、V因子Leiden突变、凝血酶原基因变异）、胎禀（先天性异常纤维蛋白原血症、抗凝血酶原Ⅲ缺乏症、蛋白S缺乏、Ⅻ因子缺乏、纤溶酶原缺乏）、药毒（口服避孕药）、主水神病（肾病综合征）、气化神乱（糖尿病）。②主血脉神失（心力衰竭）、主血脉痰饮（血栓性浅静脉炎）、藏血神病（脑卒中）。③外伤（创伤、骨折和脊髓损伤导致血管内皮损伤）、失术（手术、恶性肿瘤化疗、中心静脉置管导致血管内皮损伤）。

病机：①脾藏的统血功能异常（血液处于高凝状态）。②心藏的主血脉功能异常（静脉血流淤滞）。③心藏主血脉功能的执行结构畸形（静脉壁损伤），导致心藏主血脉功能的执行结构血团，则见深静脉血栓形成。

（二）浅静脉血栓形成（shallow venous thrombosis，SVT）

浅静脉血栓形成是血液在浅静脉内不正常凝结引起的病证，是血栓性浅静脉炎的主要临床表现，在曲张的静脉中也常可发生。

病因：①失术（持久、反复静脉输液，尤其是输入刺激性较大的药物时）、痰饮（闭塞性血栓性脉管炎）。②癥积（恶性肿瘤）。

病机：①脾藏的统血功能异常（输液或静脉血栓、脉管炎导致静脉壁损伤、静脉血流淤滞，血液处于高凝状态）。②脾藏的统血功能异常（一方面，肿瘤细胞使血小板计数增多及功能亢进，纤溶蛋白溶解功能低下；另一方面，肿瘤释放促炎因子及其他促凝血物质，增加血细胞与血管间的黏附能力），导致心藏主血脉功能的执行结构血团，则见浅静脉血栓形成。

三、主血脉血少

（一）慢性心肌缺血综合征（chronic myocardial ischemia syndrome，CMIS）

慢性心肌缺血综合征包括稳定型心绞痛、隐匿型冠心病和缺血性心肌病三种。

条件：过劳（劳力过度）；七情（情绪激动）；过饱（饱食）；外寒（受寒）。

病因：主血脉畸形（冠状动脉狭窄）。

病机：心藏的主血脉功能异常（心脏负荷突然增加，使心率增快、心肌张力和心肌收缩力增加等而致心肌氧耗量增加），导致心藏主血脉功能的执行结构血少（狭窄冠状动脉的供血不能相应地增加以满足心肌对血液的需求，心肌出现缺血、缺氧），则见慢性心肌缺血综合征。

（二）儿茶酚胺性心肌病（catecholamine cardiomyopathy，CA）

儿茶酚胺性心肌病是由于嗜铬细胞瘤分泌出的大量儿茶酚胺物质，导致患者的心肌细胞受到损伤，出现心肌缺血和缺氧的症状。

病因：藏精癥积（嗜铬细胞瘤）。

病机：心藏主血脉功能的执行结构血少（过量的儿茶酚胺使心肌耗氧量增加、乳酸增多、冠状动脉小血管痉挛，心肌缺血、缺氧）。

（三）急性冠状动脉综合征（acute coronary syndrome，ACS）

急性冠状动脉综合征是一组由急性心肌缺血引起的临床综合征，主要包括不稳定型心绞痛（unstable angina，UA）、非 ST 段抬高型心肌梗死（non-ST-segment elevation myocardial infarction，NSTEMI）以及 ST 段抬高型心肌梗死（ST-segment elevation myocardial infarction，STEMI）。

病因：主血脉畸形（动脉粥样硬化不稳定斑块破裂或糜烂）、统血神乱（血小板激活）。

病机：心藏主血脉功能的执行结构血团、血少（冠状动脉内急性血栓形成，心肌缺血），则见急性冠状动脉综合征。

四、主血脉痰饮

（一）心肌炎（myocarditis）

心肌炎是心肌的炎症性疾病。最常见病因为病毒感染。

病因：①淫气（柯萨奇 B 组病毒、细小病毒 B-19、人疱疹病毒 6 型、孤儿病毒、脊髓灰质炎病毒、人类腺病毒、流感、风疹、单纯疱疹、脑炎、肝炎病毒、EB 病毒、巨细胞病毒、人类免疫缺陷病毒等）、痰饮（血管炎、巨细胞心肌炎、结缔组织病、结节病）。②逆气［过敏性药物（磺胺类、青霉素类等）］。③药毒［抗精神失常药（氯丙嗪、甲硫达嗪、三氟拉嗪、三环抗抑郁药、锂剂等）、抗寄生虫药物（依米丁、去氧依米丁、氯喹、锑剂等）、抗肿瘤药物（阿霉素、环磷酰胺、正定霉素等）］。④杂毒（毒物）、失术（放射线）。

病机：①心藏主血脉功能的执行结构痰饮（心肌炎症细胞浸润，并伴有邻近的心肌细胞变性和坏死）。②心藏主血脉功能的执行结构痰饮（导致异常的免疫反应，心肌炎症暴发）。③心藏主血脉功能的执行结构痰饮（抗精神失常药直接抑制心肌，导致心肌收缩性减低和心室应激性增高；抗寄生虫药物通过抑制心肌细胞的氧化磷酸过程，引起线粒体损坏，导致心肌炎症或出现小血管周围淋巴细胞浸润；抗肿瘤药物对心肌和微血管产生直接毒性作用，导致心肌细胞炎症变性、坏死、间质水肿等）。④心藏主血脉功能的执行结构痰饮（造成心肌损害），则见心肌炎。

（二）自体瓣膜心内膜炎（native valve endocarditis，NVE）

自体瓣膜心内膜炎是感染性心内膜炎的一种。感染性心内膜炎（infective endocarditis，IE）为心脏内膜表面的微生物感染，一般因细菌、真菌或其他微生物（如病毒、立克次体等）循血行途径直接感染心脏瓣膜、心室壁内膜或邻近大动脉内膜，伴赘生物形成。赘生物为大小不等、形状不一的血小板和纤维素团块，内含大量微生物和少量炎症细胞。

病因：淫气［链球菌和葡萄球菌是引起感染性心内膜炎的主要病原微生物。急性者主要由金黄色葡萄球菌引起，少数由肺炎球菌、淋球菌、A族链球菌和流感嗜血杆菌等所致。亚急性者，草绿色链球菌最常见，其次为D族链球菌（牛链球菌和肠球菌）、表皮葡萄球菌，其他细菌较少见。真菌、立克次体和衣原体为自体瓣膜内膜炎的少见致病微生物］。

病机：心藏主血脉功能的执行结构痰饮（微生物循血行途径直接感染心脏瓣膜、心室壁内膜或邻近大动脉内膜，伴赘生物形成），则见自体瓣膜心内膜炎。

（三）静脉药瘾者心内膜炎（endocarditis in intravenous drug abusers，EIDA）

静脉药瘾者心内膜炎是指发生在静脉注射毒品患者，尤其是同时伴有人类免疫缺陷病毒（HIV）抗体阳性或免疫功能不全患者中的一种主要累及右心系统的感染性心内膜炎（IE）。

条件：药毒（静脉注射毒品）；正虚（免疫功能不全）。

病因：淫气（金黄色葡萄球菌、链球菌、革兰阴性杆菌和真菌、人类免疫缺陷病毒）。

病机：心藏主血脉功能的执行结构痰饮（长期静脉注射毒品，特别是对共用注射器的患者，特别容易造成交叉感染，导致细菌通过注射部位进入血液循环，随血液循环流动至心脏瓣膜部位，在瓣膜的部位聚集繁殖），则见静脉药瘾者心内膜炎。

（四）疣状心内膜炎（verrucous endocarditis，VE）

疣状心内膜炎是指单个疣状赘生物大小如粟粒（1～3mm），灰白色，半透明，常成串珠状单行排列于瓣膜闭锁缘，与瓣膜粘连紧密，不易脱落。

病因：全形神乱（风湿热）。

病机：心藏主血脉功能的执行结构痰饮、畸形（免疫复合物沉积于人体心内瓣膜，激活补体成分产生炎性病变，受累的瓣膜肿胀、增厚，失去光泽，继而病变瓣膜不断受到血流冲击和瓣膜不停地关闭和开放等摩擦作用，使瓣膜表面，尤以闭锁缘处内膜损伤，形成粗糙面，导致血小板在该处沉积、凝集，形成串珠状单行排列的、大小如粟粒，灰白色，半透明的，与瓣膜粘连牢固不易脱落的疣状赘生物），则见疣状心内膜炎。

（五）人工瓣膜心内膜炎（prosthetic valve endocarditis，PVE）

人工瓣膜心内膜炎是一种累及人工心脏瓣膜（机械瓣或生物瓣，外科植入或经导管植入）及其周围组织的病原微生物感染性疾病，是感染性心内膜炎（IE）最严重的形式。

病因：失术（外科植入或经导管植入机械瓣或生物瓣），淫气（病原微生物感染，葡萄球菌和肠球菌是经导管人工瓣膜心内膜炎最常见的病原菌）。

病机：心藏主血脉功能的执行结构痰饮（手术造成瓣膜、心内膜受损，病原体易滞留、繁殖而感染，可累及机械瓣和生物瓣），则见人工瓣膜心内膜炎。

（六）急性心包炎（acute pericarditis，AP）

急性心包炎为心包脏层和壁层的急性炎症性疾病。

病因：①痰饮（病毒、细菌感染；自身免疫疾病）。②癥积（肿瘤）、主水神失（尿毒症）、主血脉畸形（急性心肌梗死、主动脉夹层）、外伤（胸壁外伤）、失术（心脏手术）。

病机：①肾藏的全形功能异常（自身免疫异常，免疫力低下），心藏主血脉功能的执行结构痰饮（心外膜表面血管扩张充血，炎症细胞浸润）。②心藏主血脉功能的执行结构痰饮（肿瘤转移到心包；尿毒症患者体内毒性物质致包膜化学性炎症；急性心肌梗死累及心包产生局限的纤维性心包炎症；主动脉外膜撕裂，血液渗入心包，产生炎症；胸壁外伤、心脏手术导致心包的脏层或者壁层受损），则见急性心包炎。

（七）缩窄性心包炎（constrictive pericarditis，CP）

缩窄性心包炎是指心脏被致密增厚的纤维化或钙化心包所包围，使心室舒张期充盈受限而产生一系列循环障碍的疾病。

病因：①失术（心脏直视手术、乳腺癌、淋巴瘤等放射治疗）。②痰饮（类风湿关节炎、系统性红斑狼疮、贝赫切特综合征、结核性心包炎、组织胞浆菌病、土拉菌病、放线菌病、柯萨奇 B 病毒感染、流行性感冒、传染性单核细胞增多症、单纯疱疹、沙门菌病、乳糜性心包炎、胆固醇性心包炎）、尸虫（棘球虫病、血吸虫病、阿米巴病）、逆气（心包异物）、主血脉水壅（心包积液）。③药毒（抗凝治疗后）、失术（透析治疗、肾移植）、主水神失（尿毒症）。

病机：①心藏主血脉功能的执行结构痰饮、畸形（损伤心包浆膜层，造成局部炎症反应，进而导致心包纤维化）。②心藏主血脉功能的执行结构痰饮、畸形（心包发生炎症病变，导致心包内逐渐增厚、粘连，甚至钙化）。③借助脾藏的统血功能（患者体内血小板功能障碍，凝血、纤溶系统异常激活，导致出血和凝血功能障碍），影响心藏主血脉功能的执行结构（发生于心脏，反复心包积血导致瘢痕组织形成），则见缩窄性心包炎。

（八）大动脉炎（takayasu arteritis，TA）

大动脉炎曾称无脉症、高安病等，是指累及主动脉及其一级分支的慢性、肉芽肿性全层动脉炎，导致受累动脉狭窄或闭塞，少数也可引起动脉扩张或动脉瘤，造成所供血器官缺血。

条件：胎弱（与 HLA 系统中的 BW52、BW40 位点可能有密切关系，属显性遗传）。

病因：①逆气（结核分枝杆菌、链球菌、立克次体等感染）。②藏精神亢（雌激素过多）。

病机：①心藏主血脉功能的执行结构痰饮 [诱发主动脉壁和（或）其主要分支动脉壁的抗原抗体反应，血管壁炎症细胞浸润，血管壁纤维素样坏死、肉芽肿形成、管腔狭窄]。②心藏主血脉功能的执行结构痰饮（雌激素能明显降低动脉壁糖原分解的活动力，使动脉壁受损），则见大动脉炎。

（九）结节性多动脉炎（polyarteritis nodosa，PAN）

结节性多动脉炎是一种累及中、小动脉的坏死性血管炎。

条件：胎弱 [编码腺苷脱氨酶 2（adenosine deaminase2，ADA2）的 *CECRI* 基因失活]。

病因：逆气（乙型肝炎、丙型肝炎病毒和 HIV 病毒感染）。

病机：心藏主血脉功能的执行结构痰饮（病毒与病毒抗体形成免疫复合物、HBV 病毒直接损害血管壁，中小动脉发生急性炎症），则见结节性多动脉炎。

（十）抗中性粒细胞胞浆抗体相关性血管炎（ANCA–associated vasculitis，AAV）

抗中性粒细胞胞浆抗体相关性血管炎又称 ANCA 相关性血管炎，是一组以血清中能够检测到 ANCA（anti–neutrophil cytoplasmic antibodies，是指与中性粒细胞及单核细胞胞浆中溶酶体酶发生反应的抗体）为最突出特点的系统性小血管炎，主要累及小血管（小动脉、微小动脉、微小静脉和毛细血管），但也可有中、小动脉受累。包括显微镜下多血管炎（microscopic polyangitis，MPA）、肉芽肿性多血管炎（GPA）和嗜酸性肉芽肿性多血管炎（EGPA）。

条件：胎弱（HLA-DP 基因和编码 α–1– 抗胰蛋白酶（SERPINA1）基因与发生 PR3–ANCA 阳性血管炎密切相关；HLA-DQ 基因与发生 MPO–ANCA 阳性血管炎密切相关）。

病因：淫气（鼻腔内长期携带金黄色葡萄球菌）；药毒（丙硫氧嘧啶、肼屈嗪、青霉胺、柳氮磺胺吡啶和米诺环素，其中以丙硫氧嘧啶最常见）；杂毒（杀虫剂、石棉、二氧化硅等，其中以二氧化硅与 AAV 的相关性最强）。

病机：心藏主血脉功能的执行结构痰饮（病原体某些抗原表位与宿主蛋白的结构相同或相似；药物、杂毒诱导中性粒细胞发生凋亡，凋亡使原本在胞浆内的自身抗原转移到膜表面表达，刺激机体产生 ANCA，促进中性粒细胞脱颗粒，释放活性氧和蛋白溶解酶等破坏血管内皮细胞，小血管全层炎症、坏死、伴或不伴肉芽肿形成），则见抗中性粒细胞胞浆抗体相关性血管炎。

五、主血脉水壅

心包积液（pericardial effusion，PE）

心包积液是指由于感染和非感染引起的心包腔内液体积聚。

病因：淫气（结核菌、肺炎双球菌、链球菌、脑膜炎球菌、淋球菌；Coxsackie B、A, Echo 病毒、流感病毒；组织胞浆菌、放线菌、球霉菌、曲菌、囊球菌；立克次体）；尸虫（阿米巴、丝虫、包虫）；痰饮（系统性红斑狼疮、硬皮病、风湿热、结节性多动脉炎、类风湿关节炎、Wegener 肉芽肿、皮肌炎、贝赫切特综合征、血清病、射线照射损伤）；主水神失（尿毒症）；全形神病（黏液性水肿）、内湿（痛风）；藏精神少（Addison 病危象）；药毒（普鲁卡因胺、青霉素、异烟肼、保泰松、甲硫氧嘧啶、环磷酰胺、抗凝剂）；外伤（贯通性胸部外伤、非贯通性胸部外伤）；失术（胸腔手术后、心导管或起搏器植入后心脏或大血管破裂、心包切开术后综合征、穿刺伤损伤心脏或冠状动脉、心胸外科手术及介入操作造成冠状动脉穿孔）；藏积（肿瘤）；主血脉病（心肌梗死后综合征、心脏损伤后综合征、胆固醇性心包炎、乳糜性心包炎、主动脉夹层剥离或大血管破裂、严重的体循环淤血，心室破裂）。

　　病机：心藏主血脉功能的执行结构水壅（心外膜表面血管扩张充血，血管壁通透性增高，心包腔浆液渗出；体循环严重淤血，心包腔漏出液积聚），则见心包积液。

第五章

神病（functional diseases）

神病又称功能性疾病，即功能态势异常，常表现为化学能及其转化的热能（如维持体温）、机械能（如呼吸运动）、电能（如心电、脑电、肌电及其形成的磁场）、光能（如红外线）和声能（如发音）异常。本章将讨论149种常见神病的内涵和病因病机。

第一节　神病的类别

根据五藏的功能性质，神病分为运化神病、散精神病、主肌肉神病、统血神病、主气神病、生育神病、全形神病、气化神病、主水神病、藏精神病、疏泄神病、藏血神病、藏神神病和主血脉神病14类，但中医学常根据症状表现，将神病分为神乱、神亢、神少和神失。

一、神乱（malfunction）

神乱即功能紊乱，又分为气逆、气滞、内风和气闭。

（一）气逆（power disorders）

气逆是指动力系统的功能趋向异常，如消化属动力系统不仅不能将消化道内容物向消化道远端推送，反而逆行或括约肌松弛称运化气逆，中医学称"胃气上逆"，表现为恶心、呕吐、呃逆、口苦、嗳气、泛酸；呼吸属动力系统不能使呼吸有序平稳称主气气逆，中医学称"肺气上逆"，表现为咳嗽、哮喘、喷嚏、哈欠。

（二）气滞（abnormal splanchnic nerve signals）

气滞是指内脏感觉和运动信号异常，中医学称"肝郁气滞"，可引发内脏、心血管和腺体的功能紊乱，如头目胀痛、咽如物梗、肩背胀痛、乳房胀痛、少腹胀痛为交感神经功能紊乱，局部动脉充血所致。病因病机详见疏泄神病。

（三）内风（abnormal somatic nerve signals）

内风是指躯体感觉和运动信号异常，中医学称"肝风内动"，常表现为皮肤、骨、关节和骨骼肌的躯体感觉和运动障碍。病因病机详见藏血神病。

（四）气闭（faint）

气闭是指晕厥，表现为突然头昏、恍惚、视物模糊或两眼发黑、四肢无力、意识丧失、摔倒在地，数秒钟至数分钟内恢复如常。根据病因，分为反射性晕厥、心源性晕厥、脑源性晕厥和其他晕厥4类。

1. 反射性晕厥

反射性晕厥又分为血管迷走性晕厥、情景性晕厥、颈动脉窦晕厥和非经典型晕厥4类。其中，血管迷走性晕厥常由情绪应激如疼痛、见血或体位变动引起。情景性晕厥与咳嗽、排尿、排便、吞咽、大笑等特定动作有关。颈动脉窦性晕厥常由衣领过紧、剃须等非机械性刺激诱发。

2. 心源性晕厥

心源性晕厥又分为心律失常性晕厥和器质性心血管病性晕厥。常见于急性心肌梗死、心脏瓣膜病、心包疾病。

3. 脑源性晕厥

脑源性晕厥常见于严重的脑动脉硬化、颈椎病、短暂性脑缺血发作。

4. 其他晕厥

其他晕厥常见于低血糖、重度贫血及过度换气者。

二、神亢（hyperfunction）

神亢是指功能亢进，如脾功能亢进、甲状腺功能亢进症、肌瘤组织对雌激素超敏、突触后多巴胺 D_2 受体超敏。

三、神少（hypofunction）

神少是指功能低下，如功能性消化不良、性欲降低、甲状腺功能减退症、胰岛素抵抗、雄激素不敏感综合征、卵巢不敏感综合征、甲状腺激素抵抗综合征、PTH 受体或受体后缺陷。其中，动力系统的固定约束作用下降，中医学称"气陷"（power declines），如消化属动力系统不能固定胃肠称运化气陷，中医学称"脾气下陷"，表现为胃下垂、肛门脱垂、便意频繁；生殖属动力系统不能固定子宫、胎儿称生育气陷，中医学称"肾气不固"，表现为子宫脱垂（阴挺）、滑胎；泌尿属动力系统不能固定肾、膀胱称主水气陷，中医学称"肾气不固"，表现为肾下垂、膀胱下垂、尿后余沥、小便失禁。

四、神失（dysfunction）

神失是指功能衰竭，如心脏骤停、心脏性猝死、不孕症、无汗症、肾衰竭、低钾型周期性瘫痪、痴呆、甲状腺、性腺、肾上腺功能衰竭。其中，脑水肿、脑出血、脑缺氧等引发的昏迷，中医学称"气脱"（power exhaustion），常伴有面色苍白、冷汗淋漓、二便失禁、目闭口开、手撒、脉微欲绝。

第二节　运化神病

运化神病即脾藏的运化（消化）功能异常。其中，运化（消化）功能是指消化系统、消化属动力系统和消化属脉管系统消化食物、吸收营养和排泄粪便的功能。本节将讨论 5 种运化神病的内涵和病因病机。

一、运化神乱

（一）胃食管反流病（gastroesophageal reflux disease，GERD）

胃食管反流病是一种由胃十二指肠内容物反流入食管引起不适症状和（或）并发症的疾病。反流是指胃十二指肠内容物在无恶心和不用力的情况下涌入咽部或口腔的感觉，含酸味时称反酸。

条件：恶习（吸烟、长期饮酒）、偏食（高脂肪、巧克力等刺激性食物）。

病因：①失术（贲门失弛缓症术后）、运化畸形（食管裂孔疝）。②药毒（缩胆囊素、胰高血糖素、血管活性肠肽、钙通道阻滞剂、地西泮等）。③运化病（胃排空延迟和胃扩张）。④痰饮（干燥综合征）。⑤运化病（便秘、呕吐、腹腔积液）、殊态（负重、妊娠）、气化畸形（肥胖）。

病机：①脾藏运化功能的执行结构畸形（食管下括约肌结构受损）。②脾藏的运化功能异常（食管下括约肌功能障碍或一过性松弛延长）。③脾藏的运化功能异常（胃内压增高）。④脾藏的运化功能异常（食管蠕动异常）。⑤脾藏的运化功能异常（腹内压增高），以上原因导致脾藏的运化功能异常［抗反流屏障（是指食管和胃交界的解剖结构）及食管的清除作用降低］，则见胃食管反流病。

（二）便秘（constipation）

便秘是指排便次数减少、粪便干硬和排便困难。排便次数减少是指每周排便少于3次，排便困难包括排便费力、排出困难、排便不尽感、排便费时，需手法辅助排便。

条件：恶习（不良的排便习惯）；偏食（食量过少、食物精细、食物热量过高、蔬菜水果少）；饮少（饮水少）；过逸（运动少、久坐、卧床）。

病因：①七情（抑郁症、人际关系紧张、家庭不和睦、心情长期处于压抑状态）、疏泄形病（脑梗死、脑萎缩、厌食症、截瘫导致的神经病变）、药毒（刺激性泻药、麻醉药、抗胆碱药、钙通道阻滞剂、抗抑郁药）。②运化形病（先天性巨结肠、盆底失弛缓症、直肠内折叠、直肠前突）、痰饮（炎症性肠病）。

病机：①借助肝藏的疏泄功能（自主神经紊乱或肠道应激下降），影响脾藏的运化功能（肠蠕动抑制）。②脾藏运化功能的执行结构畸形（肠道形态结构改变），影响脾藏的运化功能（肠蠕动减弱），则见便秘。

（三）慢性腹泻（chronic diarrhea）

腹泻是指排便次数增多（＞3次/日），或粪便量增加（＞200g/d），或粪质稀薄（含水量＞85%）。临床上根据病程可分为急性和慢性腹泻两大类，病程短于4周者为急性腹泻，超过4周或长期反复发作者为慢性腹泻。

1. 渗透性腹泻（osmotic diarrhea）

病因：偏食（大量的高渗食物）；药毒（大量的高渗药物）。

病机：脾藏的运化功能异常（肠腔内渗透压升高，体液水分大量进入并刺激肠腔），则见渗透性腹泻。

2. 分泌性腹泻（secretory diarrhea）

病因：痰饮（细菌的肠毒素，如霍乱弧菌、大肠杆菌、沙门氏菌、葡萄球菌等的毒素；免疫炎症介质，如前列腺素、白三烯、血小板活化因子、肿瘤坏死因子、白介素等）；藏精神亢［神经体液因子，如血管活性肠肽（VIP）、胃泌素、血清素、降钙素等］；杂毒（去污剂，如胆盐和长链脂肪酸）。

病机：脾藏的运化功能异常（肠黏膜受到刺激，分泌功能增强、吸收减弱或二者并存，水、电解质分泌过多或吸收受抑），则见分泌性腹泻。

3. 渗出性腹泻（exudative diarrhea）

条件：营亏（营养不良）。

病因：淫气（细菌、病毒、真菌等病原微生物感染）；尸虫（寄生虫）；痰饮（自身免疫疾病、炎症性肠病）；癥积（肿瘤）；失术（放疗）。

病机：脾藏运化功能的执行结构畸形（肠黏膜由于炎症、溃疡等病变导致其完整性受到破坏），影响脾藏的运化功能（大量体液渗出到肠腔），则见渗出性腹泻。

4. 动力异常性腹泻（motility-related diarrhea）

病因：外寒（腹部或肠道受到寒冷刺激）；药毒（莫沙必利、新斯的明）；藏精神亢（甲状腺激素、5-HT、P物质、血管活性肠肽增多）；运化神乱（糖尿病性肠神经病变）；失术（胃肠道手术，食物过多进入远端肠道）。

病机：脾藏的运化功能异常（肠道受到刺激后蠕动过快，肠内容物快速通过肠腔，与肠黏膜接触时间过短，影响消化与吸收，水电解质吸收减少），则见动力异常性腹泻。

（四）肠易激综合征（irritable bowel syndrome，IBS）

肠易激综合征是一种以腹痛伴排便习惯改变为特征而无器质性病变的功能性肠病。

病因：①运化病（肠腔扩张、胃肠道充盈扩张、肠平滑肌收缩）；藏精神亢（某些胃肠激素刺激）。②淫气（乳酸菌、脱硫弧菌和双歧杆菌数量明显减少或韦荣球菌数目增加）；痰饮（急慢性感染性胃肠道炎症）。③七情

（焦虑、抑郁或精神心理应激诱发或加重 IBS 症状）；疏泄神病（脑 – 肠轴调节异常）。

病机：①脾藏的运化功能异常（患者对各种生理性和非生理性刺激的动力学反应过强，呈反复发作过程）。②脾藏的运化功能异常（炎症或菌群失衡导致胃肠道动力紊乱）。③借助肝藏的疏泄功能（中枢神经系统对肠道刺激的感知异常），影响脾藏的运化功能，则见肠易激综合征（腹痛伴排便习惯改变）。

二、运化神少

功能性消化不良（functional dyspepsia，FD）

功能性消化不良是指由胃和十二指肠功能紊乱引起的餐后饱胀感、早饱、中上腹痛及中上腹烧灼感等症状，而无器质性疾病的一组临床综合征。

病因：①运化神少（胃肠动力障碍）。②疏泄神病（自主神经功能紊乱）。③淫气（幽门螺杆菌感染）。④七情（童年期应激事件、焦虑、抑郁）、运化神乱（胃酸分泌增加）。

病机：①脾藏的运化功能降低（胃排空延迟、胃十二指肠运动协调失常）。②肝藏的疏泄功能异常（内脏感觉过敏），影响脾藏的运化功能（导致胃对食物的容受性舒张功能下降）。③脾藏的运化功能降低（胃肠道动力下降）。④肝藏的疏泄功能异常（环境和精神压力会通过大脑边缘系统和下丘脑引起自主神经功能障碍；胃壁氮能神经活动介导的迷走 – 迷走反射调控失常），影响脾藏的运化功能（引起胃肠功能障碍），则见功能性消化不良。

第三节　散精神病

散精神病即脾藏的散精（转载）功能异常。其中，散精（转载）功能是指转载系统和转载属脉管系统合成承载介质、承载、交换、转化和排泄物质的功能。本节将讨论 3 种散精神病的内涵和病因病机。

一、散精神乱

（一）脂蛋白异常血症（dyslipoproteinemia）

脂蛋白异常血症是指血清中的低密度脂蛋白（LDL）水平升高或高密度脂蛋白（HDL）水平降低。

条件：恶习（吸烟、酗酒）；过逸（运动不足）；气化畸形（肥胖）；年龄（年龄越大，血脂异常的发病率越高）。

病因：①胎禀［脂蛋白受体（如 LDLR）、脂蛋白代谢酶（如 LPL）、载脂蛋白（如 ApoB100、ApoC Ⅱ、ApoA Ⅰ、ApoA Ⅴ、ApoC Ⅲ 和 ApoE）等的遗传性缺陷］、胎弱［分解 LDL 受体的前蛋白转化酶枯草溶菌素 9（PCSK9）基因的功能获得性突变、转运 LDL 受体到细胞膜表面的 LDL 受体调整蛋白基因突变等］。②药毒（噻嗪类利尿剂、非选择性 β 受体阻断剂）。③藏精畸形（多囊卵巢综合征）。④主水病（肾脏疾病）。⑤全形神病（系统性红斑狼疮）。⑥药毒（大量服用雌激素）。

病机：①脾藏的散精功能异常（脂蛋白代谢异常）。②脾藏的散精功能异常（噻嗪类利尿剂可引起极低密度脂蛋白及低密度脂蛋白升高，高密度脂蛋白降低；非选择性 β 受体阻断剂可引起低密度脂蛋白胆固醇升高，高密度脂蛋白胆固醇降低）。③肾藏的藏精功能异常（雌激素水平下降），影响脾藏的散精功能（肝脏合成更多的低密度脂蛋白胆固醇）。④蛋白亏（低白蛋白血症），脾藏的散精功能异常（肝细胞周围胶体渗透压下降，导致肝脏合成脂蛋白 VLDL、LDL 及载脂蛋白 apoB 增加）。⑤脾藏的散精功能异常（自身抗体与肝素结合，抑制脂蛋白酶活性，减慢极低密度脂蛋白清除）。⑥脾藏的散精功能异常（雌激素降低血浆脂酶的活性，特别是肝脏甘油三酯酶，妨碍循环血液中乳糜微粒和极低密度脂蛋白清除），则见脂蛋白异常血症。

（二）高纤维蛋白原血症（hyperfibrinogenemia）

高纤维蛋白原血症是指血浆纤维蛋白原超过 4g/L。

病因：散精痰饮（肝炎）；年龄（年龄增长）；恶习（吸烟）；过劳（剧烈运动）；气化畸形（肥胖）；气化神病（糖尿病、高脂血症）；癥积（多发性骨髓瘤、恶性肿瘤）；主水神失（尿毒症）；殊态（妊娠，月经期、手术后）；外伤（烧伤）。

病机：脾藏的散精功能异常（血浆纤维蛋白原增多），则见高纤维蛋白原血症。

二、散精神少

低白蛋白血症（hypoalbuminemia）

低白蛋白血症是指血清白蛋白 ≤ 35g/L。

病因：散精形病（肝细胞损害）；宿疾（慢性消耗性疾病）；癥积（恶性肿瘤）；主水神病（肾病综合征）；运化神病（蛋白丢失性胃肠病）；外伤（严重烧伤）；营亏（营养不良）；出血（急性大失血）；失术（静脉补充大量晶体溶液）；主水神病（水钠潴留）。

病机：影响脾藏的散精功能（白蛋白产生减少、消耗过多、丢失过多），则见低白蛋白血症。

第四节　主肌肉神病

主肌肉神病即脾藏的主肌肉（运动）功能异常。其中，主肌肉（运动）功能是指运动系统和运动属脉管系统产生肌力和肌紧张，维持躯体姿势和运动，缓冲外力伤害的功能。脾藏主肌肉（运动）功能的执行结构常常是肾藏气化、肝藏藏血和心藏藏神功能异常的表达结构，如气化神病（糖尿病），脾藏的散精功能异常（糖尿病病人在一定诱因作用下产生大量酮体，高血糖、高血酮和酸性代谢产物引起血浆晶体渗透压升高，水从细胞内向细胞外转移引起细胞内失水），导致肾藏气化功能的执行结构畸形（线粒体失水皱缩），影响肾藏的气化功能，表现为脾藏的主肌肉功能异常（四肢肌肉供能供氧以及糖代谢能力不足）。胎弱［位于染色体 7q35 的氯离子通道（chloride channel，CLCN1）基因突变］，肝藏的藏血功能异常（CLCN1 基因编码的骨骼肌电压门控性氯离子通道蛋白是一种跨膜蛋白，对骨骼肌细胞膜内外的氯离子的转运起重要作用。CLCN1 基因点突变引起氯离子通道蛋白主要疏水区的氨基酸替换，使氯离子的通透性降低，终板电位下降，引起肌膜去极化阻断，膜不能正常复极呈持续去极化），影响脾藏的主肌肉功能（肌肉收缩或机械刺激后产生不自主的持续的肌收缩），则见先天性肌强直症。藏神神失（阿尔茨海默病），心藏的藏神功能异常（双侧大脑半球、优势半球顶叶、双侧或对侧皮质运动区、非优势半球顶叶、顶枕联合区和/或非优势侧顶叶受损），影响脾藏的主肌肉功能，则见失用。详见气化、藏血和藏神神病。

第五节 统血神病

统血神病即脾藏的统血（凝血抗凝血）功能异常。其中，统血（凝血抗凝血）功能是指凝血系统产生凝血因子防止出血，抗凝血系统产生抗凝血因子防止血栓形成的功能。本节将讨论4种统血神病的内涵和病因病机。

一、统血神乱

弥散性血管内凝血（disseminated intravascular coagulation，DIC）

弥散性血管内凝血是在许多疾病基础上，致病因素损伤微血管体系，导致凝血活化，全身微血管血栓形成，凝血因子大量消耗并继发纤溶亢进，引起以出血及微循环衰竭为特征的临床综合征。缺氧、休克、败血症和细菌内毒素等可引起全身广泛的内皮损伤，激活凝血过程，造成弥散性血管内凝血，在全身微循环内形成血栓。

病因：①淫气（细菌、病毒、立克次体）、痰饮（感染性流产）、癥积（淋巴瘤、前列腺癌、胰腺癌、急性早幼粒细胞白血病）、失术（脑、前列腺、胰腺、子宫及胎盘等器官的手术），外伤（大面积烧伤、严重挤压伤、骨折）、杂毒（毒蛇咬伤中毒）。②痰饮（输血反应、移植排斥、感染）、氧亏（缺氧）。③痰饮（感染）、药毒（药物）、氧亏（缺氧）。

病机：①脾藏的统血功能异常（组织因子及组织因子类物质释放入血，激活外源性凝血系统，凝血-纤溶平衡失调）。②脾藏的统血功能异常（血管内皮损伤，导致组织因子释放进而启动凝血系统，凝血-纤溶平衡失调）。③脾藏的统血功能异常（诱发血小板聚集及释放反应，从而激活凝血，凝血-纤溶平衡失调），则见弥散性血管内凝血。

二、统血神少

（一）血友病 A（hemophilia A）

血友病 A 是一种 X 连锁隐性遗传的凝血障碍性疾病，为临床上最常见的血友病，占血友病患者数的 80%～85%。

条件：性别［男性发生率较高（1/5000），约占血友病总数的 85%］。

病因：胎弱［凝血因子Ⅷ基因（OMIM*300841）遗传性缺陷］。

病机：脾藏的统血功能降低［不能合成足量的凝血因子Ⅷ，凝血因子Ⅷ的活性（FⅧ：C）降低，凝血因子Ⅷa减少，凝血因子Ⅸa激活凝血因子X速度减弱，使最终激活纤维蛋白原形成纤维蛋白血栓不足，导致内源性途径凝血障碍及出血倾向］，则见血友病 A。

（二）血友病 B（hemophilia B）

血友病 B 是凝血因子Ⅸ缺乏或其凝血功能降低而导致的凝血障碍性疾病。

条件：性别（男性发生率较高）。

病因：胎弱［凝血因子Ⅸ基因（OMIM*300746）遗传性缺陷］。

病机：脾藏的统血功能降低（凝血因子Ⅸ合成不足，凝血因子Ⅺa减少，使最终激活纤维蛋白原形成纤维蛋白血栓不足，导致内源性途径凝血障碍及出血倾向），则见血友病 B。

（三）凝血因子Ⅺ缺乏症（factor Ⅺ deficiency，FⅪD）

凝血因子Ⅺ缺乏症是血浆中凝血因子Ⅺ缺乏引起的凝血障碍性疾病。

病因：胎弱（人种，凝血因子Ⅺ缺乏症主要发生在 Ashkenazi 地区的东欧犹太人后裔，属常染色体隐性遗传）。

病机：脾藏的统血功能降低（凝血过程中，凝血因子Ⅻ被激活为Ⅻa。由于凝血因子Ⅺ缺乏，接受Ⅻa的刺激后产生的Ⅺa不足，使最终激活纤维蛋白原形成纤维蛋白血栓不足，导致内源性途径凝血障碍及出血倾向），则见凝血因子Ⅺ缺乏症。

第六节　主气神病

主气神病即肺藏的主气（呼吸）功能异常。其中，主气（呼吸）功能是指呼吸系统、呼吸属动力系统和呼吸属脉管系统主持肺通气、肺换气和组织换气的功能。本节将讨论 5 种主气神病的内涵和病因病机。

一、主气神乱

（一）支气管哮喘（bronchial asthma，BA）

支气管哮喘简称哮喘，是一种以慢性气道炎症和气道高反应性为特征的异质性疾病（受遗传因素影响的疾病）。临床表现为反复发作的喘息、气急、胸闷或咳嗽等症状，常在夜间及凌晨发作或加重。

条件：环境（大气污染）；气化畸形（肥胖）；恶习（吸烟）；过劳（剧烈运动）。

病因：①胎弱（$YLK40$、$IL6R$、$PDE4D$、$IL33$ 等哮喘易感基因）。②逆气（室内变应原如尘螨、家养宠物、蟑螂；室外变应原如花粉、草粉；职业性变应原如油漆、活性染料；食物如鱼、虾、蛋类、牛奶；药物如阿司匹林、抗生素）。③主血脉痰饮［ANCA（抗中性粒细胞胞浆抗体）相关血管炎］。④疏泄畸形（多系统萎缩）。⑤主气痰饮（慢性支气管炎）。

病机：①肾藏的全形功能异常［激活 T 淋巴细胞，释放多种白细胞介素（interleukin，IL），促进 B 细胞增殖、分化，合成特异性 IgE，与肥大细胞、嗜碱性粒细胞表面的 IgE 受体结合。若变应原再次进入体内，可与结合在细胞表面的 IgE 交联，使该细胞合成并释放多种炎症介质］，影响肺藏的主气功能（平滑肌收缩，黏液分泌增加，炎症细胞浸润，血管通透性增强）。②肝藏的疏泄功能异常（β 肾上腺素受体功能低下，胆碱能神经张力亢进），影响肺藏的主气功能（支气管强烈收缩）。③肺藏主气功能的执行结构痰饮（嗜酸性粒细胞、肥大细胞等浸润气管，黏液分泌增加），影响肺藏的主气功能（支气管平滑肌痉挛）。④肝藏的疏泄功能异常（副交感神经兴奋），影响肺藏的主气功能（支气管平滑肌痉挛）。⑤肺藏主气功能的执行结构痰饮（呼吸道渗出物及黏液分泌增多），或直接影响肺藏的主气功能（渗出物及黏液阻塞支气管），或借助肝藏的疏泄功能（夜间副交感神经兴奋），影响肺藏的主气功能（支气管平滑肌痉挛），则见支气管哮喘。

（二）慢性阻塞性肺疾病（chronic obstructive pulmonary disease，COPD）

慢性阻塞性肺疾病简称慢阻肺，是一种常见的、可以预防和治疗的疾病，其特征是持续存在的呼吸系统症状和气流受限。通常与显著暴露于有害颗粒或气体引起的气道和（或）肺泡异常有关。慢阻肺与慢性支气管炎和肺气肿（emphysema）有密切关系。当慢性支气管炎、肺气肿患者肺功能检查出现持续气流受限时，则能诊断为慢阻肺。

病因：恶习（吸烟）；年龄（年龄增大）；杂毒（职业粉尘和化学物质、空气污染）；外寒（气候变冷）；淫气（病毒、支原体、细菌等感染）；正虚（免疫功能降低）；主气痰饮（气道高反应性）。

病机：①肺藏主气功能的执行结构秽浊（支气管上皮细胞变性、坏死、脱落，杯状细胞和黏液腺肥大增生、分泌旺盛，大量黏液潴留），影响肺藏的主气功能（使小气道阻力明显升高）。②肺藏主气功能的执行结构畸形（肺泡对小气道的正常拉力减小，小气道塌陷），影响肺藏的主气功能（肺泡弹性回缩力降低，持续性气流受限），则见慢性阻塞性肺疾病。

（三）特发性肺动脉高压（idiopathic pulmonary arterial hypertension，IPAH）

特发性肺动脉高压是一种不明原因的肺动脉压异常升高的病理生理状态，过去被称为原发性肺动脉高压。病理上主要表现为"致丛性肺动脉病"，即由动脉中层肥厚、向心或偏心性内膜增生及丛状损害和坏死性动脉炎等构成的疾病。

条件：胎弱［骨形成蛋白受体2（BMPR2）基因变异、激活素受体样激酶1（ALK1）基因、endoglin、SMAD9变异］；痰饮（各类炎症）；主气神病（肺血管内皮障碍）。

病因：不明。

病机：肺藏主气功能的执行结构痰饮｛有29%的IPAH患者抗核抗体水平明显升高，但却缺乏结缔组织疾病的特异性抗体；IPAH患者丛状病变内可见巨噬细胞、T淋巴细胞和B淋巴细胞浸润，提示炎症细胞参与了IPAH的发生与发展，肺血管内皮分泌的收缩因子 [主要为血栓素A2（TXA2）和内皮素 –1（ET–1）和舒张因子（主要是前列环素和一氧化氮）表达的不平衡] }，影响肺藏的主气功能（肺血管平滑肌收缩），则见肺动脉高压。

（四）睡眠呼吸暂停低通气综合征（sleep apnea hypopnea syndrome，SAHS）

睡眠呼吸暂停低通气综合征是指在每夜7小时睡眠过程中，反复出现呼吸暂停和低通气次数30次以上，或平均每小时出现呼吸暂停和低通气次数5次以上，通常用呼吸暂停低通气指数表示，即睡眠中平均每小时呼吸暂停与低通气的次数之和。根据口鼻通气情况及胸腹部呼吸运动，临床上SAHS可分为阻塞型、中枢型和混合型三种。

1. 阻塞性睡眠呼吸暂停低通气综合征（obstructive sleep apnea hypopnea syndrome，OSAHS）

是由于睡眠期反复发生上呼吸道狭窄或阻塞，出现打鼾、呼吸暂停及白天过度睡意等症状，发生呼吸暂停时口鼻无气流，但胸腹式呼吸仍然存在。

条件：年龄（成年后随年龄增长患病率增加）；性别（男性多见）；年龄（女性绝经期后患病率增加）；气化畸形（肥胖或超重）；恶习（长期大量饮酒）；药毒（服用镇静、催眠或肌肉松弛类药物）；藏精神少（甲状腺功能减退）；藏精神亢（生长激素分泌过多引发的肢端肥大症）；胎禀（遗传体质和遗传疾病也明显影响该病的发生和发展，如Treacher–Collins综合征、Down综合征、Apert综合征、软骨发育不全等）。

病因：主气畸形 [上呼吸道包括鼻咽部位的解剖结构狭窄，如鼻腔阻塞（变应性鼻炎、鼻中隔偏曲、鼻甲肥大、鼻息肉、鼻部肿瘤）、扁桃体腺样体肥大、软腭下垂松弛、悬雍垂过长过粗、咽腔狭窄、咽部肿瘤、舌体肥大、舌根后坠、下颌后缩、颞颌关节功能障碍和小颌畸形等]。

病机：肺藏主气功能的执行结构畸形（上呼吸道狭窄或阻塞），影响肺藏的主气功能，则见阻塞性睡眠呼吸暂停低通气综合征。

2. 中枢性睡眠呼吸暂停综合征（central sleep apnea syndrome，CSAS）

中枢性睡眠呼吸暂停综合征是指呼吸控制中枢功能障碍引起的睡眠呼吸

暂停。

病因：血团（脑血管栓塞）、疏泄神乱（脑干、脊髓病变）、痰饮（脊髓灰质炎、脑炎）、胎禀（枕骨大孔发育畸形、家族性自主神经功能异常）、外伤（脑外伤）、主血脉神失（充血性心力衰竭）、药毒（麻醉和药物中毒）。

病机：肝藏的疏泄功能异常（呼吸中枢呼吸调控功能不稳定性增强），影响肺藏的主气功能，则见中枢性睡眠呼吸暂停综合征。

二、主气神失

急性呼吸窘迫综合征（acute respiratory distress syndrome，ARDS）

急性呼吸窘迫综合征是指由各种肺内和肺外致病因素导致的急性弥漫性肺损伤和进而发展的急性呼吸衰竭。

病因：痰饮（肺炎、肺血管炎、胰腺炎、非肺源性感染中毒症）；外伤（大面积创伤、肺挫伤、重度烧伤、溺水）；杂毒（胃内容物吸入、吸入性肺损伤）、失术（药物过量、输血相关急性肺损伤）；主血脉神病（非心源性休克）。

病机：肺藏主气功能的执行结构畸形（肺微血管内皮和肺泡上皮的严重损伤，肺微血管通透性升高，使肺泡内及间质水肿和纤维蛋白大量渗出，肺泡表面活性物质缺失，导致肺泡表面透明膜形成及肺萎陷），影响肺藏的主气功能（肺内氧弥漫障碍，肺容积减少，肺顺应性降低，气/血比例失调而引发低氧血症），则见急性呼吸窘迫综合征。

第七节　生育神病

生育神病即肾藏的生育（生殖）功能异常。其中，生育（生殖）功能是指生殖系统、生殖属动力系统和生殖属脉管系统产生生殖细胞，完成生殖、分娩和泌乳的功能。本节将讨论9种生育神病的内涵和病因病机。

一、生育神乱

（一）原发性痛经（primary dysmenorrhea，PD）

原发性痛经是指生殖器无器质性病变的痛经，表现为行经前后或月经期出现下腹部疼痛、坠胀、伴有腰酸或其他不适，症状严重者影响生活和工作。

病因：藏精神亢［月经期溶酶体酶溶解子宫内膜细胞，大量释放前列腺素（PG），PGF2$_a$ 及 PGE$_2$ 含量增高］。

病机：肾藏的生育功能异常（子宫平滑肌过强收缩），影响肝藏的疏泄功能（兴奋痛觉感受器），则见原发性痛经。

（二）异常子宫出血（abnormal uterine bleeding，AUB）

异常子宫出血是指与正常月经的周期频率、规律性、经期长度、经期出血量中的任何一项不符、源自子宫腔的异常出血，仅限定于生育期非妊娠妇女，不包括妊娠期、产褥期、青春期前和绝经后出血。

条件：①七情（精神紧张）、营亏（营养不良）、气化神病（代谢紊乱）、气候（气候寒热骤变）、环境（环境）、过劳（过度运动）、恶习（酗酒）、药毒（药物）。②藏精神少（排卵后雌激素水平明显下降）。

病机：①借助肝藏的疏泄功能（通过大脑皮层和中枢神经系统），肾藏的藏精功能（下丘脑－垂体－卵巢轴功能调节或靶器官效应异常），影响肾藏的生育功能，则见无排卵性异常子宫出血。②影响肾藏的生育功能（不能维持子宫内膜生长而局部脱落），则见有排卵性异常子宫出血。

（三）经前期综合征（premenstrual syndrome，PMS）

经前期综合征是指反复在黄体期出现周期性以情感、行为和躯体障碍为特征的综合征，月经来潮后，症状自然消失。

条件：社会（精神社会因素）；七情（情绪紧张时常使原有症状加重）。

病因：疏泄神少（黄体后期循环中类阿片肽水平异常下降）。

病机：影响肾藏的生育功能，则见经前期综合征。

（四）绝经综合征（menopause syndrome，MPS）

绝经综合征是指妇女绝经前后出现性激素波动或减少所致的一系列躯体及精神心理症状。绝经（menopause）分为自然绝经和人工绝经。自然绝经是指卵巢内卵泡生理性耗竭所致的绝经；人工绝经是指两侧卵巢经手术切除或放射线照射等所致的绝经。人工绝经者更易发生绝经综合征。

病因：藏精神少（卵巢内卵泡生理性耗竭）；失术（手术切除卵巢、放射线照射）。

病机：肾藏的藏精功能异常（卵巢功能减退，雌激素水平下降，下丘脑 – 垂体 – 卵巢轴或肾上腺轴功能紊乱），在绝经前后影响肝藏的疏泄功能（引起自主神经功能紊乱），则见绝经综合征。

（五）阴道微生态失调（vaginal microecological disorder）

阴道微生态失调是指由阴道微生物群、宿主的内分泌系统、阴道解剖结构及阴道局部免疫系统共同组成的生态系统的平衡失调。

病因：①恶习（性活跃）、失术（阴道灌洗）。②药毒（长期应用广谱抗生素）。③藏精神少（雌激素水平低下）。④淫气（淋病奈瑟菌、艾滋病病毒、梅毒螺旋体等）、尸虫（阴道毛滴虫）。

病机：①影响肾藏的生育功能（阴道 pH 升高，不利于乳杆菌生长，抑制其他病原体生长功能减弱）。②影响肾藏的生育功能（抑制乳杆菌生长，抗微生物因子分泌减少；抑制乳杆菌生长，通过竞争排斥机制阻止致病微生物黏附于阴道上皮细胞的功能减弱）。③影响肾藏的生育功能（阴道糖原含量减少，无法维持阴道正常的酸性环境；阴道黏膜免疫功能下降）。④影响肾藏的生育功能（外源性病原体直接侵入），则见阴道微生态失调。

二、生育神少

早发性卵巢功能不全（premature ovarian insufficiency，POI）

早发性卵巢功能不全是指女性在 40 岁以前出现的卵巢功能减退，主要表现为月经异常、促卵泡激素（FSH）水平升高、雌激素波动性下降。

条件：杂毒（长期接触镉、砷、汞、有机溶剂、杀虫剂、塑化剂）。

病因：胎弱（染色体异常和基因突变）；失术（手术、放疗）；药毒（化疗）；痰饮（自身免疫失调，其中自身免疫性甲状腺疾病、Addison 病与 POI 的关系最为密切）。

病机：肾藏的生育、藏精功能异常（卵巢功能减退），则见早发性卵巢功能不全。

三、生育神失

（一）闭经（amenorrhea）

闭经为常见的妇科症状，表现为无月经或月经停止。

1. 原发性闭经（primary amenorrhea）

原发性闭经是指年龄超过 14 岁，第二性征未发育；或年龄超过 16 岁，第二性征已发育，月经还未来潮。

病因：胎禀（真两性畸形；米勒管发育不全，如始基子宫、无子宫、无阴道；生殖道闭锁，如阴道横隔、无孔处女膜）；藏精神少（雄激素不敏感综合征、卵巢不敏感综合征、低促性腺激素性腺功能减退、高促性腺激素性腺功能减退）。

病机：影响肾藏的生育功能，则见闭经。

2. 继发性闭经（secondary amenorrhea）

继发性闭经是指正常月经建立后月经停止 6 个月，或按自身原有月经周期计算停止 3 个周期以上者。

病因：①药毒（甾体类避孕药）、癥积（颅咽管瘤）、七情（突然或长期精神压抑、紧张、忧虑）、过劳（长期剧烈运动或芭蕾舞、现代舞等）、气化畸形（体重下降）、藏神神病（神经性厌食）、外寒（寒冷）。②癥积（垂体肿瘤）、藏精形病（垂体梗死、空蝶鞍综合征）。③藏精神少（卵巢功能早衰、多囊卵巢综合征）、藏精癥积（卵巢功能性肿瘤）。④生育形病（Asherman 综合征）、失术（手术切除子宫或放疗）。

病机：①肾藏的藏精功能异常［下丘脑合成和分泌 GnRH 缺陷或下降导致垂体促性腺激素（Gn），即卵泡刺激素（FSH），特别是黄体生成素（LH）的分泌功能低下］，影响肾藏的生育功能，则见下丘脑性闭经。②肾藏的藏精功能异常（影响促性腺激素分泌，卵巢功能下降），影响肾藏的生育功能，则见垂体性闭经。③肾藏的藏精功能异常（卵巢分泌的性激素水平低下），影响肾藏的生育功能（子宫内膜不发生周期性变化），则见卵巢性闭经。④肾藏生育功能的执行结构畸形（子宫内膜损伤，宫腔粘连；破坏子宫内膜），影响肾藏的生育功能，则见子宫性闭经。

（二）不孕症（infertility）

不孕症是指女性无避孕性生活至少12个月而未孕。

病因：淫气（盆腔炎症、包括淋病奈瑟菌、结核分枝杆菌、沙眼衣原体等感染）；癥积（子宫黏膜下肌瘤、肌壁间肌瘤、子宫腺肌症、子宫内膜息肉）；胎禀（纵隔子宫、双角子宫、双子宫、先天性输卵管发育异常、先天性性腺发育不全、遗传缺陷）；藏精神亢（高催乳素血症、先天性肾上腺皮质增生症、甲状腺功能异常）；生育形病（输卵管病变、盆腔粘连、宫腔粘连、宫颈松弛、宫颈病变、子宫内膜异位、多囊卵巢综合征、隐形输卵管、潜在的卵母细胞异常）；生育神病（早发性卵巢功能不全、受精障碍、胚胎发育阻滞、胚胎着床失败、低促性腺激素性无排卵）；逆气（免疫因素）。

病机：肾藏的生育功能异常（生育障碍），则见不孕症。

（三）不育症（sterility）

不育症是指育龄夫妻婚后同居一年以上，未采用任何避孕措施由于男性方面的原因造成女方不孕者。

病因：生育畸形（生殖器官解剖异常、精索静脉曲张）；失术（腹腔、盆腔手术、脊髓损伤合并截瘫）；外伤（接触放射线）；痰饮（自身免疫抗体使精子凝集）；淫气（各种微生物感染生殖系统）；藏精神少（促性腺激素分泌不足）；药毒（西咪替丁、呋喃妥因、雄激素）；恶习（酒精）；胎弱（遗传因素）；七情（心理性原因）。

病机：①肾藏生育功能的执行结构精少（少精子症、弱精子症、无精子症、精子发育停滞、单纯性精浆异常）、精畸（畸形精子症），影响肾藏的生育功能。②肾藏的生育功能异常（勃起功能障碍、不射精或逆行射精或性唤起障碍导致性交频率不足），则见不育症。

第八节　全形神病

全形神病即肾藏的全形（成体）功能异常。其中，全形（成体）功能是指物质代谢系统、成体系统、骨骼系统和免疫系统维持生命周期不同阶段体貌特征的功能。本节将讨论6种全形神病的内涵和病因病机。

一、全形神亢

脾功能亢进（hypersplenism）

脾功能亢进简称脾亢，是一种临床综合征，其共同表现为脾大，一系或多系血细胞减少而骨髓造血细胞相应增生；脾切除后血象可基本恢复，症状缓解。

病因：痰饮（传染性单核细胞增多症、亚急性感染性心内膜炎、病毒性肝炎、粟粒型肺结核、布鲁氏菌病、血吸虫病、黑热病及疟疾等；Felty综合征、系统性红斑狼疮等）；主血脉神失（充血性心力衰竭）；主血脉痰饮（缩窄性心包炎）；散精神病（肝静脉阻塞综合征、肝硬化）；血团（门静脉或脾静脉血栓形成，Budd-Chiari综合征）；全形病（脾囊肿和脾血管瘤、溶血性贫血、原发性骨髓纤维化）；癥积（急慢性白血病、淋巴瘤、骨髓增殖性肿瘤）；全形畸形（戈谢病、尼曼–匹克病）；气化畸形（糖原沉积症）；药毒（药物因素）。

病机：影响肾藏的全形功能（脾大时脾的滤血功能亢进，引起骨髓造血代偿性增强；脾的阻留作用加强，使外周血细胞减少；脾合成大量自身抗体引起血细胞减少），则见脾功能亢进。

二、全形神少

（一）获得性免疫缺陷综合征（acquired immunodeficiency syndrome，AIDS）

获得性免疫缺陷综合征简称艾滋病，是由人类免疫缺陷病毒（human

immunodeficiency virus，HIV）感染和破坏主要以 CD4$^+$T 淋巴细胞为主，逐渐引起严重免疫缺陷，进而导致各种严重的机会性感染和肿瘤而死亡的疾病。

病因：淫气（HIV 病毒）。

病机：影响肾藏全形功能的执行结构（杀伤宿主细胞，使 CD4$^+$T 淋巴细胞数目减少，单核 – 吞噬细胞、B 淋巴细胞、CD8$^+$T 淋巴细胞和自然杀伤细胞等发生损伤），导致肾藏的全形功能异常（造成免疫功能缺陷），则见获得性免疫缺陷综合征。

（二）莱施 – 奈恩综合征（Lesch–Nyhan syndrome）

莱施 – 奈恩综合征又称次黄嘌呤鸟嘌呤磷酸核糖转移酶缺陷症，是指由于参与核酸代谢的次黄嘌呤鸟嘌呤磷酸核糖转移酶（hypoxanthine-guanine phosphoribosyl transferase，HGPRT 或 HPRT）的遗传性缺陷，使体内的核酸代谢异常而产生的一种核酸代谢缺陷病，母亲为基因携带者，专侵犯男孩，常表现为高尿酸血症。

病因：胎弱（位于 Xq26–q27.2 的基因缺陷）。

病机：肾藏的全形功能异常（次黄嘌呤鸟嘌呤磷酸核糖转移酶缺陷），影响脾藏的散精功能（高尿酸血症），则见莱施 – 奈恩综合征。

（三）X 连锁无丙种球蛋白血症（X–linked agammaglobulinemia，XLA）

X 连锁无丙种球蛋白血症又称先天性无丙种球蛋白血症或 Bruton 综合征，是代表性的 B 细胞缺陷病。患病男子血中或淋巴组织中没有或仅有极少数 B 细胞，淋巴结很小，扁桃体消失。

病因：胎弱（致病基因 *Btk* 定位于 X 染色体 q21.3–22）。

病机：肾藏的全形功能异常（*Btk/Tec* 家族的酪氨酸激酶合成异常，*Btk* 缺陷阻碍了 B 细胞的发育），影响脾藏的散精功能，则见 X 连锁无丙种球蛋白血症。

（四）尿黑酸症（alcaptonuria）

尿黑酸症是一种酪氨酸代谢中缺乏尿黑酸酶引起的代谢遗传病，为常染色体隐性遗传性疾病。

病因：胎弱（编码尿黑酸 1，2- 二氧化酶的 HGD 基因突变，基因定位于

3q21-23 位点）。

病机：导致肾藏的全形功能异常（尿黑酸氧化酶缺乏，使酪氨酸和苯丙氨酸的新陈代谢中间产物尿黑酸不能被进一步氧化分解），影响肾藏的主水功能（致使过多的尿黑酸由尿排出，并在空气中氧化为黑色），则见尿黑酸症。

（五）阵发性睡眠性血红蛋白尿症（paroxysmal nocturnal hemoglobinuria，PNH）

阵发性睡眠性血红蛋白尿症是一种后天获得性的造血干细胞基因突变所致的红细胞膜缺陷性溶血病，是一种良性克隆性疾病。

病因：胎弱［磷脂酰肌醇聚糖 A（PIG-A）基因突变］。

病机：借助肾藏的全形功能［红细胞糖基化磷脂酰肌醇（GPI）锚链蛋白缺失，补体调节蛋白 CD55（衰变加速因子）和 CD59（反应性溶血膜抑制因子）缺失，补体 C3 转化酶增多，液相的补体 C9 转变成膜攻击复合物，诱发膜骨架蛋白缺陷，细胞膜脂质丢失，细胞表面积减少，红细胞的变形性和柔韧性降低，当通过脾脏时被破坏］，影响肾藏的主水功能，则见阵发性睡眠性血红蛋白尿症。

第九节　气化神病

气化神病即肾藏的气化（异化）功能异常。其中，气化（异化）功能是指能量代谢系统产生、存贮和分解供能物质，转移能量的功能。本节将讨论 5 种气化神病的内涵和病因病机。

一、气化神乱

气化神乱是指能量代谢紊乱，病因病机详见化气之精病。

（一）糖尿病（diabetes mellitus，DM）

糖尿病是一组由多病因引起以慢性血糖水平增高为特征的代谢性疾病，是由于胰岛素分泌和（或）利用缺陷所引起。

1. 1 型糖尿病

1 型糖尿病旧称胰岛素依赖性糖尿病（insulin-dependent diabetes mellitus，IDDM），其特征是由于胰岛素绝对缺乏引起的高血糖。

条件：淫气（病毒感染，如风疹病毒、腮腺炎病毒、柯萨奇病毒等）；药毒（链脲佐菌素、四氧嘧啶和吡甲硝苯脲）；偏食（高糖饮食）。

病因：胎弱［在 1 型 DM 中遗传因素的重要性估计为 50%，人类白细胞抗原（Human Leukocyte Antigen，HLA）是 1 型糖尿病最重要的易感基因，可解释 40%～50% 的 1 型糖尿病的遗传易感性，并且主要为 HLA-D 区的 *HLA-DQ*、*HLA-DR* 基因］。

病机：肾藏藏精功能的执行结构痰饮（胰岛 β 细胞膜上 *HLA-* Ⅱ 类基因异常表达，β 细胞成为抗原递呈细胞，免疫反应被激活，产生自身抗体，胰岛细胞炎症），借助肾藏的藏精功能（胰岛素分泌减少）、肾藏的气化功能（葡萄糖利用减少），影响脾藏的散精功能（慢性高血糖），则见糖尿病。

2. 2 型糖尿病

2 型糖尿病旧称非胰岛素依赖性糖尿病（noninsulin-dependent diabetes mellitus，NIDDM），是指胰岛素分泌不足和（或）胰岛素抵抗（机体对胰岛素敏感性下降，不能有效利用）导致血糖水平增高的一种慢性病。

条件：年龄（年龄增长）；社会（现代生活方式）；营盈（营养过剩）；过逸（体力活动不足）；杂毒（化学毒物）；痰饮（氧化应激）。

病因：①胎弱［在 2 型糖尿病中遗传因素的重要性达到 90%，绝大多数 2 型糖尿病属于高度异质性的多基因病，其易感基因主要包括 4 大类：胰岛素分泌及其相关基因（如 *ABCC8*、*INSR*、*GPD2*、*IRS1* 和 *IRS2* 等）、葡萄糖代谢及其相关基因（如 *GCK*、*SLC30A8* 等）、脂肪代谢及其相关基因（如 *PPARG* 和 *LIPC* 等）、其他与 2 型糖尿病相关的基因（如 *HNF4M*、*IGF2BP2*、*CDKAL1* 等）］。②胎弱（β 细胞的表观基因组异常改变）。

病机：①肾藏的藏精功能异常［β 细胞功能缺陷，导致不同程度的胰岛素缺乏，组织（特别是骨骼肌和肝脏）的胰岛素抵抗］。②肾藏藏精功能的执行结构畸形（由于 DNA 甲基化，损坏已经分化并行使功能的胰岛 β 细胞），借助肾藏的藏精功能（胰岛素分泌减少）、肾藏的气化功能（葡萄糖利用减少），影响脾藏的散精功能（慢性高血糖），则见糖尿病。

（二）丙酮酸脱氢酶复合体缺乏症（pyruvate dehydrogenase 1-alphadeficiency, PDHC）

丙酮酸脱氢酶复合体缺乏症是一种基因缺陷病，常表现为高乳酸血症，共济失调，神经运动发育迟缓，脑皮质、脑干以及基底神经节的囊性损害。

病因：胎弱（定位于 Xp22.12 的 *PDHA1* 基因突变）。

病机：影响肾藏的气化功能（丙酮酸脱氢酶是一种存在于线粒体的复合酶，能够催化丙酮酸永久性氧化脱氢转化为乙酰辅酶 A。丙酮酸脱氢酶复合体合成减少，影响丙酮酸的分解，患者在儿童时期会出现原发性乳酸中毒），则见丙酮酸脱氢酶复合体缺乏症。

二、气化神亢

多汗症（hyperhidrosis）

多汗症是多种病因导致的自发性多汗临床症状，分为原发性多汗症和继发性多汗症两种。

1. 原发性多汗症

条件：胎弱（可能与遗传有关）。

病因：七情（多与精神心理因素有关）；偏食（摄入过热和过于辛辣的食物）；外热（温度升高）；过劳（体力活动后）。

病机：肝藏的疏泄功能异常（自主神经中枢调节障碍，交感神经兴奋性增强），影响肾藏的气化功能（汗腺分泌增多），则见原发性多汗症。

2. 继发性多汗症

条件：痰饮（急性病毒性或细菌性感染；慢性感染如结核、疟疾、布鲁菌病）；气化畸形（肥胖）；药毒（乙醇、可卡因、海洛因、环丙沙星、阿昔洛韦、艾美拉唑、盐酸舍曲林和其他抗抑郁药）；殊态（产褥期、闭经）；癥积（嗜铬细胞瘤、淋巴瘤）；气化神乱（糖尿病）。

病因：①疏泄畸形（间脑病变、脊髓病变、多发性神经炎恢复期、颈交感神经节因炎症或肿瘤压迫、面神经中自主神经纤维变性再生错乱）。②藏精神亢（甲状腺功能亢进症）、痰饮（结核病及其他传染病）、宿疾（慢性消耗性疾病）。

病机：①肝藏的疏泄功能异常（交感神经兴奋性增强），影响肾藏的气化功能（汗腺分泌增多）。②直接影响肾藏的气化功能（汗腺分泌增多），则见继发性多汗症。

三、气化神失

（一）进行性眼外肌麻痹伴线粒体 DNA 缺失 1（progressive external ophthalmoplegia with mitochondrial DNA deletions，autosomal dominant 1）

进行性眼外肌麻痹伴线粒体 DNA 缺失 1 又称 vonGraefe 眼肌病，是一种罕见的眼球运动障碍疾病，为慢性、进行性、双侧性，以上睑下垂开始，逐渐出现眼球运动障碍。

病因：胎弱（定位于 15q26 的 *POLG1* 基因突变）。

病机：肾藏的气化功能异常（线粒体 DNA 多重缺失，线粒体功能障碍，细胞供能不足），影响肝藏的藏血功能，则见进行性眼外肌麻痹伴线粒体 DNA 缺失 1。

（二）无汗症（anhidrosis）

无汗症是指皮肤表面少汗或完全无汗。

病因：胎禀（先天性少汗和无汗症）。

病机：①肾藏气化功能的执行结构畸形（汗腺变性或先天性汗腺缺失、先天性手掌角化症）。②肝藏的疏泄功能异常（自主神经功能失调），以上影响肾藏的气化功能（汗腺分泌减少），则见无汗症。

第十节　主水神病

主水神病即肾藏的主水（泌尿）功能异常。其中，主水（泌尿）功能是指泌尿系统、泌尿属动力系统和泌尿属脉管系统生成、输送、贮存和排泄尿液以排出大部最终代谢产物（如尿酸、尿素）的功能。本节将讨论 8 种主水神病的内涵和病因病机。

一、主水神少

（一）急性肾损伤（acute kidney injury，AKI）

急性肾损伤是由各种病因引起短时间内肾功能快速减退而导致的临床综合征，表现为肾小球滤过率（GFR）下降，伴有氮质产物如肌酐、尿素氮等潴留，水、电解质和酸碱平衡紊乱，重者出现多系统并发症。

1. 肾前性急性肾损伤（肾脏血流灌注不足）

条件：殊态（产后）。

病因：①外伤（外伤、烧伤、高热、挤压综合征）、出血（出血性疾病）、运化病（呕吐、腹泻、胰腺炎）、失术（引流手术）、药毒（利尿药、降压药、麻醉药、肾上腺素、去甲肾上腺素、麦角胺）、蛋白亏（低白蛋白血症）、主水神病（尿崩症）、藏精神少（肾上腺皮质功能不全）。②失术（正压机械通气）、主血脉病（心肌病、瓣膜病、心律失常、心包炎）、主气神病（肺动脉高压、肺栓塞）。③痰饮（变态反应、脓毒血症）、散精神病（肝硬化失代偿期）。④钙盈（高钙血症）、痰饮（脓毒血症）。⑤药毒（血管紧张素转换酶抑制药、血管紧张素Ⅱ受体拮抗药、非甾体抗炎药、环孢素）。

病机：①心藏的主血脉功能异常（有效循环血容量不足），影响肾藏的主水功能（肾脏血流灌注不足）。②心藏的主血脉功能异常（心排血量降低），影响肾藏的主水功能（肾脏血流灌注不足）。③心藏的主血脉功能异常（全身血管扩张），影响肾藏的主水功能（肾脏血流灌注不足）。④肾藏的主水功能异常（肾动脉收缩，肾脏血流灌注不足）。⑤肾藏的主水功能异常（肾血流自主调节反应受损，肾脏血流灌注不足），则见肾前性急性肾损伤。

2. 肾性急性肾损伤

病因：①统血病（血栓性血小板减少性紫癜、弥散性血管内凝血、血栓形成）、全形病［溶血‐尿毒症综合征、HELLP综合征（以溶血、肝酶升高和血小板减少为特点）］、主血脉病（动脉粥样硬化斑块破裂和脱落、主动脉夹层、恶性高血压、先兆子痫、大动脉炎）、外伤（静脉受压）。②逆气（非甾体抗炎药、青霉素类、头孢菌素类、磺胺类药物）。③淫气（细菌、病毒）、痰饮［系统性红斑狼疮、干燥综合征、冷球蛋白（是一种在低温下可发生沉淀，高于37℃又溶解的蛋白）血症］、运化形病（原发性胆汁性肝硬化）、药毒（某些新型抗生素和抗肿瘤药物）、杂毒（重金属、化学毒物、生物毒素）、钙盈（高钙血症）、内湿（肌红蛋白、尿酸盐增多）、偏食（草酸盐增多）、血热（血红蛋白增多）、癥积（骨髓瘤轻链蛋白增多）。

病机：①肾藏主水功能的执行结构血团、畸形（肾脏微血管和大血管病变，引起肾小球毛细血管血栓形成和微血管闭塞），影响肾藏的主水功能。②借助肾藏的全形功能（Ⅳ型变态反应），导致肾藏主水功能的执行结构畸形（肾小管上皮细胞损伤），影响肾藏的主水功能（肾小球滤过率下降）。③肾藏主水功能的执行结构畸形（肾小球滤过率下降及肾小管上皮细胞损伤），影响肾藏的主水功能，则见肾性急性肾损伤。

3. 肾后性急性肾损伤

病因：①主水病（神经源性膀胱、肾乳头坏死）、结石（双侧肾结石）、癥积（膀胱癌）。②癥积（淋巴瘤、结肠癌）、运化形病（腹膜后纤维化）。③内湿（尿酸盐增多）、偏食（草酸盐增多）、药毒（阿昔洛韦、磺胺类、甲氨蝶呤）、癥积（骨髓瘤轻链蛋白增多）。

病机：①肾藏主水功能的执行结构异常（尿路腔内梗阻）。②肾藏主水功能的执行结构异常（尿路腔外梗阻）。③肾藏主水功能的执行结构异常（肾小管内形成结晶，导致肾小管梗阻），以上影响肾藏的主水功能，则见肾后性急性肾损伤。

（二）范科尼综合征（Fanconi syndrome）

范科尼综合征又称 Fanconi-de Toni 综合征、骨软化 - 肾性糖尿 - 氨基酸尿 - 高磷酸尿综合征、多种肾小管功能障碍性疾病，是指遗传性或获得性近端肾小管的功能异常引起的一组症候群。表现为肾性过多丢失而产生的全氨基酸尿、磷酸盐尿、葡萄糖尿、碳酸氢盐尿以及尿酸等有机酸尿；过多丢失电解质而产生的低磷血症、低钙血症、高氯性代谢性酸中毒、维生素 D 缺乏病、骨质疏松、脱水、生长迟缓；丢失分子量小于 5 万的蛋白质而产生的肾小管性蛋白尿。

病因：胎禀（常染色体隐性遗传）；癥积（多发性骨髓瘤）；杂毒（重金属及其他毒物）；主水痰饮（慢性间质性肾炎）；主水畸形（肾髓质囊性病）；全形神病（异常蛋白血症）。

病机：肾藏的主水功能异常（近端肾小管多功能缺陷），则见范科尼综合征。

（三）肾病综合征（nephrotic syndrome，NS）

肾病综合征是指以肾小球基膜通透性增加，表现为大量蛋白尿、低蛋白血症、高度水肿、高脂血症的一组临床症候群。诊断标准：①大量蛋白尿（＞3.5g/d）。②低蛋白血症（血清白蛋白＜30g/L）。③水肿。④高脂血症。其中前两项为诊断的必备条件。

病因：主水病（肾淀粉样变性、狼疮肾炎、糖尿病肾病、乙型肝炎病毒相关肾炎、过敏性紫癜肾炎、骨髓瘤性肾病、家族遗传性肾炎、先天性肾病综合征）；药毒（抗生素、非甾体抗炎药、锂制剂、降压药、抗癌药物、抗风湿药）。

病机：肾藏的主水功能异常，则见肾病综合征。

二、主水神失

（一）肝肾综合征（hepatorenal syndrome，HRS）

肝肾综合征是指在严重肝病时发生的功能性急性肾功能衰竭，临床上病情呈进行性发展。

病因：藏精畸形（肝硬化）。

病机：肾藏的藏精功能异常（肝功能受损，不能对前列腺素、胰高血糖素、心房利钠肽等物质灭活），借助心藏的主血脉功能（引起体循环血管扩张，有效循环血量减少），影响肾藏的主水功能（导致肾皮质灌注不足，引发肾衰），则见肝肾综合征。

（二）慢性肾衰竭（chronic renal failure，CRF）

慢性肾衰竭是各种慢性肾脏病（chronic kidney disease，CKD）持续进展至后期的共同结局，是以代谢产物潴留，水、电解质及酸碱平衡失调和全身各系统症状为表现的一种临床综合征。

病因：主水形病［糖尿病肾病、高血压肾小动脉硬化、原发性与继发性肾小球肾炎、肾小管间质疾病（慢性间质性肾炎、慢性肾盂肾炎、尿酸性肾病、梗阻性肾病等）、肾血管疾病、遗传性肾病、多囊肾病、遗传性肾炎］。

病机：影响肾藏的主水功能（肾脏的结构和功能损伤，有功能的肾单位进行性减少），则见慢性肾衰竭。

（三）压力性尿失禁（stress urinary incontinence，SUI）

压力性尿失禁是指腹压突然增加导致的尿液不自主流出，但不是由逼尿肌收缩压或膀胱壁对尿液的张力压所引起。其特点是正常状态下无遗尿，而腹压突然增高时尿液自动流出。

条件：殊态（咳嗽、大笑、打喷嚏、运动）。

病因：外伤（妊娠与阴道分娩损伤）；藏精神少（绝经后雌激素水平降低）；胎禀（不足10%的患者为尿道阴道括约肌障碍型，为先天发育异常所致）。

病机：肾藏主水功能的执行结构畸形（盆底支持结构缺损而使膀胱颈/近端尿道脱出于盆底外），影响肾藏的主水功能（咳嗽等原因导致腹腔内压升高，压力不能被平均地传递到膀胱和近端的尿道，导致增加的膀胱内压力大于尿道内压力），则见压力性尿失禁。

（四）尿崩症（diabetes insipidus，DI）

尿崩症是由于下丘脑－神经垂体病变引起精氨酸加压素（AVP）又称抗利尿激素（ADH）不同程度的缺乏，或由于多种病变引起肾脏对AVP敏感性缺陷，导致肾小管重吸收水的功能障碍的一组临床综合征。前者为中枢性尿崩症（CDI），后者为肾性尿崩症（NDI），其临床特点为多尿、烦渴、低比重尿或低渗尿。可发生于任何年龄，青少年多见，男性多于女性。

1. 中枢性尿崩症（central diabetes insipidus，CDI）

病因：藏积（颅咽管瘤、松果体瘤、白斑病）；外伤（严重脑外伤）；失术（丘脑或垂体部位手术）；痰饮（脑部感染性疾病、朗格汉斯组织细胞增生症、产生自身抗体破坏下丘脑）；胎弱［少数中枢性尿崩症有家族史，呈常染色体显性遗传，由AVP-神经垂体素运载蛋白（AVP-NP II）基因突变所致，此外还有常染色体隐性遗传性、连锁隐性遗传性尿崩症、Wolfram综合征（*WFS*1突变）］。

病机：肾藏藏精功能的执行结构畸形（下丘脑核团、垂体柄和垂体后叶损伤），肾藏的藏精功能异常（抗利尿激素的合成释放减少），影响肾藏的主水功能（肾脏对水的重吸收障碍，导致大量低渗尿），则见中枢性尿崩症。

2. 肾性尿崩症（nephrogenic diabetes insipidus，NDI）

是由于多种病变引起肾脏集合管对精氨酸加压素（AVP）不敏感或无反

应而导致肾小管重吸收水发生障碍的疾病，主要表现为多尿、烦渴及持续性低张尿。

病因：①胎弱〔家族 X 连锁隐性遗传性尿崩症，精氨酸加压素受体 2（arginine vasopressin receptor–2，AVPR2）或水通道蛋白 2（aquaporin，AQP2）基因突变〕。②主水病（慢性肾盂肾炎、肾小管疾病）、钾亏（低钾血症）、钙盈（高钙血症）、药毒（药物性损伤）。

病机：①肾藏的藏精功能异常〔生理状态下，当机体缺水后血容量下降，血浆渗透压升高，位于下丘脑的垂体后叶素分泌 AVP 增多，通过血液循环到达肾脏，AVP 与位于肾集合管基底膜外侧的主细胞上的 AVPR2 受体结合，激活 G 蛋白耦联受体（G protein–coupled receptor，GPCR）转导途径及下游的腺苷酸环化酶（cAMP）产生级联效应，增加了细胞内 cAMP 的浓度从而激活蛋白激酶 A（PKA），使细胞内贮存囊泡池中的 AQP2 磷酸化，易位到主细胞膜顶膜，发挥水的重吸收作用，实现尿液浓缩。AVPR2 和 AQP2 结构异常，导致远端肾小管和集合管对血管加压素不敏感〕，影响肾藏的主水功能（远端肾小管和集合管上皮细胞水重吸收障碍）。②肾藏的主水功能异常（肾小管浓缩尿液功能障碍），则见肾性尿崩症。

（五）尿毒症（uraemia）

尿毒症是指急性或慢性肾功能不全发展到严重阶段时，由于代谢物蓄积、水电解质和酸碱平衡紊乱以致内分泌功能失调而引起的一系列自体中毒症状。

病因：主水痰饮（狼疮肾炎、慢性间质性肾炎、急性间质性肾炎、慢性肾炎、慢性肾盂肾炎）；主水畸形（肾小动脉硬化症、尿道狭窄）；主水结石（尿路结石）；主水癥积（肿瘤）；生育畸形（前列腺肥大）。

病机：肾藏主水功能的执行结构畸形（肾单位大量破坏），影响肾藏的主水功能（肾功能衰竭，不能充分排泄代谢废物，甲状旁腺激素、胍类化合物、尿素、多胺等毒性产物蓄积），则见尿毒症。

第十一节　藏精神病

藏精神病即肾藏的藏（音 cáng）精（体液调节）功能异常。其中，藏精（体液调节）功能是指体液调节系统和体液调节属脉管系统产生体液调节的功能。本节将讨论 11 种藏精神病的内涵和病因病机。

一、藏精神亢

（一）抗利尿激素分泌失调综合征（syndrome of inappropriate antidiuretic hormone secretion，SIADH）

抗利尿激素分泌失调综合征是因内源性抗利尿激素（ADH，即精氨酸加压素 AVP）分泌异常或作用增强，导致水潴留、稀释性低钠血症、尿钠排出增多。

条件：年龄（大于 60 岁的老年人）。

病因：①癥积（小细胞肺癌、胰腺癌、淋巴肉瘤、十二指肠癌、霍奇金淋巴瘤以及胸腺瘤）。②痰饮（肺结核、肺炎）、主气神病（阻塞性肺部疾病）。③外伤（脑外伤）、痰饮（结核性脑膜炎）、癥积（脑肿瘤）、恶血（脑出血、蛛网膜下腔出血）。

病机：①肾藏的藏精功能异常（这些肿瘤组织会合成并释放抗利尿激素）。②肾藏的藏精功能异常（可能肺组织合成与释放 AVP）。③肾藏的藏精功能异常（影响下丘脑 – 神经垂体功能，促使 AVP 释放而不受渗透压等正常调节机制的控制），则见抗利尿激素分泌失调综合征。

（二）高催乳素血症（hyperprolactinemia）

高催乳素血症是指各种原因导致血清催乳素（PRL）> 1.14nmol/L（25μg/L）。

病因：藏精癥积（颅咽管瘤、垂体催乳素瘤、垂体微腺瘤）；痰饮（下丘脑炎症病变、自身免疫性疾病）；藏精神亢（原发性甲状腺功能减退症导致促甲状腺激素释放激素增多）；藏精病（空蝶鞍综合征、多囊卵巢综合征）；外伤（垂体柄断裂或外伤）；药毒（长期服抗精神病药、抗忧郁药、抗癫痫药、抗高血压药、抗胃溃疡药和阿片类药物）。

病机：肾藏的藏精功能异常（催乳素产生增多），影响脾藏的散精功能（血清催乳素异常升高），则见高催乳素血症。

（三）甲状腺功能亢进症（hyperthyroidism）

甲状腺功能亢进症简称甲亢，是指甲状腺腺体本身产生甲状腺激素过多而引起的以神经、循环、消化等系统兴奋性增高和代谢亢进为主要表现的一组临床综合征。

条件：性别、年龄（好发于 20 ～ 30 岁的女性）。

病因：①藏精形病（弥漫性毒性甲状腺肿）。②藏精畸形（多结节性毒性甲状腺肿）。③藏精癥积（甲状腺自主性高功能结节 / 腺瘤）。④藏精癥积（垂体 TSH 腺瘤）。⑤药毒（短期内过量服用碘补充剂或含碘药物，长期暴露于缺碘环境的人群补碘）。⑥藏精神病（桥本甲状腺炎伴甲状腺毒症）。⑦殊态（妊娠期）。

病机：①影响肾藏的藏精功能［体内产生促甲状腺激素受体抗体（TRAb），与促甲状腺激素（TSH）竞争性的结合于 TSH 受体 α 亚单位，激活腺苷酸环化酶信号系统，导致甲状腺滤泡上皮细胞增生，产生过量的甲状腺激素］。②肾藏的藏精功能异常（过度分泌甲状腺激素）。③肾藏的藏精功能异常（自主合成甲状腺激素过量）。④肾藏的藏精功能异常（TSH 过度分泌引发甲状腺肿大，分泌过量甲状腺激素）。⑤肾藏的藏精功能异常（诱发甲状腺功能亢进症）。⑥借助肾藏的全形功能（免疫系统产生自身抗体），影响肾藏的藏精功能（攻击甲状腺，甲状腺功能异常，合成、分泌过量甲状腺激素）。⑦肾藏的藏精功能异常［高浓度绒毛膜促性腺激素（hCG）刺激甲状腺 TSH 受体，促进甲状腺功能，合成、分泌大量甲状腺激素］，则见甲状腺功能亢进症。

（四）甲状旁腺功能亢进症（hyperparathyroidism）

甲状旁腺功能亢进症简称甲旁亢，可分为原发性、继续性和三发性 3 种。原发性甲状旁腺功能亢进症是由于甲状旁腺本身病变（肿瘤或增生）引起的甲状旁腺激素（PTH）合成与分泌过多，导致血钙增高和血磷降低。主要临床表现为反复发作的肾结石、消化性溃疡、精神改变与广泛的骨吸收。继发性甲旁亢是由于各种原因所致的低钙血症，刺激甲状旁腺代偿性分泌过多 PTH，常见于肾功能不全、骨软化症和小肠吸收不良等。三发性甲旁亢是在继发性甲旁亢的基础上，由于腺体受到持久和强烈的刺激，部分增生组织转变为腺瘤，自主地分泌过多 PTH，主要见于肾衰竭患者。

病因：①藏精癥积（甲状旁腺腺瘤、增生或腺癌）。②钙亏（肾功能不全、骨软化症和小肠吸收不良等导致的低钙血症）。③主水神失（肾衰竭）。

病机：①肾藏的藏精功能异常［甲状旁腺激素（PTH）合成与分泌过多］，则见原发性甲状旁腺功能亢进症。②肾藏的藏精功能异常（刺激甲状旁腺代偿性分泌过多 PTH），则见继发性甲状旁腺功能亢进症。③肾藏藏精功能的执行结构畸形（腺体受到持久和强烈的刺激，部分增生组织转变为腺瘤），影响肾藏的藏精功能（自主地分泌过多 PTH），则见三发性甲状旁腺功能亢进症。

（五）库欣综合征（cushing syndrome，CS）

库欣综合征为各种病因造成肾上腺分泌过多的糖皮质激素（主要为皮质醇）所致病证的总称，其中最多见者为垂体促肾上腺皮质激素（ACTH）分泌亢进所引起的临床类型，称为库欣病（Cushing disease）。

病因：①藏精癥积［垂体微腺瘤、垂体大腺瘤（ACTH 分泌过多）伴肾上腺皮质增生、垂体外肿瘤（ACTH 分泌过多）伴肾上腺皮质增生、肾上腺皮质腺瘤、肾上腺皮质癌、双侧肾上腺小结节性增生、双侧肾上腺大结节性增生］。②藏精神亢［异位促肾上腺皮质激素释放激素（CRH）综合征］。③藏精神亢（异位 ACTH 综合征）。④藏精癥积（肾上腺皮质腺瘤、肾上腺皮质癌、不依赖 ACTH 的双侧肾上腺小结节性增生、不依赖 ACTH 的双侧肾上腺大结节性增生）。

病机：①肾藏的藏精功能异常（ACTH 分泌亢进，造成肾上腺分泌过多的糖皮质激素）。②肾藏的藏精功能异常（肿瘤异位分泌 CRH 刺激垂体 ACTH 细胞增生，ACTH 分泌增加，造成肾上腺分泌过多的糖皮质激素）。③肾藏的藏精功能异常（垂体以外肿瘤分泌大量 ACTH，伴肾上腺皮质增生，造成肾上腺分泌过多的糖皮质激素）。④肾藏的藏精功能异常（肾上腺分泌过多的糖皮质激素），则见库欣综合征。

（六）原发性醛固酮增多症（primary aldosteronism，PA）

原发性醛固酮增多症简称原醛症，是由肾上腺皮质病变引起醛固酮分泌增多，导致潴钠排钾、体液容量扩增、肾素－血管紧张素系统受抑制，表现为高血压和低血钾的临床综合征。

病因：①藏精癥积（醛固酮瘤、异位醛固酮分泌性腺瘤或腺癌、特发性醛固酮增多症）。②胎弱［糖皮质激素可治性醛固酮增多症（GRA），以常染色体显性方式遗传］。

病机：①影响肾藏的藏精功能（醛固酮过量分泌）。②影响肾藏的藏精功能（正常时醛固酮合成酶基因在肾上腺球状带表达，受血管紧张素Ⅱ调控，11β-羟化酶在束状带表达，受 ACTH 调控。在 GRA 中，11β-羟化酶基因5′端调控序列和醛固酮合成酶基因的编码序列融合形成一嵌合基因，此基因产物具有醛固酮合成酶活性，在束状带表达，受 ACTH 而不受血管紧张素Ⅱ调控，醛固酮过量分泌），则见原发性醛固酮增多症。

二、藏精神少

（一）腺垂体功能减退症（hypofunction of pituitary gland）

腺垂体功能减退症是指各种病因损伤下丘脑、下丘脑-垂体通路、垂体而导致一种或多种腺垂体激素分泌不足所致的临床综合征。典型表现主要为：①促黄体生成素（LH）和促卵泡激素（FSH）缺乏所引起的女性闭经、乳房萎缩、性欲减退或消失、阴道分泌物减少、性交疼痛、不孕、阴毛和腋毛脱落、子宫和阴道萎缩等。成年男性患者表现性欲减退、阳痿、胡须、阴毛和腋毛稀少、睾丸萎缩肌肉减少、脂肪增加。男女均易发生骨质疏松。②生长激素（GH）分泌减少引起儿童生长停滞，成人肌肉质量减少和力量减弱、耐力下降、中心性肥胖、注意力和记忆力受损、血脂异常、早发动脉粥样硬化和骨质疏松。③促甲状腺激素（TSH）缺乏导致的中枢性甲状腺功能减退其表现与原发性甲状腺功能减退症相似，但通常无甲状腺肿。④促肾上腺皮质激素（ACTH）缺乏可继发肾上腺皮质功能减退，其表现与原发性慢性肾上腺皮质功能减退症相似，所不同的是本病由于缺乏 ACTH，故有皮肤色素减退、面色苍白、乳晕色素浅淡，而原发性慢性肾上腺功能减退症则皮肤色素加深。⑤垂体瘤引起者可有头痛、视力障碍，有时可出现颅内压增高的症状、体征。病变累及下丘脑者可出现神经性厌食、体温调节障碍等下丘脑综合征相关临床表现。

病因：藏精病（垂体瘤、鞍旁肿瘤、垂体缺血性坏死、下丘脑病变、垂体浸润性病变、垂体自身免疫性损害、垂体柄破坏、垂体卒中、垂体感染和炎症）；外伤（颅脑损伤）；失术（蝶鞍区手术和放射治疗）。

病机：肾藏的藏精功能异常（一种或多种腺垂体激素分泌不足），则见腺垂体功能减退症。

（二）甲状腺功能减退症（hypothyroidism）

甲状腺功能减退症是由多种原因引起的甲状腺激素合成、分泌不足或生物效应缺陷所致的一组内分泌疾病。临床甲减患者甲状腺激素浓度低于正常，伴促甲状腺激素（TSH）升高。亚临床型甲减患者甲状腺激素浓度正常，但TSH水平升高。

条件：性别（多见于女性）。

病因：①藏精痰饮（桥本甲状腺炎、萎缩性甲状腺炎、产后甲状腺炎等自身免疫性甲状腺炎）、失术（甲状腺手术）、药毒（^{131}I、抗甲状腺药物）。②藏精病（下丘脑和垂体病变、垂体大腺瘤、颅咽管瘤）、失术（垂体外照射）、出血（产后大出血）。③藏精神少（甲状腺激素抵抗综合征）。

病机：①肾藏的藏精功能异常（甲状腺激素合成、分泌不足）。②肾藏的藏精功能异常［促甲状腺激素释放激素（TRH）或者促甲状腺激素（TSH）产生和分泌减少］。③肾藏的藏精功能异常（甲状腺激素在外周组织实现生物效应障碍），则见甲状腺功能减退症。

（三）甲状旁腺功能减退症（hypoparathyroidism）

甲状旁腺功能减退症简称甲旁减，是指甲状旁腺激素（PTH）分泌过少和（或）效应不足而引起的一组临床综合征。其临床特点是手足搐搦、癫痫样发作、低钙血症和高磷血症。

病因：①镁亏（严重低镁血症）。②藏精神少（PTH受体或受体后缺陷）。③失术（外科手术毁损甲状旁腺、颈部放射治疗毁损甲状旁腺）；藏精痰饮（自身免疫性甲旁减）。

病机：①肾藏的藏精功能异常（抑制甲状旁腺激素分泌）。②肾藏的藏精功能异常［PTH对其靶器官（骨、肾）组织细胞的作用受阻，导致PTH抵抗］。③肾藏的藏精功能异常（甲状旁腺激素分泌不足），则见甲状旁腺功能减退症。

（四）肾上腺皮质功能减退症（adrenocortical insufficiency）

肾上腺皮质功能减退症是因肾上腺的三种类固醇激素（糖皮质激素、盐皮质激素和雄性激素）分泌不足所致。

病因：藏精病（恶性肿瘤、鞍区肿瘤、自身免疫性肾上腺炎、免疫缺陷、肾上腺结核、深部真菌感染、病毒感染）；恶血（肾上腺广泛出血）；失术（手术切除肾上腺、手术切除下丘脑或垂体）；外伤（外伤）；藏血神病（脑白质营养不良）；藏精神乱（POEMS 病、希恩综合征）；药毒（超生理剂量使用糖皮质激素）。

病机：肾藏的藏精功能异常［三种类固醇激素（糖皮质激素、盐皮质激素和雄性激素）分泌不足］，则见肾上腺皮质功能减退症。

（五）雄性激素缺乏症（hypoandrogenism）

雄性激素缺乏症在男性表现为体倦乏力、喉结发育缩小、胡须缺乏、阴毛稀疏、声音变细、音调变高、勃起功能障碍、性欲减退，在女性表现为体毛脱落、月经不调。月经量少、闭经，腋毛、阴毛脱落、抑郁、睡眠不佳、性欲低下。

病因：藏精畸形（肝硬化）。

病机：肾藏的藏精功能异常（肝细胞损伤，肝脏功能低下，对雌激素灭活作用减弱，致使血中雌激素含量增高，高量的雌激素反馈抑制垂体促性腺激素释放，从而引起睾丸间质细胞分泌雄性激素减少），则见雄性激素缺乏症。

第十二节　疏泄神病

疏泄神病即肝藏的疏泄（支配内脏运动）功能异常。其中，疏泄（支配内脏运动）功能是指内脏神经系统产生和传导内脏感觉和运动信号支配内脏运动，下意识神经系统产生下意识精神活动，情绪神经系统产生内心体验的功能。本节将讨论 21 种疏泄神病的内涵和病因病机。

疏泄神乱

（一）睡眠 – 觉醒节律障碍（sleep–wake rhythm disorders）

睡眠 – 觉醒节律障碍是指由于内源性睡眠时钟的结构或功能调节紊乱，

或与外部环境如光照明暗时相不一致，或与个体所需求的学习、工作及社会活动时间不匹配而引起的睡眠－觉醒紊乱。

1. 倒班工作相关的睡眠障碍

与倒班工作相关的睡眠障碍是指由于工作被安排在睡觉时间而产生的失眠或过度嗜睡。

条件：性别、年龄、地域（不同性别、年龄、地域对夜间工作耐受性的差异很大）；药毒（镇静安眠药和兴奋性药物会对睡眠障碍产生影响，加重倒班相关睡眠障碍的症状）；社会（社会和家庭的支持度）。

病因：职业（倒班工作）。

病机：肝藏的疏泄功能异常（睡眠－觉醒周期的昼夜节律与需要的睡眠时间之间失调；过度嗜睡可能是长期睡眠剥夺的积累效应与这种不协调两方面共同作用的结果），则见倒班工作相关的睡眠障碍。

2. 时差变化睡眠障碍

时差变化睡眠障碍发生在短时间内跨越多个时区旅行时，是内源性昼夜节律的时相与外界自然环境的时间之间不同步的结果。

条件：殊态（个体的敏感性影响对新时区的适应能力）。

病因：地域（跨越多个时区旅行，旅行的方向、跨越时区的数量影响时差变化睡眠障碍的严重程度，向东飞行较向西飞行更容易出现不适症状）。

病机：肝藏的疏泄功能异常（内源性昼夜节律的时相与外界自然环境的时间之间不同步），则见时差变化睡眠障碍。

3. 睡眠－觉醒时相延迟障碍

相对于常规或社会接受的作息时间，患者入睡和觉醒时间呈现习惯性延迟，通常延迟≥2小时。典型患者在凌晨2点至6点入睡，无约束条件下偏爱觉醒时间在日间10点至13点。为最常见的临床类型，常见于青少年及年轻人。

条件：社会（家庭关系紧张、社会适应不良）；偏食（晚上喝咖啡、茶）；胎弱（大约40%的睡眠－觉醒时相延迟障碍患者有家族史，为常染色体显性遗传，已明确的致病基因有 *hPer3* 和 *Clock* 基因）；恶习（夜晚大量暴露于明光或电子屏幕）。

病因：环境（外界授时因子暴露减少，如光照暴露时间减少）。

病机：肝藏的疏泄功能异常（患者自身的昼夜节律周期比通常的内源性昼夜节律周期延长；对昼夜节律系统进行重新修正以适应环境变化的能力

发生改变；患者对光刺激的反应能力发生改变），则见睡眠－觉醒时相延迟障碍。

4. 睡眠－觉醒时相提前障碍

相对于常规或社会接受的作息时间，患者睡眠时段提前，通常提前＞2小时。典型患者在晚上6点至8点入睡，凌晨2点至5点觉醒。由于长期早睡早起，下午或傍晚思睡或精神萎靡，难以正常参与学习、工作或社会活动。常见于老年人。

条件：环境（外界授时因子暴露减少，如光照暴露时间减少）；过逸（久坐）；社会（与他人交往等社会活动减少）。

病因：①胎弱（家族性研究提示其遗传特征为常染色体显性遗传，昼夜节律生物钟基因 *hPer2* 突变）。②年龄（发患者群可随着年龄增长而增加）。

病机：①肝藏的疏泄功能异常（昼夜节律生物钟不能正常调控生物节律）。②肝藏的疏泄功能异常［昼夜节律系统对授时因子（光照或运动）的反应性下降，昼夜节律振幅及授时因子的同步化效应对昼夜节律的诱导发生改变］，则见睡眠－觉醒时相提前障碍。

5. 非 24 小时昼夜节律相关睡眠障碍

非24小时昼夜节律相关睡眠障碍也称自由运转的昼夜节律睡眠障碍，患者的特点主要是睡眠期出现长期每天恒定的延迟，且这种恒定延迟的内源性昼夜节律不能被自然的和社会的外源性24小时周期所干扰或影响。当患者的内源性昼夜节律定时在与传统睡眠时间一致的时相上时，睡眠正常；当允许患者按自己的意愿入睡时，睡眠和觉醒时间每天恒定延迟1～2小时。当内源昼夜节律时相与传统的睡眠和觉醒时间不一致时，患者就会出现失眠和白天过度嗜睡等症状。

病因：①藏血神病（盲人中患病率高）。②七情（抑郁症）、人格（人格障碍）。

病机：①肝藏的疏泄功能异常（全盲患者缺乏输入至视交叉上核的光授时因子而呈现出完全自由的内源性昼夜节律；对光的敏感性降低）。②肝藏的疏泄功能异常（改变或消除社会时间线索），则见非24小时昼夜节律相关睡眠障碍。

6. 不规律型睡眠－觉醒节律紊乱（无昼夜节律的睡眠障碍）

不规律型睡眠－觉醒节律紊乱患者没有一个清楚明确的昼夜节律，睡眠与觉醒周期变得杂乱无章，无规律可循。由于睡眠和觉醒期多变，以至于在

24 小时周期内难以分辨哪一段是主要的睡眠或觉醒时期。

条件：环境（外界授时因子暴露减少，如光照暴露时间减少）；过逸（久坐）；社会（与他人交往等社会活动减少）；年龄（常见于老年人，发生机制与环境信号暴露减少有关）。

病因：①外伤（脑外伤）。②疏泄神病（精神发育迟滞、痴呆）。

病机：①肝藏疏泄功能的执行结构畸形（损伤睡眠中枢），影响肝藏的疏泄功能（不能正常调控睡眠 – 觉醒节律）。②肝藏的疏泄功能异常（产生昼夜节律的中枢发生功能障碍），则见不规律型睡眠 – 觉醒节律紊乱。

（二）失眠障碍（insomnia disorders）

失眠障碍是以频繁而持续的入睡困难或睡眠维持困难并导致睡眠满意度不足为特征的睡眠障碍，常影响日间社会功能，为临床最常见的睡眠障碍。

条件：环境（环境嘈杂、不适光照、过冷过热、空气污浊）；社会（居住拥挤、突然改变睡眠环境、夜班和白班频繁变动、生活和工作中的各种不愉快事件）；过饥（饮食过少）；过饱（饮食过多）；偏食（喝茶、喝咖啡）；恶习（吸烟、饮酒）；过逸（日间休息过多）；过劳（睡前运动过多）；七情（过于紧张、焦虑）；人格（强迫的人格特征）；性别（女性激素水平变化）；殊态（性兴奋）。

病因：药毒（甲状腺激素、皮质激素、抗震颤麻痹药、中枢兴奋剂等的使用时间不当或过量，药物依赖戒断时或药物不良反应发生时等）；疏泄神病（焦虑症、抑郁症）；主血脉病（心脑血管疾病）；藏精神乱（内分泌疾病）；主气病（呼吸系统疾病）。

病机：肝藏的疏泄功能异常［大脑皮质和皮质下某些脑区（杏仁核、海马、扣带回、岛叶、额叶、顶叶存在结构、功能和代谢异常，体现在躯体、情感、认知不同水平上，导致横跨 24 小时的个体高觉醒状态）］，则见失眠障碍。

（三）致死性家族性失眠症（fatal familial insomnia）

致死性家族性失眠症是一种常染色体显性遗传性朊蛋白疾病，其病因亦为人朊蛋白基因 178 位密码子中的天冬氨酸（Asp）被天冬酰胺（Asn）替换所致。病理部位主要在丘脑前腹侧和背内侧核。皮质常显示轻至中度的星形胶质细胞增生，常累及深层。有的病例可累及海马回下脚、下橄榄体、小脑皮质。

条件：偏食（进食含有朊粒的宿主组织及其加工物）；失术［器官移植（角膜、硬脑脊膜）、接触污染的手术器械］；药毒［应用垂体来源激素（如生长激素、促性腺激素）］；胎弱［人朊粒蛋白（Prp）基因突变，突变的结果使细胞朊粒蛋白（PrP^c）转变成羊瘙痒症朊粒蛋白（PrP^{sc}）］。

病因：淫气（朊粒）。

病机：肝藏疏泄、藏血功能的执行结构内湿、畸形（致病性朊蛋白在丘脑的异常聚集，损害核团，破坏丘脑神经回路），影响肝藏的疏泄、藏血功能，则见致死性家族性失眠症。

（四）发作性睡病（narcolepsy）

发作性睡病是一种原因不明的慢性睡眠障碍，本病的临床表现主要包括白天反复发作的无法遏制的睡眠、猝倒发作和夜间睡眠障碍。

条件：胎弱［人类白细胞抗原（HLA）*DQB1*0602* 和 *DR2/DRB1*1501* 是主要的相关基因，*DOB1*0301* 与发作性睡病易患性增加有关］；淫气（细菌或病毒感染，如甲型流感病毒感染、链球菌感染）；七情（强烈心理应激）；外伤（颅脑创伤）；癥积（下丘脑肿瘤）；疏泄痰饮（自身免疫性脑炎）。

病因：病因不明。

病机：肝藏的疏泄功能异常［脑脊液下丘脑分泌素（Hcrt）的缺失使快速动眼睡眠（REM）的"开"和"关"神经元（脑干蓝斑的去甲肾上腺素能神经元和中缝背核的5-羟色胺能神经元）平衡失调，导致REM在觉醒时突然插入，导致睡眠发作。此外，"REM-开"启动REM睡眠的同时，存在侧支投射经延髓到脊髓抑制运动神经元，造成肌肉瘫痪，形成猝倒发作］，则见发作性睡病。

（五）嗜睡障碍（hypersomnolence disorders）

嗜睡障碍是以日间过度思睡及睡眠发作为主要特征的睡眠障碍。

条件：七情（精神紊乱、创伤、强烈心理应激）；恶习（吸烟、饮酒）；职业（值夜班）。

病因：淫气（病毒和细菌感染）；药毒（镇静类药物及其他药物不良反应）；主气神病（睡眠呼吸暂停低通气综合征）；气化神乱（糖尿病）；藏精神少（甲状腺功能减退）；胎弱（多个基因与发作性睡病相关，*HLA-DQB1*0602*

是主要相关基因，携带此基因者发病危险性增高 200 倍；家族聚集现象）。

病机：肝藏的疏泄功能异常［嗜睡障碍相关神经递质（乙酰胆碱、去甲肾上腺素、多巴胺、γ-氨基丁酸、5-羟色胺）、细胞因子（肿瘤坏死因子、P 物质、IL-1）、激素（生长激素释放激素、褪黑激素、甲状腺激素）水平异常变化，通过不同机制作用于大脑皮质，影响睡眠结构］，则见嗜睡障碍。

（六）异态睡眠（parasomnia）

异态睡眠是指在入睡、睡眠期间或从睡眠觉醒时发生的非自主性躯体行为或体验，包括睡眠相关的各种异常、复杂的躯体活动、行为、情绪、感知、梦境和自主神经系统活动，由此可导致自伤或伤及同寝者、睡眠中断、不良健康效应和不良心理社会效应。异态睡眠可发生于非快速眼动睡眠、快速眼动睡眠或觉醒睡眠转换期间。异态睡眠包括非快速眼动睡眠相关异态睡眠（意识模糊性觉醒、睡行症、睡惊症、睡眠相关进食障碍）、快速眼动睡眠相关异态睡眠（REM 睡眠期行为障碍、孤立出现的睡眠麻痹、梦魇）等。

条件：过劳（过度疲劳）；七情（压力过大、过度担心、心理创伤）；年龄（儿童高发）；恶习（仰卧睡姿可促发）。

病因：药毒（三环类抗抑郁药、单胺氧化酶抑制剂、胆碱能药物、5-羟色胺再摄取抑制剂、镇静催眠药物）；疏泄神病（癫痫、注意缺陷多动障碍等）。

病机：肝藏的疏泄功能异常（大脑部分处在清醒状态，部分处于深睡状态，导致大脑虽然处于睡眠状态，但长时间执行着复杂的运动和语言行为；由于非快速眼动和快速眼动两种状态重叠，导致睡眠过程中的复杂行为），则见异态睡眠。

（七）抑郁障碍（depressive disorder）

抑郁障碍是以显著和持久的抑郁症状群为主要临床特征的一类心境障碍，核心症状是与处境不相称的心境低落和兴趣丧失。

条件：胎弱［一方面抑郁障碍患者的生物学亲属的患病风险明显增加；另一方面抑郁障碍的单卵双生子（MZ）的同病率明显高于异卵双生子］。

病因：七情（应激性生活事件与抑郁发作的关系较为密切，抑郁发作前92% 有促发生活事件，其常见事件为丧偶、离婚、婚姻不和谐、失业、严重躯体疾病、家庭成员患重病或突然病故等；精神创伤）；社会（早年的性虐待或躯体虐待，早期的负性经历）。

病机：肝藏的疏泄功能异常 [①神经生化因素：5- 羟色胺（5-HT）、去甲肾上腺素（NE）、多巴胺（DA）功能活动降低，上述神经递质相应受体功能的改变以及受体后信号转导系统（如第二信使 cAMP 和 PI）的改变也参与抑郁障碍的发病。②神经内分泌异常：下丘脑－垂体－肾上腺轴（HPA）或下丘脑－垂体－甲状腺轴（HPT）的功能异常，尤以 HPA 异常为主。③神经解剖因素：以杏仁核和内侧前额叶皮质为中心的内隐情绪调节环路（包括海马、腹内侧前额叶皮质、前扣带皮质、背侧前额叶皮质等，主要受 5-HT 调节）及以腹侧纹状体/伏隔核、内侧前额叶皮质为中心的奖赏神经环路（主要受 DA 调节）存在神经递质浓度、对负性/正性刺激的反应、静息功能连接、白质神经纤维、灰质体积、脑代谢等多个水平的异常。④神经电生理异常：抑郁严重程度与其左右脑半球平均整合振幅呈负相关，抑郁障碍患者的脑电图异常有侧化现象，多表现在额区，以右额叶为主；抑郁障碍患者还可出现脑诱发电位的改变]，则见抑郁障碍。

（八）恶劣心境（dysthymia）

恶劣心境原称抑郁性神经症，是一种以持久的心境低落状态为主的轻度抑郁。可有头痛、背痛、四肢痛等慢性疼痛症状，有自主神经功能失调症状，但无明显早醒、昼夜节律改变及体重减轻等生物学方面改变，且无明显的精神运动性抑制或精神病性症状。

条件：社会（丧偶、离婚、婚姻不和谐，失业、严重躯体疾病、家庭成员患重病或突然病故）。

病因：七情（患者病前大多存在习惯性忧郁、悲观、无幽默感或无趣；多疑，吹毛求疵，或怨气冲天，自责、自罪及自贬；缺陷、失败和消极事件的先占观念）。

病机：肝藏疏泄功能的执行结构畸形（左右杏仁核体积增大），肝藏的疏泄功能异常（多巴胺合成不足），则见恶劣心境。

（九）分裂情感性障碍（schizoaffective disorder，SAD）

分裂情感性障碍又称分裂情感性精神病（schizo affective psychosis，SAP），是指一组分裂性症状和情感性症状同时存在又同样突出的精神障碍。

条件：七情（应激性生活事件的影响）。

病因：胎弱（精神分裂症和心境障碍具有遗传学上的相关性，如位于染色体 1q42 的 *DISC*1 基因与 SAP、精神分裂症及心境障碍相关）。

病机：影响肝藏的疏泄功能（典型的精神分裂症症状与典型的抑郁发作或躁狂发作或混合发作相伴出现），则见分裂情感性障碍。

（十）延长哀伤障碍（prolonged grief disorder，PGD）

延长哀伤障碍又称为病理性哀伤（pathological grief）、创伤性哀伤（traumatic grief）或复杂性哀伤（complicated grief）。有别于正常的丧亲反应，PGD 是指丧失亲人之后持续的哀伤反应，往往超过 6 个月，难以随着时间的推移得到缓解。患者难以摆脱失去亲人的痛苦，关于逝者的想法挥之不去，情绪和行为偏离生活常态，最终导致个体的社会功能受到严重的影响。

条件：性别（女性好发）；年龄（老年人好发）；殊态（流产史）；社会（文化程度低者；家庭收入低下者；儿童期分离焦虑、童年虐待、父母离世、与逝者亲密的关系、对逝者过度的情感依赖、不安全的依恋关系、暴力性的致死事件、对亲人的去世缺乏心理准备、缺少有效的社会支持等）。

病因：七情（丧失亲人之后的哀伤反应）。

病机：肝藏的疏泄功能异常（伏隔核的奖赏区域过度激活），则见延长哀伤障碍。

（十一）广泛性焦虑障碍（general anxiety disorder，GAD）

广泛性焦虑障碍简称焦虑症，是一种以焦虑为主要临床表现的精神障碍，患者常常有不明原因的提心吊胆、紧张不安，显著的自主神经功能紊乱症状、肌肉紧张及运动性不安。患者往往能够认识到这些担忧是过度和不恰当的，但不能控制，因难以忍受而感到痛苦。

条件：社会（童年时期不安全的依恋关系、照料者矛盾情感、父母的过度保护、被虐待、与养育者过多分离均可能是焦虑产生的原因）。

病因：①胎弱（广泛性焦虑障碍有明显家族聚集性，遗传度为 30%～40%）。②疏泄畸形（广泛性焦虑障碍的青少年杏仁核、前额叶背内侧体积增大）。

病机：①肝藏的疏泄功能异常［广泛性焦虑障碍可能与 D_2 受体、多巴胺转运体受体、5- 羟色胺（5-HT）转运体受体等基因多态性相关］。②肝藏的疏泄功能异常［杏仁核、前扣带回和前额叶背内侧活动增加，并与焦虑的严重程度正相关；γ - 氨基丁酸（GABA）系统、5-HT 系统、去甲肾上腺素（NE）系统异常]，则见广泛性焦虑障碍。

（十二）社交焦虑障碍（social anxiety disorder，SAD）

社交焦虑障碍又称社交恐惧症（social phobia），是以在社交场合（多为公共场合进食，公开讲话，在他人的注视下签署重要文件、遇到异性、学校环境等）持续紧张或恐惧，回避社交行为为主要临床表现的一类焦虑恐惧障碍，表现为显著而持续地担心在公众面前可能出现丢丑或有尴尬的表现，担心别人会嘲笑、负性评价自己，在别人有意或无意的注视下，患者就更加拘束、紧张不安，因此常常回避社交行为。

条件：性别（女性较男性常见，70%的患者受教育程度较低）；社会（在SAD的发生发展中，可能的危险因素有童年期的过度保护、忽视和虐待、行为被过分控制或批评、父母婚姻不良、缺乏亲密关系、学校表现不佳等。在此环境中长大的小孩常常对社交有认知扭曲。长期习惯对模糊事件给予负性解释，对负性事件给予灾难性解释，常常对自我进行持续的负性反思。另有部分患者可能经历过创伤性"羞辱性"的社交事件）。

病因：胎弱（遗传因素在SAD发病中起到重要作用，遗传度为30%～65%）。

病机：影响肝藏的疏泄功能[纹状体中多巴胺转运体功能异常；5-HT功能异常（五羟色胺再摄取抑制剂治疗有效）]，则见社交焦虑障碍。

（十三）分离性焦虑障碍（separation anxiety disorder）

分离性焦虑障碍一般起病于童年早期阶段，患者针对与所依恋的人（通常是父母或其他家庭成员及照料者）分别而产生的过度焦虑，焦虑的持续时间和严重程度大大超出同龄儿童在分离场合的常见水平，并且使其社会功能受到明显影响，表现为过分担心再也见不到亲人，烦躁不安、发脾气、痛苦；表现出哭喊、淡漠或社会性退缩、头痛、恶心、呕吐等躯体症状。

条件：年龄（多起病于6岁以前；患者幼儿期常有胆怯、敏感、过分依赖的心理特点）；社会（家长对儿童采用过分保护或过分严厉、苛求、粗暴等不当家庭教育方式等；初次上幼儿园、转学、受批评、移民、亲属或宠物的死亡等）。

病因：胎弱（儿童中分离障碍的遗传度可高达73%）。

病机：影响肝藏的疏泄功能，则见分离性焦虑障碍。

（十四）混合性抑郁和焦虑障碍（mixed depression and anxiety disorder）

混合性抑郁和焦虑障碍主要表现是焦虑与抑郁症状持续几天，但不足 2 周，分开考虑任何一组症状群的严重程度和（或）持续时间时均不足以符合相应的诊断，此时应考虑为混合性抑郁和焦虑障碍。若是严重的焦虑伴程度较轻的抑郁，则应采用焦虑障碍的诊断，反之，则应诊断为抑郁障碍。若抑郁和焦虑总是存在，且各自足以符合相应的诊断，不应采用这一类别，而应同时给予两个障碍的诊断。该障碍会给患者造成相当程度的主观痛苦和社会功能的受损。

条件：宿疾（生命中有过抑郁发作的人群中有 58% 也患有焦虑障碍）。

病因：社会（童年时期的性虐待、忽视、暴力，成年配偶或子女死亡、暴力、离异等）。

病机：肝藏的疏泄功能异常 [5-HT 功能活动降低、DA 功能活动降低、下丘脑 - 垂体 - 肾上腺轴（HPA）的功能异常、脑脊液中促肾上腺皮质激素释放因子浓度升高、血浆中儿茶酚胺浓度升高，右额叶兴奋性脑电活动增加]，则见混合性抑郁和焦虑障碍。

（十五）惊恐障碍（panic disorder，PD）

惊恐障碍又称急性焦虑障碍，其主要特点是突然发作的、不可预测的、反复出现的、强烈的惊恐体验，一般历时 5 ～ 20 分钟，伴濒死感或失控感，患者常体验到濒临灾难性结局的害怕和恐惧，并伴有自主神经功能失调的症状。

条件：殊态（脑干 CO_2 感受器超敏，吸入 5% 的 CO_2，导致惊恐发作）；社会（可能与儿童期的创伤性事件有关）；性别（女性的患病率高于男性）。

病因：胎弱 [与儿茶酚胺氧位甲基转移酶（COMT）*Val*158*Met* 多态位点相关]。

病机：影响肝藏的疏泄功能 [额叶、颞叶、顶叶苯二氮䓬类药物受体结合力下降（焦虑症状与之呈正相关）；去甲肾上腺素与 5-HT 系统功能紊乱]，则见惊恐障碍。

（十六）场所恐惧障碍（agoraphobia）

场所恐惧障碍是一种焦虑恐惧障碍，所恐惧的对象是特定场所或处境，如在出现惊恐发作和其他尴尬情况下难以逃离或不能得到帮助的场所，尽管当时并无危险。恐怖发作时往往伴有显著的自主神经症状。

条件：环境［乘坐公共交通工具（公交汽车、火车、地铁、飞机），剧院、商场、车站、电梯等公共场所，广场、山谷等空旷地方］。

病因：七情［与儿童时期的负性和应激事件（分离、父母过世或被攻击等）明显相关］。

病机：肝藏的疏泄功能异常（行为学理论认为场所恐惧常起源于自发的惊恐发作并与相应的环境偶联，形成条件反射，产生期待性焦虑和回避行为，症状的持续和泛化导致患者在越来越多的场合产生焦虑），则见场所恐惧障碍。

（十七）特殊恐惧障碍（specific phobia）

特殊恐惧障碍是一种焦虑恐惧障碍，患者的恐惧或回避对象局限于特定的物体、场景或活动。患者通常害怕的不是物体、场景或活动本身，而是随之可能带来的后果，如恐惧驾驶是害怕交通事故，恐惧蜘蛛是害怕被咬伤。尽管患者愿意承认这些对象没什么可怕的，但并不能减少他们的恐惧。

条件：年龄（一般在童年或成年早期出现，如果不治疗，可以持续数十年）；宿疾（艾滋病）；环境（高处、雷鸣、黑暗、飞行、电梯、密闭空间、动物、注射）。

病机：肝藏的疏泄功能异常（发生过分的、不合理的和持久的恐惧），则见特殊恐惧障碍。

（十八）适应障碍（adjustment disorder）

适应障碍是指在明显的生活改变或环境变化时产生的、短期的和轻度的烦恼状态和情绪失调，常有一定程度的行为变化等，但并不出现精神病性症状。

病因：社会（居丧、离婚、失业或变换岗位、迁居、转学、经济危机、退休）；宿疾（患重病）；七情（个体心理素质、心理应对方式等）。

病机：肝藏的疏泄功能异常（短期的和轻度的烦恼状态和情绪失调），则见适应障碍。

（十九）梅毒所致精神障碍（mental disorder caused by syphilis）

一期梅毒患者存在焦虑、紧张、沮丧等情绪反应，不伴严重的精神症状。二期梅毒患者中枢神经系统受累，常见疲乏、厌食和体重减轻，伴有多个器官系统感染的症状，出现梅毒性脑膜炎。三期梅毒患者可发生麻痹性痴呆和脊髓痨（又称 Abadie 氏综合征，是晚期梅毒感染侵犯脊髓导致的，主要是脊髓后根及脊髓后索发生变性所致的一种疾病）。

条件：恶习［自身冶游史（不洁性生活史）］。

病因：淫气（梅毒螺旋体）。

病机：肝藏疏泄功能的执行结构畸形（中枢神经系统受累，脱髓鞘改变、脑梗死或腔隙性梗死，多伴脑萎缩），影响肝藏的疏泄功能，则见梅毒所致的精神障碍。

（二十）霍纳综合征（horner syndrome）

霍纳综合征临床主要表现为瞳孔缩小、眼睑下垂、眼裂狭小、眼球内陷、患侧额部无汗为特征的交感神经麻痹症候群。

病因：①疏泄畸形（大动脉粥样硬化型脑梗死）。②疏泄畸形（多系统萎缩）。③主气瘕积（肺癌）。④主血脉畸形（主动脉夹层）。

病机：①肝藏疏泄功能的执行结构畸形（颈内动脉主干闭塞，颈上交感神经下行纤维受损）。②肝藏疏泄功能的执行结构畸形（颈上交感神经下行纤维受损）。③肝藏疏泄功能的执行结构畸形（癌组织压迫颈交感神经）。④肝藏疏泄功能的执行结构畸形（夹层压迫颈交感神经），以上影响肝藏的疏泄功能（交感神经麻痹），则见霍纳综合征。

（二十一）家族性自主神经功能失调症（familial dysautonomia）

家族性自主神经功能失调症又称 Riley-Day 综合征，为神经系统，特别是自主神经系统先天性功能异常，以无泪液、异常多汗、皮肤红斑、吞咽困难，偶发高热及舌部菌状乳头缺失为临床特征的一种少见的常染色体隐性遗传病，可伴有智力低下和发育障碍。

条件：年龄（多在婴幼儿期发病）。

病因：胎弱（主要发病在犹太人种，两个位于 9 号染色体短臂 31 ～ 33

区的复制基因缺陷）。

病机：导致肝藏疏泄功能的执行结构畸形（感觉神经节、交感神经节及副交感神经节中神经元显著减少），影响肝藏的疏泄功能，则见家族性自主神经功能失调症。

第十三节　藏血神病

藏血神病即肝藏的藏血（支配躯体运动）功能异常。其中，藏血（支配躯体运动）功能是指躯体神经系统、躯体神经属动力系统、躯体神经属脉管系统产生和传导躯体感觉和运动信号支配躯体运动的功能。本节将讨论 23 种藏血神病的内涵和病因病机。

一、藏血神乱

（一）红核丘脑综合征（rubral thalamic syndrome）

红核丘脑综合征表现为病灶侧舞蹈样不自主运动、意向性震颤、小脑性共济失调和对侧偏身感觉障碍。

病因：藏血血团（心源性脑栓塞）、藏血畸形（大动脉粥样硬化型脑梗死）。

病机：肝藏藏血功能的执行结构血少（丘脑穿通动脉闭塞，丘脑外侧核前半部缺血受损），影响肝藏的藏血功能，则见红核丘脑综合征。

（二）丘脑综合征（thalamic syndrome）

丘脑综合征表现为对侧深感觉障碍、自发性疼痛、感觉过度、轻偏瘫、共济失调、手部痉挛和舞蹈 – 手足徐动症等。

病因：藏血畸形（大动脉粥样硬化型脑梗死）、藏血血团（心源性脑栓塞）。

病机：肝藏藏血功能的执行结构畸形（丘脑膝状体动脉闭塞，丘脑感觉中继核团梗死），影响肝藏的藏血功能，则见丘脑综合征。

（三）基底动脉尖综合征（top of basilar syndrome）

基底动脉尖综合征表现为眼球运动障碍，瞳孔异常，觉醒和行为障碍，伴有记忆力丧失及对侧偏盲或皮质盲，少数患者出现大脑脚幻觉。

病因：藏血或藏神畸形（大动脉粥样硬化型脑梗死）、藏血或藏神血团（心源性脑栓塞）。

病机：肝藏藏血、疏泄、心藏藏神功能的执行结构血少（基底动脉旁中央支闭塞，中脑、丘脑、小脑上部、颞叶内侧、枕叶受累），导致①肝藏的藏血功能神失 [眼球运动障碍（动眼神经核、动眼神经纤维受累），对侧偏盲或皮质盲（枕叶、外侧膝状体受损）]。②肝藏的疏泄功能神失 [瞳孔异常（枕颞叶）]。③心藏的藏神功能神失 [觉醒和行为障碍（枕颞叶、小脑受损），可伴有记忆力丧失（颞叶内侧面），幻觉（大脑脚脚底）]，则见基底动脉尖综合征。

二、藏血神亢

（一）特发性震颤（essential tremor，ET）

特发性震颤又称原发性震颤，是以震颤为唯一表现的常见运动障碍性疾病。

病因：胎弱 [1/3 患者有阳性家族史，呈常染色体显性遗传，目前已鉴定了五个基因位点，分别位于 3q13.31（*DRD3，ETM1*）、2p25–p22（*ETM2*）、6p23（*ETM3*）、16p11.2（*FUS，ETM4*）和 11q14.1（*TENM4，ETM5*）]。

病机：肝藏的藏血功能异常 [Engrailed protein（EN– 蛋白）合成减少]，影响脾藏的主肌肉功能 [姿势性和（或）动作性震颤]，则见特发性震颤。

（二）迟发性运动障碍（tardive dyskinesia，TD）

迟发性运动障碍又称迟发性多动症，是指抗精神病药物诱发持久的刻板重复的不自主运动。

病因：药毒 [精神病患者长期（1 年以上）服用抗精神病药物（多巴胺受体拮抗剂）]。

病机：肝藏的藏血功能异常 [长期阻滞突触后多巴胺受体（DR），使突触前多巴胺（DA）合成及释放反馈性增加，突触后 DR 对 DA 反应敏感性增强，产生 DR 超敏，处于去神经增敏状态（denervation hypersensitivity）生理剂量的 DA]，影响脾藏的主肌肉功能（诱发持久的刻板重复的不自主运动），则见迟发性运动障碍。

（三）先天性肌强直症（myotonia congenita）

先天性肌强直症又称 Thomsen 病，常染色体显性遗传，主要临床特征为骨骼肌用力收缩后放松困难。

病因：胎弱 [位于染色体 7q35 的氯离子通道（chloride channel，CLCN1）基因突变]。

病机：肝藏的藏血功能异常（CLCN1 基因编码的骨骼肌电压门控性氯离子通道蛋白是一种跨膜蛋白，对骨骼肌细胞膜内外的氯离子的转运起重要作用。CLCN1 基因点突变引起氯离子通道蛋白主要疏水区的氨基酸替换，使氯离子的通透性降低，终板电位下降，引起肌膜去极化阻断，膜不能正常复极呈持续去极化），影响脾藏的主肌肉功能（肌肉收缩或机械刺激后产生不自主的持续的肌收缩），则见先天性肌强直症。

（四）风湿性舞蹈症（rheumatic chorea）

风湿性舞蹈症又称 Sydenham 舞蹈病（sydenham chorea），是风湿热在神经系统的常见表现。本病临床特征为舞蹈样动作、肌张力降低、肌力减退和（或）精神症状。

条件：年龄（多见于儿童和青少年）。

病因：逆气（A 组 β 溶血性链球菌感染）。

病机：肾藏的全形功能异常（机体针对链球菌感染的免疫应答中产生的抗体，与某种未知基底核神经元抗原存在交叉反应，引起免疫炎症反应），借助肝藏的藏血功能（影响大脑皮层、基底节及小脑，锥体外系功能失调），影响脾藏的主肌肉功能，则见风湿性舞蹈症。

（五）斜视性阵挛 – 肌阵挛（opsoclonus–myoclonus，OMS）

斜视性阵挛 – 肌阵挛是一种伴有眨眼动作的眼球不自主、快速、无节律、无固定方向的高波幅集合性扫视运动，当闭眼或入睡后仍持续存在，当试图做眼球跟踪运动或固定眼球时反而加重，上述动作可以单独存在，也可与其他肌阵挛共存，如伴有四肢、躯干、横膈、头部及咽喉的肌阵挛和共济失调。

病因：逆气（儿童的神经母细胞瘤，成人中小细胞肺癌、乳腺癌和女性生殖系统癌肿、膀胱癌等肿瘤细胞表达某种或某些在神经系统，包括神经元、胶质细胞的抗原）。

病机：借助肾藏的全形功能（机体发动针对肿瘤"靶抗原"的免疫反应时产生了针对这些抗原的自身抗体，同时对神经组织产生免疫攻击），导致肝藏藏血功能的执行结构异常（脑桥旁正中网状结神经元受损，橄榄核神经元丧失及小脑浦肯野细胞缺失，以及脑干炎性改变），借助肝藏的藏血功能（上运动神经元麻痹对下运动神经元抑制作用减弱），影响脾藏的主肌肉功能，则见斜视性阵挛－肌阵挛。

（六）癫痫（epilepsy）

癫痫俗称"羊角风"或"羊癫风"，是大脑神经元突发性异常放电，导致短暂大脑功能障碍的一种慢性疾病。

条件：胎禀（癫痫患者的近亲患病率高于普通人群，发作性意识丧失患者的兄弟姐妹存在较高的癫痫易患性；大脑灰质异位症、脑穿通畸形等先天性脑发育异常）；殊态（癫痫发作与睡眠－觉醒周期有密切关系，如全面强直－阵挛发作常在晨醒后发生；婴儿痉挛症多在醒后和睡前发作；伴中央颞区棘波的良性儿童癫痫多在睡眠中发作）；年龄（特发性癫痫与年龄密切相关）；过劳（疲劳、睡眠缺乏）；恶习（饮酒）；七情（感情冲动）；运化神病（便秘）。

病因：精乱（内分泌失调）；津病（电解质紊乱和代谢异常）；藏血痰饮（脑囊虫病、脑弓形虫病）；外伤（产伤、脑挫裂伤及各种颅脑复合伤）；藏血形病（脑动静脉畸形、颅内血肿、蛛网膜下腔出血、脑梗死、脑肿瘤、脑动脉瘤、神经系统变性疾病）；杂毒（有机磷中毒、重金属中毒）；药毒（药物）。

病机：肝藏的藏血、疏泄和心藏的藏神功能异常（局限于大脑皮质的某一区域的异常高频放电，反复通过突触联系诱发周边及远处的神经元同步放电，引起异常电位的连续传播），影响脾藏的主肌肉功能，则见癫痫。

（七）肌张力障碍（dystonia）

肌张力障碍是一种由肌肉不自主间歇或持续性收缩所导致的异常重复运

动和（或）异常姿势的运动障碍疾病。

病因：①胎弱［多为散发，少数有家族史，呈常染色体显性或隐性遗传，或 X 染色体连锁遗传：9 号染色体长臂（9q34）DYT1 基因突变］。②杂毒（一氧化碳中毒）、药毒（吩噻嗪类及丁酰苯类神经安定剂、左旋多巴、甲氧氯普胺）、藏精神少（甲状旁腺功能低下）、藏血病（核黄疸、大脑类脂质沉积、脑血管病、脑炎）；外伤（外伤）、癥积（肿瘤）。

病机：①肝藏藏血功能的执行结构畸形（壳核、丘脑及尾状核的小神经元变性死亡，基底核的脂质及脂色素增多），借助肝藏的藏血功能，影响脾藏的主肌肉功能，则见原发性肌张力障碍。②肝藏藏血功能的执行结构畸形（纹状体、丘脑、蓝斑、脑干网状结构等病变），借助肝藏的藏血功能（额叶运动皮质的兴奋抑制通路异常，皮质感觉运动整合功能障碍），影响脾藏的主肌肉功能，则见继发性肌张力障碍。

（八）梅热综合征（meige syndrome）

梅热综合征主要表现为眼睑痉挛（主要累及眼肌）和口 - 下颌肌张力障碍（主要累及口、下颌部肌肉）。眼肌受累者表现为眼睑刺激感、眼干、畏光和瞬目频繁，后发展成不自主眼睑闭合，痉挛可持续数秒至数分钟，影响读书、行走甚至导致功能性"失明"；口、下颌肌受累者表现为张口闭口、撇嘴、咧嘴、缩唇、伸舌扭舌、龇牙咬牙等。严重者可使下颌脱臼，牙齿磨损以至脱落，撕裂牙龈，咬掉舌和下唇，影响发声和吞咽。

病因：藏血神亢（肌张力障碍）。

病机：表现为肝藏的藏血功能异常（皮质感觉运动整合功能障碍），影响脾藏的运化功能（眼睑痉挛和口 - 下颌肌张力障碍），则见梅热综合征。

（九）扭转痉挛（torsion spasm）

扭转痉挛又称扭转性肌张力障碍、变形性肌张力障碍，是一组以躯干和（或）四肢发作性、扭转性肌张力增高为表现的锥体外疾病。其特征为不自主的肌肉收缩引起肢体或躯干的扭转、反复的运动或姿势异常，症状可出现在儿童早期至老年期的任何年龄，始发年龄有 9 岁（早发型）和 45 岁（迟发型）两个高峰。该病会影响患者日常生活、学习及生长发育，重时致残甚至威胁生命。

条件：胎弱（常染色体显性或隐性遗传）。

病因：淫气（感染）、杂毒（一氧化碳中毒及左旋多巴、酚噻嗪类或丁酰苯类过量、核黄疸）、外伤（颅脑外伤或产伤）、癥积（基底节区肿瘤）、主血脉畸形（血管畸形）、藏血畸形（肝豆状核变性）。

病机：肝藏藏血功能的执行结构畸形（基底节区神经细胞的变性，包括壳核、丘脑及尾状核的小神经元变性消失，基底节脂质和脂色素增多），借助肝藏的藏血功能，影响脾藏的主肌肉功能，则见扭转痉挛。

（十）抽动障碍（tic disorders）

抽动障碍是发病于 18 岁前，症状表现为运动肌肉和发声肌肉抽动的一组疾病。根据发病年龄、病程、临床表现分为短暂性抽动障碍、慢性运动或发声抽动障碍、Tourette 障碍三种临床类型。

条件：胎弱（研究发现常染色体 13q31 可能是病因的候选基因）；七情（儿童在家庭、学校以及社会中遇到的各种心理因素，或者引起儿童紧张、焦虑情绪的原因都可能诱发抽动症状，或使抽动症状加重）；药毒（中枢兴奋剂、某些抗精神病药也可诱发或加重该病）；胎传（部分患者有围生期并发症，如窒息、早产、低出生体重、少数有头部外伤史；产伤）。

病因：藏血神亢（多巴胺过度释放或突触后多巴胺 D_2 受体超敏、中枢去甲肾上腺素能系统功能亢进、内源性阿片肽、5-HT 过多）；藏血病（患者可能存在皮质-纹状体-丘脑-皮质通路异常；双侧基底节、额叶皮质、颞叶代谢过度；抽动前后边缘系统和感觉联合区域活跃）；全形病（β 溶血性链球菌感染引起的自身免疫）。

病机：借助肝藏的藏血功能（随意运动的策划功能异常），影响脾藏的主肌肉功能，则见抽动障碍。

（十一）强直性肌营养不良症（myotonic dystrophy，MD）

强直性肌营养不良症是一组以肌无力、肌强直和肌萎缩为特点的多系统受累的常染色体显性遗传病。除骨骼肌受累外，还常伴有白内障、心律失常、糖尿病、秃发、多汗、性功能障碍和智力减退等表现。

病因：胎弱［萎缩性肌强直蛋白激酶（DMPK）基因 *CTG* 三核苷酸重复序列，或 *CNBP* 基因 *CCTG* 四核苷酸重复序列增多］。

病机：肝藏的藏血功能异常［萎缩性肌强直蛋白激酶（DMPK）异常，导致氯通道的 RNA 剪接过程发生了改变，肌膜对钠离子的通透性增加，终板电位下降，引起肌膜去极化阻断，膜不能正常复极呈持续去极化]，影响脾藏的主肌肉功能（肌肉收缩或机械刺激后产生不自主的持续收缩），则见强直性肌营养不良症。

（十二）瘙痒症（pruritus）

瘙痒症是一种仅有皮肤瘙痒而无原发性皮损的皮肤病。

条件：七情（情绪紧张、焦虑、恐惧、激动和忧郁等）、藏血病（各种神经功能障碍或器质性病变）、主水病（尿毒症）、运化病（阻塞性肝胆疾病）、藏精病（甲状腺功能亢进或减退症）、气化神乱（糖尿病）、痰饮（干燥综合征、皮肌炎）、癥积（淋巴瘤以及其他恶性肿瘤）、癥积（白血病）、全形病（皮肤干燥）、殊态（妊娠）、药毒（药物）、饮食（食物）、外热、外湿（如温度湿度较高的工作和居住环境）、恶习（碱性过强的肥皂、清洁护肤化妆品、贴身穿着的衣物）。

病因：不明。

病机：肝藏的藏血功能异常（痒觉感受器兴奋，信号经躯体感觉神经传到中枢），则见瘙痒症。

三、藏血神失

（一）脑性瘫痪（cerebral palsy）

脑性瘫痪是指婴儿出生前到出生后 1 个月内，由于各种原因导致的非进行性脑损害综合征，主要表现为先天性运动障碍及姿势异常，包括痉挛性双侧瘫、手足徐动等锥体系与锥体外系症状，可伴有不同程度的智力低下、语言障碍及癫痫发作等。

条件：胎传（急产、难产）；年龄（幼儿发生脑瘫的概率增高）。

病因：全形畸形（胚胎期脑发育畸形）；胎弱（部分患儿可有家族性遗传病史；父母近亲结婚及家族中出现脑瘫、智力障碍或先天性畸形者，幼儿患病率增高）；胎传 [早产、低出生体重、产时缺氧窒息及产后黄疸的婴儿，胚胎期脑发育畸形；孕妇妊娠期间重症感染（特别是病毒感染）、严重营养缺乏、外伤、妊娠毒血症、糖尿病及放射线治疗；分娩时间过长、脐带绕颈、胎盘早剥、前置胎盘导致胎儿脑缺氧]；藏血出血（产伤、急产、难产、出血性疾病所致的颅内出血）；内湿（母子血型不合或其他原因引起的新生儿高胆红素血症所致的核黄疸）；痰饮（中枢神经系统感染）；杂毒（中毒）；外伤（头部外伤、严重窒息）；主血脉神失（心脏停搏）；藏血神病（持续惊厥）。

病机：肝藏藏血功能的执行结构畸形（脑发育异常使皮质下行纤维束受损；基底核受损；小脑损害），导致肝藏的藏血功能异常［下行抑制作用减弱，周围传入纤维的兴奋作用相对增强；感知能力（视、听力）受损；基底核及小脑功能障碍］，影响脾藏的主肌肉功能（导致痉挛性运动障碍和姿势异常），则见脑性瘫痪。

（二）高钾型周期性瘫痪（hyperkalemic periodic paralysis）

高钾型周期性瘫痪又称强直性周期性瘫痪，呈常染色体显性遗传。临床表现为发作性肌无力、血清钾增高、降血钾治疗可好转，是周期性瘫痪中较少见的类型。正常钾型周期性瘫痪（normokalemic periodic paralysis）又称钠反应正常血钾型周期性瘫痪，与高钾型周期性瘫痪有相同的基因突变。

条件：年龄（10 岁前起病者居多）；性别（男性居多）；饮食（饥饿、摄入钾盐诱发肌无力发作）；过劳（剧烈运动易发作）；外寒（寒冷诱发肌无力发作）。

病因：胎弱［本病为常染色体显性遗传性疾病，其致病基因位于第 17 号染色体长臂（17q13），编码骨骼肌门控钠通道蛋白 α 亚单位基因的点突变］。

病机：肝藏的藏血功能异常（骨骼肌门控钠通道蛋白 α 亚单位结构改变，膜对钠的通透性增加或肌细胞内钾、钠转换能力缺陷，钠内流增加，钾离子从细胞内转移到细胞外，膜不能正常复极呈持续去极化，肌细胞膜正常兴奋性消失），影响脾藏的主肌肉功能（产生肌无力），则见高钾型周期性瘫痪（肌无力从下肢近端开始，然后影响上肢、颈部肌肉，偶可累及脑神经支配肌肉和呼吸肌，瘫痪程度一般较轻）。

（三）低血钾性周期性麻痹（hypokalemic periodic paralysis）

低血钾型性周期性瘫痪麻痹为常染色体显性遗传病，临床表现为发作性肌无力、血清钾降低、补钾后能迅速缓解，是周期性瘫痪中最常见的类型。

条件：饮食（饱餐后易发作）；过劳（激烈活动后的休息中易发作）；药毒（促使钾离子转入细胞内的因素如注射胰岛素、肾上腺素或大量葡萄糖也能诱发）；性别、年龄（20 ～ 40 岁男性多见）。

病因：胎弱［本病为常染色体显性遗传性疾病，致病基因主要位于 1 号染色体长臂（1q31–32）］。

病机：肝藏的藏血功能异常［L 型钙离子通道（L type calcium channel）蛋白异常，通过调控肌质网钙离子的释放而影响肌肉的兴奋 - 收缩偶联，引起骨骼肌细胞膜内、外钾离子浓度的波动，肌细胞膜经常处于轻度去极化状态，较不稳定，电位稍有变化即产生钠离子在膜上的通路受阻，导致电活动的传播障碍］，影响脾藏的主肌肉功能（受累肌肉对一切电刺激均不起反应，处于瘫痪状态），则见低血钾性周期性麻痹（脑神经支配肌肉一般不受累，膀胱直肠括约肌功能也很少受累）。

（四）韦伯综合征（weber syndrome）

韦伯综合征表现为患侧除外直肌和上斜肌外的所有眼肌麻痹、瞳孔散大，对侧中枢性面舌瘫和上下肢瘫痪。

病因：藏血或疏泄畸形（大动脉粥样硬化型脑梗死）；藏血或疏泄血团（心源性脑栓塞）。

病机：肝藏藏血和疏泄功能的执行结构血少、畸形［大脑后动脉起始段的脚间支闭塞，一侧中脑大脑脚脚底损害，动眼神经及锥体束（皮质脊髓束）受损］。①肝藏的藏血功能异常，影响脾藏的主肌肉功能，则见眼肌麻痹、对侧中枢性面舌瘫、上下肢瘫痪。②借助肝藏的疏泄功能，影响肝藏的藏血功能（瞳孔括约肌和瞳孔开大肌麻痹），则见瞳孔散大。

（五）闭锁综合征（locked–in syndrome）

闭锁综合征是指患者表现为不能讲话，有眼球水平运动障碍，双侧面瘫，舌、咽及构音、吞咽运动均有障碍，不能转颈耸肩，四肢全瘫，可有双侧病理反射，多由脑桥基底部血栓所致。因患者不说不动，貌似昏迷，所以又叫假性昏迷。

病因：藏血病（椎基底动脉血管病变、双侧大脑脚、延髓内侧、内囊后角病变；脱髓鞘疾病、脑干脑炎、脑桥中央髓鞘溶解症、脑干脓肿、多发性硬化、感染后多发神经炎、重症肌无力、肌萎缩侧索硬化症）、全形神乱（神经贝赫切特综合征）、杂毒（中毒）、药毒（药物过量）、外伤（头部外伤）、藏血癓积（脑肿瘤）。

病机：肝藏藏血功能的执行结构畸形（丘脑感觉中继核团梗死，双侧皮质脑干束与皮质脊髓束均被阻断），借助肝藏的藏血功能（外展神经核以下运动性传出功能丧失），影响脾藏的主肌肉功能，则见闭锁综合征。

（六）单神经病及神经痛（mononeuropathy and neuralgia）

单神经病是指单一神经受损产生与该神经支配范围一致的运动、感觉功能缺失症状及体征。神经痛是受损神经分布区疼痛。临床表现取决于受累神经，共同特征为受累神经分布区感觉、运动及自主神经功能障碍，伴腱反射减弱或消失。

病因：外伤（创伤、物理损伤）、癥积（肿瘤浸润）、血少（缺血）、气化神乱（糖尿病）、杂毒（乙醇中毒、铅中毒）。

病机：肝藏藏血功能的执行结构畸形（单一神经受损），影响肝藏的藏血功能（运动、感觉缺失、疼痛），则见单神经病及神经痛。

（七）重症肌无力（myasthenia gravis，MG）

重症肌无力是一种由神经－肌肉接头处传递功能障碍所引起的自身免疫性疾病。临床主要表现为部分或全身骨骼肌无力和易疲劳，活动后症状加重，经休息后症状减轻。该病证最常影响眼部、脸部及吞咽相关的肌肉，会造成复视、眼睑下垂、说话困难及行走困难等症状。

条件：性别（女性患病率大于男性，约3∶2）；年龄（各年龄段均有发病，儿童1～5岁居多）；痰饮（感染）；失术（手术）；七情（精神创伤）；过劳（过度疲劳）；殊态（妊娠、分娩）。

病因：逆气（胸腺中的"肌样细胞"具有AChR的抗原性，MG患者中有65%～80%有胸腺增生，10%～20%伴发胸腺瘤）。

病机：导致肝藏藏血功能的执行结构痰饮［在乙酰胆碱受体（AChR）抗体介导，细胞免疫和补体参与下突触后膜的AChR被大量破坏，神经－肌肉接头的突触间隙加宽，突触后膜皱褶变浅且数量减少，免疫电镜可见突触后膜崩解，其上AChR明显减少并且可见IgG-C3-AChR结合的免疫复合物沉积］，借助肝藏的藏血功能（不能产生足够的终板电位），影响脾藏的主肌肉功能（导致骨骼肌无力），则见重症肌无力。

（八）兰伯特－伊顿综合征（lambert-eaton syndrome，LES）

兰伯特－伊顿综合征又称肌无力综合征，是一种由免疫介导的神经－肌肉接头功能障碍性疾病，病变主要累及突触前膜。

条件：胎弱（患者与 *HLA-B8–DR3* 基因型相关，约 65％的非肿瘤性肌无力综合征患者携带此种基因型）；痰饮（非肿瘤性肌无力综合征患者及其亲属合并其他自身免疫疾病明显增多）；性别、年龄（中年男性多见）。

病因：逆气（小细胞肺癌、非小细胞肺癌、霍奇金淋巴瘤、非霍奇金淋巴瘤、T 细胞淋巴瘤、乳腺癌、胃癌、肾癌、前列腺癌及膀胱癌等的肿瘤细胞表达某种或某些在神经系统，包括神经元、胶质细胞的抗原）。

病机：肝藏的藏血功能异常（由于肿瘤细胞表面的抗原决定簇与突触前膜神经末梢钙通道蛋白有交叉免疫反应，使之产生的抗体也对神经末梢突触前膜产生免疫应答，钙通道，特别是电压依赖性钙通道不能开放，当神经冲动到达神经末梢时，钙离子不能进入神经末梢，突触前膜不能正常释放乙酰胆碱，导致神经－肌肉接头传递功能障碍），影响脾藏的主肌肉功能，则见兰伯特－伊顿综合征。

第十四节　藏神神病

藏神神病即心藏的藏神（产生精神活动）功能异常。其中，藏神（有意识精神活动）功能是指有意识神经系统产生有意识精神活动的功能。本节将讨论 35 种藏神神病的内涵和病因病机。

一、藏神神乱

（一）人格障碍（personality disorder，PD）

人格障碍是指明显偏离正常且根深蒂固的行为方式，具有适应不良的性质，其人格在内容上、质上或整个人格方面异常。由于这个原因，患者遭受痛苦和（或）使人遭受痛苦，或给个人或社会带来不良影响。

1.偏执型人格障碍（paranoid personality disorder，PPD）

偏执型人格障碍以猜疑和偏执为特点，男性多于女性。表现：①对挫折与拒绝过分敏感，对他人对自己的"忽视"深感羞辱，满怀怨恨。②容易长久地记仇，不肯原谅侮辱、伤害或轻视。对自认为受到的轻视、不公平待遇等耿耿于怀，有强烈的敌意和报复心。③猜疑，把他人无意的或友好的行为误解为敌意或轻蔑。总认为他人不怀好意，无端怀疑别人要伤害、欺骗或利用自己，或认为有针对自己的阴谋。④好斗，容易与他人发生争辩、对抗，固执地追求不合理的利益或权利，意见多，常有抗议，单位领导常觉得这类人员难以安排。⑤常常病态嫉妒，毫无根据地怀疑配偶或性伴侣的忠诚，限制对方和异性的交往或表现出极大的不快。⑥自负、自我评价过高，对他人的过错不能宽容，给人以得理不饶人的感觉。

病因：社会（家庭成员所表现的对事物的一贯的苛求、固执或"认真"，让在发展和成长过程中的儿童始终处于标准化和极端化的信念系统包围之中）、藏神形病（大脑发育成熟延迟）。

病机：心藏的藏神功能异常（不能发展"变通"的人格特征），则见偏执型人格障碍。

2. 分裂样人格障碍（schizoid personality disorder，SPD）

分裂样人格障碍以情感冷漠及人际关系明显缺陷为特点，男性略多于女性。表现：①几乎没有可体验到愉快的活动。②情绪冷淡，对人冷漠，缺乏热情和幽默感。③对他人表达温情、体贴或愤怒情绪的能力有限。④对于批评或表扬都无动于衷，对别人对他的看法等漠不关心。⑤对与他人发生性接触无兴趣。⑥几乎总是偏爱单独行动，回避社交，离群独处，我行我素而自得其乐。⑦过分沉湎于幻想和内省。⑧没有亲密朋友，与人不建立相互信任的关系（或者只有一位），也不想建立这种关系。⑨明显地无视公认的社会常规及习俗，常不修边幅、服饰奇特、行为怪异，其行为不合时宜，不符合当时当地风俗习惯或目的不明确。

病因：藏神病（前额叶皮质的多巴胺能受体和去甲肾上腺素能受体活性降低；大脑发育成熟延迟）。

病机：心藏的藏神功能异常（情感冷漠及人际关系明显缺陷），则见分裂样人格障碍。

3. 反社会型人格障碍（antisocial personality disorder，ASPD）

反社会型人格障碍也称社交紊乱型人格障碍（dissocial personality disorder），以不遵守社会规范和漠视或侵犯他人权利为特点，男性多于女性。表现：①对他人感受漠不关心，往往缺乏正常的人间友爱，骨肉亲情，对家庭亲属缺乏爱和责任心，待人冷酷无情。②缺乏责任感，无视社会规范与义务，经常违法乱纪。③尽管建立人际关系并无困难，却不能长久地保持。

④对挫折的耐受性极低，微小刺激便可引起攻击，甚至暴力行为。⑤无内疚感，不能从经历中特别是从惩罚中吸取教训。⑥易迁怒他人，或者当他们与社会相冲突时对行为作似是而非的合理化解释。

病因：①胎弱（攻击的遗传可能性在成人中为44%～72%；罪犯中染色体畸形呈 XYY 核型者的比例超过普通人群；调节神经递质如儿茶酚胺、单胺氧化酶 A 和神经肽活性的有关基因的多态性及等位基因变异）。②藏神病（杏仁核过度反应、前额叶抑制降低可能导致冲动攻击性阈值较低，大脑发育成熟延迟）。③社会（父母离异、父爱或母爱剥夺，儿童不能发展人与人之间良好的温暖、热情和亲密无间的关系，不能发展对他人的共情）。

病机：心藏的藏神功能异常（不遵守社会规范和漠视或侵犯他人权利），则见反社会性人格障碍。

4. 边缘型人格障碍（borderline personality disorder，BPD）

边缘型人格障碍以极不稳定的情绪、行为、人际关系和自我形象为特点，女性多于男性。表现：①情绪不稳定，能在上一刻好争论，而下一刻变得抑郁，强烈的愤怒爆发常导致暴力或"行为爆炸"；当冲动行为被人评判或阻止时，极易诱发上述表现。②人际关系不稳定，强烈而时好时坏，要么与人关系极好，要么极坏，几乎没有持久的朋友；他们害怕被抛弃，不能忍受孤独，疯狂地寻找伴侣，无论自己是否满意，这种强烈及不稳定的人际关系，可能会导致连续的情感危机，并可能伴有一连串的自杀威胁或自伤行为（这些情况也可能在没有任何明显促发因素的情况下发生）。③自我形象、目的及内心的偏好（包括性偏好）常常是模糊不清的或扭曲的，缺乏持久的自我同一性。因而自尊心不足，常有持续的空虚感，挫折耐受性低。④行为不计后果，事先进行计划的能力很差，易冲动。

病因：①胎弱（边缘型人格障碍的遗传度为69%）。②疏泄神病（边缘系统的 γ-氨基丁酸能、谷氨酸能、胆碱能环路的过度反应可能介导情绪的不稳定，这种反应过度导致对环境情绪刺激反应和敏感性增加）。③藏神病（杏仁核过度反应、前额叶抑制降低可能导致冲动攻击性阈值较低，大脑发育成熟延迟）。④社会（父母教育态度的不一致，反复无常，好恶、奖罚没有定规和原则，使小孩生活在矛盾的牵制之中，无所适从，不能发展明确的自我同一性感觉，导致成年后自我概念紊乱）。

病机：心藏的藏神功能异常（极不稳定的情绪、行为、人际关系和自我形象），则见边缘型人格障碍。

5. 表演型人格障碍（histrionic personality disorder，HPD）

表演型人格障碍既往称癔症性人格障碍，以过分的感情用事、夸张言行吸引他人的注意为特点。患者情绪不稳定，暗示性、依赖性强，女性多于男性。表现：①自我戏剧化、做作性、夸张的情绪表达，表情丰富但矫揉造作。②暗示性强，容易受他人或环境的影响。③情感体验肤浅，情感反应强烈易变，感情用事，喜怒哀乐皆形于色，爱发脾气。④不停地追求刺激，如过分地参加各种社交活动，爱表现自己，渴望别人注意。⑤外表及行为显出不恰当的挑逗性，夸张、做作，甚至于卖弄风情，给人以轻浮的感觉。⑥对自己的外观容貌过分计较。⑦自我中心，自我放任，感情易受伤害，为满足自己的需要常常不择手段。

病因：①胎弱（表演型人格障碍的遗传度为67%）。②藏神形病（大脑发育成熟延迟）。

病机：心藏的藏神功能异常（过分的感情用事、夸张言行吸引他人的注意），则见表演型人格障碍。

6. 强迫型人格障碍（obsessive–compulsive personality disorder，OCPD）

强迫型人格障碍以过分的谨小慎微、严格要求与完美主义及内心的不安全感为特征。男性多于女性2倍，约70%患者病前有强迫型人格障碍。表现：①过分疑虑及谨慎，常有不安全感，往往穷思竭虑，对实施的计划反复检查、核对，唯恐疏忽或差错。②对细节、规则、条目、秩序、组织或表格过分关注，常拘泥细节，犹豫不决，往往避免做出决定，否则感到焦虑不安。③完美主义，对任何事物都要求过高，以至影响了工作的完成。④道德感过强，谨小慎微，过分看重工作成效而不顾乐趣和人际关系。⑤过分迂腐，拘泥于社会习俗，缺乏创新和冒险精神。⑥刻板和固执，不合情理地坚持要求他人严格按自己的方式行事，或即使允许他人行事也极不情愿；对别人做事很不放心，担任领导职务，往往事必躬亲，事无巨细。

病因：①胎弱（双生子研究发现，同卵双生子人格障碍的同病率高达67%，异卵双生子的同病率则为31%。寄养子研究发现，有遗传背景的寄养子成年后与正常对照组相比，仍有较高的人格障碍发生率）。②藏神形病（大脑发育成熟延迟）。

病机：心藏的藏神功能异常（过分的谨小慎微、严格要求与完美主义及内心的不安全感），则见强迫型人格障碍。

7. 回避型人格障碍（avoidant personality disorder，AVPD）

回避型人格障碍既往也称焦虑型人格障碍，以对拒绝的极其敏感和社会回避为特征，常常感到紧张、提心吊胆、不安全及自卑。表现：①持续和泛化的紧张感与忧虑。②自卑，相信自己在社交上笨拙，没有吸引力或不如别人。③在社交场合总过分担心被人指责或拒绝。④除非肯定受人欢迎，否则不肯与他人打交道。⑤出于躯体安全感的需要，在生活风格上有许多限制，惯性地夸大日常处境中的潜在危险，而有回避某些活动的倾向。⑥对拒绝和批评过分敏感，由于担心批评、指责或拒绝，回避那些与人密切交往的社交或职业活动。

病因：见强迫型人格障碍。

病机：心藏的藏神功能异常（对拒绝极其敏感和社会回避），则见回避型人格障碍。

8. 依赖型人格障碍（dependent personality disorder，DPD）

依赖型人格障碍以过分依赖，害怕被抛弃和决定能力低下为特征，女性多于男性。表现：①请求或顺从他人为自己生活中大多数重要事情做决定。②将自己的需求附属于所依赖的人，过分顺从他人的意志，宁愿放弃自己的个人趣味、价值观。③不敢对所依赖的人提出即使是合理的要求，处处委曲求全。④由于过分害怕不能照顾自己，在独处时总感到不安或无助。⑤沉陷于被关系亲密的人所抛弃的恐惧之中，生怕孤立无援。⑥没有别人保证时，不能做出日常决定，缺乏自信，总认为自己无依无靠，没有能力。

病因：见强迫型人格障碍。

病机：心藏的藏神功能异常（过分依赖，害怕被抛弃和决定能力低下），则见依赖型人格障碍。

（二）人格解体 – 现实解体综合征（depersonalization–derealization disorder，DDD）

人格解体 – 现实解体综合征是持续或反复出现人格解体或 / 和现实解体的分期性障碍。人格解体是指患者感受到完整的自我有分离的体验，即体验到自我的整体性分离，如躯体的完整性，心理活动与生理活动的分离等，或感到自己就像一个旁观者从外部来审视自我；现实解体是患者感知的环境知觉出现分离的体验，仿佛自己是一个外部的观察者，在观察自我周围的环境，或对现实的感知有不真实感，朦胧感，恍若隔世。患者非常苦恼，症状常常导致患者在个人、家庭、社会、教育、职业等方面的功能受损。

病因：年龄、社会（童年期人际创伤，尤其是情感虐待）；七情（严重的压力、中度抑郁障碍和惊恐）；药毒［迷幻剂、麦角酸二乙酰胺（LSD）、抗胆碱能药物，大麻、可卡因等神经兴奋剂］。

病机：心藏的藏神功能异常（前额叶可能存在一种神经环路，可以形成正常的情感体验基础。人格解体障碍患者的视觉、听觉和躯体感觉皮质以及负责整合躯体图式的脑区出现功能性异常；下丘脑 – 垂体 – 肾上腺轴以及与"战斗逃跑"反应有关的脑区的管理失调），则见人格解体 – 现实解体综合征。

（三）分离性神经症状障碍（dissociative neurological symptom disorders）

分离性神经症状障碍既往称分离性运动和感觉障碍（dissociative motor and sensory disorders），是"转换"障碍的主要症状群，其最重要的临床特征是临床症状类似神经系统损伤，但查无实据。

条件：社会（遭遇对个体有重大意义的生活事件，如经历战争、严重灾害；文化水平低）；地域（农村地区、低社会经济发展水平区域）；七情（童年期的创伤性经历，如受到精神、躯体或性虐待）；人格（表演型人格：即表现为情感丰富、有表演色彩、自我中心、情绪不稳定、易接受暗示）；性别、年龄（迷信观念重的青春期或更年期女性）。

病因：外伤（脑外伤）；疏泄形病（散发性脑炎、多发性硬化、颞叶局灶性病变、脑干上段特别是间脑器质性损害）。

病机：心藏的藏神功能异常（皮质下活动脱抑制，个体的某些体验、思维和行为在一定程度上从意识中剥离），则见分离性神经症状障碍（出现多个不同的人格，患者在移动人格之中会对另一种人格没有意识）。

（四）多重人格（dissociative identity disorder，DID）

多重人格既往被称为多重人格障碍，患者身上存在两种或两种以上不同的身份或人格，每一种都表现出一种独特的自我体验，有独特的与自身、他人和世界的关系模式。在患者日常生活中，至少有两种分离的身份能够发挥作用，并反复对个人的意识和心理进行控制。

病因：社会（童年期严重的性、躯体和心理创伤；外来文化入侵，如在亚洲、非洲等非西方国家中，自我的文化建构受到了外在他人的多方面影响，因此在这一文化环境下拥有较高的发病率）；失术（心理治疗的诱导）；疏泄神病（睡眠紊乱和改变）。

病机：心藏的藏神功能异常（记忆的分离、分离性身份改变），则见多重人格。

（五）囤积障碍（hoarding disorder，HD）

囤积障碍是以对无用或价值不大物品的无休止的收集和不愿丢弃，从而占用了大量空间为特征的强迫性障碍。通常起病于青少年早期，持续终身，人群患病率为2%～5%。男女无差异，独居者常见，与社交焦虑、退缩和依赖性人格特质较为密切。与强迫症、强迫性购买、多动与注意缺陷障碍（ADHD）、精神分裂症等均有较高的共病率。30%的强迫症患者表现有囤积症状，20%的囤积障碍患者符合ADHD的诊断标准。

病因：七情（约有52%的囤积障碍发生与个体经历生活应激事件有关）；人格（囤积障碍患者及其一级亲属存在显著的气质共性，即犹豫不决）；胎弱（同卵双生子在囤积障碍的两个主要症状的同病率均显著高于异卵双生子）。

病机：心藏的藏神功能异常（腹内侧前额叶皮质、前扣带皮质等脑区的活动异常，导致异常的认知行为或缺陷的情绪调节能力），则见囤积障碍。

（六）拔毛症（trichotillomania）

拔毛症是一种以反复出现的、无法克制地拔掉毛发的冲动，导致明显的头发缺少为特征的一种慢性疾病。旧称拔毛癖（trichotllomania）。拔毛症常与强迫症、焦虑障碍、抑郁障碍、进食障碍、抽动秽语综合征和多种人格障碍（尤其是强迫性人格、边缘性人格、表演性人格）共病。

条件：胎弱 [拔毛症患者一级亲属的终身患病率达5%，患者出现 $SLITRK1$（Slit and Trk-like 1）基因突变；编码 $5-HT_{2A}$ 受体的 $T102T$ 基因型可能是拔毛症的易感基因；$DRD1$（多巴胺受体1）基因与修饰行为有关]；性别（女性多见，男女比高达1∶10）；人格（尤其是强迫性人格、边缘性人格、表演性人格）；社会（患者经历童年期创伤性和负性生活事件）。

病因：藏神畸形（患者左侧壳核灰质体积异常，小脑灰质体积减小；右侧额回和额下回、右舌回、左颞叶皮质、左楔前叶灰质体积增加；纹状体，左侧杏仁核，海马，额叶，扣带回皮质和辅助运动皮质等多个分散的皮质区域有灰质密度增加；伏隔核活动异常；左侧顶叶的前外侧严重灌注缺损）。

病机：心藏的藏神功能异常（学习理论认为疾病的发生是学习的过程，类似于建立一种新的习惯，当行为最终形成习惯时，其发生则变成下意识而且控制力减弱；监管模式认为维持神经系统稳态的机制在拔毛症患者中可能是失调的），则见拔毛症。

（七）反应性依恋障碍（reactive attachment disorder）

反应性依恋障碍是一种罕见但严重的病证，由于生命早期的被忽视或虐待，婴儿或幼儿的基本情感需要不能被满足，使得患儿不能与父母或者照料者建立起健康的依恋关系。其中，依恋（attachment）是指的是幼儿在被抚育的过程中和他的主要照料者（一般为父母亲）之间产生的一种特殊的情感关系。依恋理论认为，幼儿需要与至少一位主要照料者建立起依恋关系，这样才能成功地完成社交和情感发育，以致学会调整自己的感受。

条件：胎弱（基因遗传）。

病因：社会（严重被忽视，如住在孤儿院或托儿所、经常更换寄养家庭或照料者、父母有严重的精神问题、犯罪行为或物质滥用以致不能履行父母职责、由于住院而长期和父母或其他照料者分离等）。

病机：心藏的藏神功能异常（患儿不能与父母或者照料者建立起健康的依恋关系），则见反应性依恋障碍。

（八）皮肤搔抓障碍（skin-picking disorder，SPD）

皮肤搔抓障碍又称皮肤抓痕障碍（excoriation disorder），以反复、强迫性地搔抓皮肤为特征，旧称病理性皮肤搔抓症。

条件：宿疾（原本就存在的皮肤病者更容易罹患）、七情（焦虑、疲惫、愤怒、厌烦或压力过大）、性别（女性多于男性）、年龄（普通人群患病率为1%～5%，青少年精神病患者中约12%）、胎弱（有限的证据表明SPD存在家族遗传性）。

病因：不明。

病机：心藏的藏神功能异常［大脑中参与习惯养成、行为监测和抑制的脑区异常激活；血清素（5-羟色胺）功能障碍］，则见皮肤搔抓障碍。

（九）抽动秽语综合征（Gilles de la Tourette syndrome，GTS）

抽动秽语综合征以不自主的、突发的、快速重复的肌肉抽动，在抽动的同时常伴有暴发性的、不自主的发声和秽语为主要特征。

条件：药毒（在脑发育早期使用过度营养作用的药品，兴奋性氨基酸和性激素的过度营养作用）。

病因：胎弱（抽动秽语综合征的遗传方式是常染色体显性遗传伴外显下降）。

病机：影响心藏的藏神功能［患者多存在多巴胺（DA）代谢产物高香草酸（HVA）含量明显降低；血浆色氨酸水平和脑脊液中5-羟色胺（5-HT）代谢产物5-羟色胺酸（5-HTP）含量明显降低，兴奋性氨基酸和性激素引起兴奋性神经元持续去极化，使细胞内钙离子超载，基底节和边缘系统某些部位的神经元异常增加及神经元突触的过度派生］，则见抽动秽语综合征。

（十）对立违抗障碍（oppositional defiant disorder，ODD）和品行障碍（conduct disorder，CD）

对立违抗障碍和品行障碍属于破坏性行为和反社会性行为障碍，以持续的行为问题为特点。对立违抗障碍是指一般在儿童发育过程中出现的，持久的对抗、不服从、消极抵抗、易激惹、挑衅和敌对等行为为特征的一类障碍，多见于1岁以下儿童。品行障碍是指一般在儿童青少年时期出现的，反复、持续的反社会性、攻击性、对抗性等行为，这些行为侵犯他人的基本权利，违反了与年龄相适应的社会行为规范和道德准则，也影响了其自身的社交、学业和职业功能。

条件：社会（不良的家庭因素是重要病因，包括父母患精神疾病、物质依赖、精神发育迟滞；频繁更换照顾者，父母与子女之间缺乏亲密感情联系，对待孩子冷漠或忽视、挑剔、粗暴，甚至虐待孩子，或者对孩子过分放纵，不予管教；父母之间不和睦、经常争吵或打斗、分居或离异；父母有违法犯罪行为。社会环境因素如经常接触暴力或黄色媒体宣传，接受周围人的不正确的道德观和价值观，结交有抽烟、酗酒、打架斗殴、敲诈、欺骗、偷窃等行为的同伴等都与品行障碍的发生有关）；性别、年龄（雄性激素水平高的男性儿童出现攻击和破坏行为的倾向增加）；藏神神病（智商低）；胎传（围生期并发症）。

病因：胎弱［对立违抗障碍与遗传相关，且是多基因遗传；同卵双生子品行障碍的同病率（35%）明显高于异卵双生子（13%）］；社会（若亲生父母有违法或犯罪，孩子寄养到社会经济地位低下家庭或由自己抚养，孩子反社会性行为出现率高；若亲生父母之一有犯罪史，被寄养孩子的犯罪危险性是其他人群的 1.9 倍）。

病机：心藏的藏神功能异常，则见对立违抗障碍和品行障碍。

（十一）注意缺陷多动障碍（attention deficit hyperactive disorder，ADHD）

注意缺陷多动障碍主要临床表现是明显的注意力不集中和注意持续时间短暂，活动过多和冲动，导致学习效率低下和人际交往困难。

条件：社会（家庭破裂，父母教养方式不当，父母性格不良，母亲患抑郁症或分离障碍，父亲有反社会行为或物质依赖，家庭经济困难，住房拥挤，童年与父母分离、受虐待，学校的教育方法不当等是诱发疾病的危险因素）。

病因：胎弱（患者血缘亲属中患病率高于寄养亲属的患病率）；胎传（患者的母亲在围生期并发症发生率高）。

病机：心藏的藏神功能异常（患者额叶发育异常，胼胝体和尾状核体积减小；尾状核、额区、前扣带回代谢减少；中枢对注意和运动的控制有关的运动前区及前额叶皮质灌流量减少；脑电图异常率高，慢波活动增加，中枢神经系统成熟延迟和大脑皮质觉醒不足；患者中枢神经系统多巴胺和去甲肾上腺素神经递质的功能低下，5-HT 功能亢进），则见注意缺陷多动障碍。

（十二）强迫症（obsessive-compulsive disorder，OCD）

强迫症是一种以反复出现的精神疾病，主要表现为强制性思维和行为：强制性思维是指不断反复出现的、不受控制的、不合理的想法、念头或形象，这些想法使患者产生强烈的不适和恐惧感。例如，担心感染疾病、害怕被细菌污染等。强制性行为是指不断反复出现的、不受控制的、不合理的行为或仪式，患者认为这些行为或仪式能够防止或减轻他们的强迫症思维。例如，反复洗手、反复检查门窗是否关闭、反复数数等。

条件：胎弱（强迫症患者的家系遗传、双生子遗传、遗传分离分析和基因关联研究均一致认为强迫症同遗传关系密切，具有明显的家族聚集性）。

病因：人格（人格特质、自我概念、应对方式和归因风格）；社会（工作和生活环境的变迁、人际关系不佳、责任加重、家庭不和、亲人丧失和突然惊吓）。

病机：心藏的藏神功能异常［皮质－纹状体－丘脑－皮质环路与丘脑－皮质通路、皮质－尾状核通路病变，中枢神经系统的 5-羟色胺（5-HT）、多巴胺（DA）、谷氨酸和 γ-氨基丁酸（GABA）能神经元的功能异常及其相关神经递质分泌异常］，则见强迫症。

（十三）嗅觉牵涉障碍（olfactory reference disorder，ORD）

嗅觉牵涉障碍是以持续地认为身体存在臭味或其他令人不快的气味（如口臭）的先占观念为特征的强迫性疾病，旧归属于妄想性知觉。

条件：社会（社交场合中关于自身臭味的尴尬、羞愧，甚至痛苦的经历；在亚洲、非洲等非西方国家中，自我的文化建构受到了外在他人的多方面影响）；年龄（平均发病年龄 25 岁）；性别（以男性居多）。

病因：人格（偏执性人格特征，包括固执偏见、敏感多疑、自我中心、人际关系差、易将别人的行为误解为有敌意或轻视的含义）。

病机：心藏的藏神功能异常［①神经内分泌：脑脊液中促肾上腺皮质激素释放因子浓度升高，周围血中白细胞介素 -6 浓度升高。②神经电生理：P3b 的短潜伏期和高波幅。P3b 由颞顶叶产生，与注意、高级认知功能有关，它的异常是过度集中的注意力和更快的认知过程。③神经心理学：皮质－基底节及额叶－丘脑－皮质环路功能失调。④神经影像学：眶额叶皮质体积减小，额叶背外侧（DLPC）皮质反而活动低下，伴随着两侧的前扣带回（ACC）、两侧或右侧的尾状核头部、两侧或右侧的丘脑活动的亢进；后扣带回、腹侧前扣带回、背内侧前额叶等脑区之间功能活性及功能连接的异常］，则见嗅觉牵涉障碍。

（十四）去抑制型社会参与障碍（disinhibited social engagement disorder，DSED）

去抑制型社会参与障碍是指的是一种社交行为异常，它常起病于 5 岁之前，与生命早期的被忽视有关，其核心表现为超出了社会预期的、亲疏不分的社交行为模式。患儿对陌生成人过分亲近、完全无戒备，可表现为过分亲密的言语和肢体接触，以及不真切的情感表达。该障碍严重损害了年幼儿童与成年人或同伴之间的人际交往能力。

病因：社会（严重的社会忽视是诊断去抑制型社会参与障碍的必要条件，也是该障碍的唯一已知风险因素。这种社会忽视通常在生命的最初几个月或该障碍被诊断之前就已存在。在自己家庭中成长的儿童，其患病风险主要在父母方面，包括贫穷、父母有物质滥用问题或精神疾病，如影响与孩子建立依恋关系的抑郁症或人格障碍等）。

病机：心藏的藏神功能异常，则见去抑制型社会参与障碍。

（十五）神经性贪食（bulimia nervosa，BN）

神经性贪食是指具有反复发作的不可抗拒的摄食欲望，及多食或暴食行为，进食后又因担心发胖而采用各种方法减轻体重的一种进食障碍。此病可与神经性厌食交替出现，两者可能具有相似的病理心理机制。多数患者的贪食症状是神经性厌食症状的延续，发病年龄较神经性厌食晚。

条件：人格（冲动型人格特质）；胎弱［基因多态性（存在两种或多种不连续的基因型或等位基因）是其冲动性的重要遗传学基础］。

病机：心藏的藏神功能异常（前额叶 – 背侧纹状体环路的结构与功能异常导致中枢神经系统中的单胺类神经递质代谢异常及多巴胺能系统和内啡肽等代谢异常），影响脾藏的运化功能，则见神经性贪食。

（十六）神经性厌食（anorexia nervosa，AN）

神经性厌食是指有意节制饮食，导致体重明显低于正常标准的一种进食障碍。其核心的心理特征是特有的关于体型和体重的超价观念。患者对自己的体像有歪曲的认识，即使体重过低，仍认为自己过胖，并常采取过度运动、引吐、导泻等方法来减轻体重。

病因：社会（进食障碍的患病率在发达国家患病率高，城市患病率高于农村，地域性差别体现了经济发展水平的差别以及西方"以瘦为美"文化的渗入程度差别。家庭因素对于进食障碍的发生与发展起着非常重要的作用，包括家庭内控制和反控制、家庭关系紊乱、儿童期虐待、父母肥胖、父母酗酒）；性别（常见于青少年女性，男性少见）；年龄（30 岁以后少见）；人格（患者具有内向、敏感、缺乏自信、自我评价低、低自尊，完美、刻板主义、强迫、易焦虑、易冲动等个性特征，其中两个最重要的特征是低自尊及完美主义；核心要素是对控制的需求，通过控制饮食表达）；气化畸形（儿童期肥胖）；恶习（不良的运动训练，如频繁的体重调节、早期开始特定训练、受伤、过度训练）；胎弱（基因连锁分析显示神经性厌食的易感基因可能位于染色体 1p33–36，神经性厌食具有家族聚集性，在女性第一级亲属的先证者中，其患病率比一般人群高 8 倍）；职业（某些项目的运动员更易感如审美体育、体重相关运动；其他职业如时装模特等）。

病机：①心藏的藏神功能异常（有意节制饮食），借助肝藏的疏泄功能（单胺类神经递质分泌异常，如多巴胺、去甲肾上腺素和 5- 羟色胺，特别是 5- 羟色胺），影响脾藏的运化功能（调节碳水化合物摄入）和肾藏的气化功能（抑制营养物质消耗）。②心藏的藏神功能异常（有意节制饮食），借助肝藏的疏泄、肾藏的藏精功能 [下丘脑 – 垂体 – 性腺轴、下丘脑 – 垂体 – 肾上腺轴和下丘脑 – 垂体 – 甲状腺轴功能异常和生长激素（GH）、促肾上腺皮质激素释放激素（CRH）、神经肽 Y（NPY）、胆囊收缩素（CCK）、瘦素（leptin）等多种神经肽的异常]，影响脾藏的运化功能。③心藏的藏神功能异常（脑沟、脑回增宽，脑室增大，大脑灰质、白质总量减少，多个脑区静息态灌注不足或灌注过度，全脑代谢减退以及额叶、顶叶皮质糖代谢相对减退；下额叶皮质及基底核、尾状核代谢增强），影响脾藏的运化功能，则见神经性厌食。

（十七）暴食障碍（binge–eating disorder，BED）

暴食障碍是一种以周期性出现的暴食行为为特征的进食障碍。患者在短时间（一般在 2 小时以内）进食超出常人量的大量食物，发作时感到无法控制进食，进食后心里感到痛苦，通常不会出现代偿行为如引吐、导泻、过度运动等。

条件：社会（家庭中对体重相关的调侃会直接影响子女暴食行为，被父母调侃的儿童在青春期存在更多的暴食行为，且会产生抑郁、焦虑症状甚至自杀意念；父母对儿童情绪状态的反馈与儿童的暴食行为密切相关，当父母对子女的负性情绪采取忽视态度或反应迟缓时，儿童会报告出更多的暴食行为；不同种族对胖瘦及饮食文化的理解影响暴食障碍的发病率）；性别（女性多于男性，男女比例约为 1 : 1.75）；年龄（多起病于 20 岁左右，可持续到中年以后）；气化畸形（暴食障碍多见于肥胖人群）；胎弱 [人类肥胖基因（FTO）、多巴胺受体基因和 μ 阿片受体基因]。

病因：①七情（情绪调节不良、情绪不耐受、负面情绪，压力大是导致暴食行为的重要心理因素）。②疏泄神病 [前额叶、眶额叶、伏隔核等功能异常；中枢神经系统的 5- 羟色胺（5-HT）功能紊乱]。

病机：①心藏的藏神功能异常（个体将注意力从情绪困扰或厌恶自我中转移到食物）。②心藏的藏神功能异常 [与皮质 – 纹状体奖赏系统（前额叶、眶额叶、伏隔核等）的功能异常可能存在密切联系；5-羟色胺（5-HT）功能紊乱可能会导致暴食；暴食障碍可能是丘脑下部腹内侧核的饱食中枢受损所致］，影响脾藏的运化功能（食欲亢进，饮食过量），则见暴食障碍。

（十八）异食癖（pica）

异食癖为一种进食障碍，是指儿童持续性地（超过1个月时间）进食非营养性、非食用性物质如泥土、颜料、头发、肥皂、树叶等。

条件：营亏（体内铁、锌和钙缺乏）。

病因：社会（忽视和虐待、情感剥夺、家庭功能有问题，贫穷、混乱的家庭环境、缺乏父母有效监管）。

病机：心藏的藏神功能异常（心理异常喜欢食用一些非食物类的东西来达到心理慰藉，或把吃非食物性物质当作其宣泄情绪的一种方式），影响脾藏的运化功能，则见异食癖。

（十九）非器质性遗粪症（nonorganic encopresis，NE）

非器质性遗粪症是指4岁以上儿童反复随意或不随意地在社会文化背景下不认可的地方大便，一般多发生在白天。

条件：胎弱（一级亲属有遗粪症的个体患病风险较高）；偏食（低纤维素和高能量饮食导致大便干结形成粪团，在儿童不经意时发生遗粪症）；恶习（不恰当的如厕习惯）。

病因：①七情（强烈的精神刺激）、藏神神病（神经系统功能不全）。②运化神病（在失控性排便儿童中有95%伴功能性便秘）。

病机：①肝藏的疏泄功能异常（精神刺激），借助心藏的藏神功能（抑制大脑皮质的排便中枢，使其不能策划正常的排便动作），影响脾藏的运化功能（肛门失去控制使大便溢出）。②借助心藏的藏神功能（便秘时，粪便长时间潴留在直肠内，直肠远端过度膨胀后，导致直肠运动感觉功能受损，肛门内括约肌的神经支配功能障碍），影响脾藏的运化功能（引起肛门内括约肌的自发松弛，当直肠内积满粪便其压力超过括约肌收缩力时，引起遗粪），则见非器质性遗粪症。

（二十）非器质性遗尿症（nonorganic enuresis，NE）

非器质性遗尿症是指年龄大于5岁的儿童反复出现不能自主控制的排尿，

白天夜晚均可出现，以夜间居多。

病因：过劳（小儿过度疲劳、贪玩，造成身体疲乏，睡眠很深，夜间熟睡后不易觉醒）；七情（恐惧、突受惊吓、情绪过于激动或过于悲伤，导致儿童精神压力过大，负担过重，睡眠不佳）；恶习（使用尿布时间过长或训练方法不对，导致幼儿不能把排尿与坐便盆联系在一起，无法构成条件反射）；胎禀（父母双亲有遗尿史者，子代发生率为77%）。

病机：①肾藏的藏精功能异常（非器质性遗尿症患儿夜间抗利尿激素分泌不足），影响肾藏的主水功能（夜间尿量增多，尿渗透压降低，不能适应膀胱容量）。②肾藏的主水功能异常（功能性膀胱容量减少、逼尿肌不稳定和尿道梗阻致逼尿肌过度收缩）。③心藏的藏神功能异常［脑干神经元（觉醒中心之一）功能障碍或膀胱到脑干神经元的传导通路障碍：患儿夜间睡眠过深，难以唤醒，产生无意识排尿行为］，影响肾藏的主水功能，则见非器质性遗尿症。

（二十一）孤独症谱系障碍（autism spectrum disorder，ASD）

孤独症谱系障碍又称广泛性发育障碍（pervasive developmental disorder，PDD）。该病起病于婴幼儿期，主要表现为不同程度的社会交往障碍、语言发育障碍、兴趣狭窄和行为方式刻板三组症状，多数患者伴有智力障碍，预后差。

条件：胎传（母孕期不利因素是孤独症或孤独症谱系障碍的危险因素，包括母孕龄高，母亲怀孕时父亲年龄大，母孕期有先兆流产、病毒感染、吸烟、服用某些药物、羊水的胎粪污染、胎位异常、情绪不稳、宫内窘迫及出生时有难产或早产、出生窒息、低出生体重等）；胎弱（常染色体2号和7号上有孤独症谱系障碍相关基因，约15%患者存在基因突变）。

病因：①藏神病［多种神经递质功能失调、小脑发育不良、脑干缩小（包括中脑、脑桥、延髓）、杏仁核缩小、胼胝体缩小、海马缩小、侧扣带回缩小、整个大脑体积增大、侧脑室扩大、尾状核体积增加等］。②正虚（免疫系统缺陷）。

病机：①心藏的藏神功能异常（社会认知、情绪性推理、语言加工等活动有关的脑区存在功能活动异常）。②借助肾藏的全形功能（胎儿的淋巴细胞对母亲抗体产生反应），导致心藏藏神功能的执行结构畸形（胎儿神经系统受损），影响心藏的藏神功能，则见孤独症谱系障碍。

（二十二）疑病障碍（hypochondriasis）

疑病障碍是一种以担心或相信患有一种或多种严重躯体疾病的持久的先占观念（preoccupation，大脑中占优势的观念）为特征的精神障碍。此先占观念往往建立在对于一个或多个躯体症状或体征的错误解释之上。患者反复就医，各种医学检查阴性结果和医生的解释或保证均不能打消其疑虑，仍坚持己见。

条件：过劳（过度疲劳）；失术（医源性影响）；宿疾（罹患躯体疾病）。

病因：人格（本病的发生与一定的病前个性有关，即疑病型人格，表现为过分关注来自躯体的各种感觉，易激惹、紧张和焦虑等气质特点在疑病者身上也较为常见）；社会（环境变迁、遭受挫折、社会文化因素对疑病障碍的发生具有重要影响；养育者过度保护、对待疾病的态度和方式成为疑病障碍的易感因素）。

病机：心藏的藏神功能异常，则见疑病障碍。

（二十三）性心理障碍（psychosexual disorder，PD）

性心理障碍既往称性变态（sexual deviation），泛指两性行为的心理和行为明显偏离正常，并以此作为性兴奋、性满足的主要或唯一方式为主要特征的一组精神障碍。包括：①性身份障碍，如易性症［患者对自身性别的认定与解剖生理上的性别特征呈持续厌恶的态度，并有改变本身性别的解剖生理特征以达到转换性别的强烈愿望（如使用手术或异性激素）］。②性偏好障碍，如恋物症（在强烈的性欲望和性兴奋的驱使下反复收集异性所使用的物品，所恋物品均为直接与异性身体接触的东西。抚摸嗅闻这类物品伴手淫或在性交时由自己或由性对象手持此物可以获得满足，即所恋物体成为性刺激的重要来源或获得满足的基本条件）、异装症（是恋物症的一种特殊形式，表现为对异性衣着特别喜爱，反复出现穿戴异性服饰的强烈欲望并付诸行动由此引起性兴奋。当这种行为受到抑制时，可引起明显的不安情绪）、露阴症（该症特点是反复多次在陌生异性毫无准备的情况下暴露自己的生殖器以达到性兴奋的目的，有的继以手淫，但无进一步性侵犯行为施加于对方。该症几乎只见于男性，如在中老年首次出现，应疑及器质性原因）、窥阴症（一种反复多次地窥视他人性活动或亲昵行为或异性裸体作为自己性兴奋的偏爱方式，有的在窥视当时手淫，有的事后通过回忆与手淫达到性的满足，他们对窥视有强烈追求。窥阴症以男性多见，且其异性恋活动并不充分。他们往往非常小心，以防被窥视的女性发现。大部分窥阴症者不是被受害人报告而是被过路人发现）、摩擦症［是指男性在拥挤的场合或乘对方不备，伺机以身体的某一部分（常为阴茎）摩擦和触摸女性身体的某一部分以达到性兴奋之目的］、恋童症（是指性偏好指向儿童，通常为青春期前或者青春初期的孩子，患者通常为男性。患者一般仅对儿童有强烈的性兴趣，而对成年期的异性缺乏必要的性兴趣或正常的性活动，他们通过猥亵儿童来达到自己的性兴奋或性高潮，如眼观、手摸、手指插入等，但不一定与儿童发生真正的性行为）、性施虐（在性生活中，向性对象同时施加肉体上或精神上的痛苦，作为达到性满足的惯用和偏爱方式者为性施虐症）与性受虐症（在性生活的同时，要求对方施加肉体上或精神上的痛苦，作为达到性满足的惯用与偏爱方式者为性受虐症）等。条件：社会（性教育失当、家庭关系不和谐甚至破裂）、胎弱（遗传或体质上的细微因素）。

病因：①人格（性格内向、怕羞、安静少动、不喜交往；或孤僻、温和、具有女性气质）。②藏精神亢（胎儿的雄激素水平较高）。

病机：①心藏的藏神功能异常（性心理发展过程中遇到挫折；一些无关刺激通过某种偶然的机会与性兴奋结合，形成了条件联系）。②心藏的藏神功能异常（影响到成年后大脑对性生活的控制能力，个体性生理和性心理发育更容易受到环境的有害影响而出现性心理障碍），则见性心理障碍。

（二十四）性功能障碍（sexual dysfunction，SD）

性功能障碍又称性功能失调，是一组与心理社会因素密切相关的性活动过程中的某些阶段发生的生理功能障碍。性功能障碍的表现必须是持续存在或反复发生的，并因此不能进行自己所希望的性生活，对日常生活或社会功能造成影响，给患者带来明显痛苦，至于偶尔的、一过性的性功能问题不可诊断为性功能障碍。临床表现为性兴趣障碍、性唤起障碍、性高潮障碍和性疼痛障碍。

条件：社会（婚姻生活失协造成夫妻感情不和而产生的厌恶、反感的负性情绪，婚外性行为造成的疏离或负罪感等；性虐待史或情感虐待史或长期、负性生活事件及沉重压力造成持续疲劳；不正确的性观念；文化和宗教有关的性禁忌）。

病因：疏泄神乱（负性情绪、心理压力）。

病机：借助心藏的藏神功能（性兴趣低下、性唤起障碍、性高潮障碍和性疼痛障碍），影响肾藏的生育功能，则见性功能障碍。

（二十五）躯体变形障碍（body dysmorphic disorder，BDD）

躯体变形障碍是指身体外表并无缺陷或仅是轻微缺陷，但患者却总认为自己存在缺陷，或过分夸大其轻微缺陷，觉得自己丑陋不堪或令人厌恶，且已引起他人注意，为此而苦恼的一种精神疾病。

条件：社会（社会文化、家庭成员或同龄人对外表的过于注重，童年遭受过多的讥讽、嘲笑或虐待）；七情（置换防御机制的形成）；胎弱（一级亲属的患病率高于普通人群）；疏泄神病（社交恐惧、抑郁等其他心理疾病）。

病因：藏神形病［大脑额叶-纹状体和颞顶枕通路受损；大脑边缘系统和视觉处理皮质，左侧杏仁核、眶额皮质、前扣带回、左侧丘脑、半球间胼胝体的连接以及枕叶和颞叶皮质间的连接（通过下纵束）可能存在异常］。

病机：心藏的藏神功能异常（患者对外貌负性评价敏感、细节选择性关注及视觉加工障碍），则见躯体变形障碍。

（二十六）躯体忧虑障碍（physical anxiety disorder，PAD）

躯体忧虑障碍是以持续存在躯体症状为特征的精神障碍。这些躯体症状包括①心悸、胸闷、心跳加速，心前区不适，非劳力性呼吸困难，心因性咳嗽，非心脏性胸痛，过度换气综合征。②腹泻、腹痛、腹胀、反胃、胃部痉挛。③肌肉疼痛、关节疼痛、转移性疼痛。④注意力不集中、记忆力下降、过度疲劳、头痛、眩晕、慢性疲劳。⑤出汗、震颤、尿频、排尿困难、呃逆。

条件：社会（儿童期的患病经历、创伤，继发性获益心理；长期与慢性疾病患者共同生活，幼时受到父母过度的照顾或忽略，生活中存在的现实冲突等因素）；失术（医源性起病）。

病因：胎弱（可有家族聚集性，受到遗传因素的影响）。

病机：心藏的藏神功能异常［可能存在脑干网状结构滤过功能失调，过去不被患者感知的内脏器官活动被感知，致使注意力由外转向身体内部，情绪焦虑紧张时体内各种生理变化加剧（如神经内分泌、血液生化等改变）］，则见躯体忧虑障碍。

（二十七）精神分裂症（schizophrenia）

精神分裂症是具有思维情感、行为等多方面的障碍，以精神活动和环境不协调为特征的一类病因未明的功能性精神障碍。

条件：社会（社会环境发生突变如饥荒、地震等；文化、社会阶层、移民）；胎传（妊娠期间病毒感染、出生时并发窒息）。

病因：胎弱〔多巴胺受体（dopamine receptor，DR）基因被认为是精神分裂症的重要候选基因。如 *DRD*3 基因（0MIM*126451）位于 3ql3.31，主要在端脑、伏隔核、Callegia 岛以及其他边缘系统（如嗅体、海马和乳头体）有特异表达，与思维、情感等功能有关，*DRD*3 基因外显子 1 的 Se9Gly 病变形成的 Bal Ⅰ 限制性片段多态性与精神分裂症的发生存在相关。5- 羟色胺受体 2A 基 因（5-hydroxytryptamine receptor，5-HTR2A）（0MIM*182135）定 位于 13ql4.2，其基因产物是 G 蛋白偶联受体，特异地分布于带状核、新皮质 Ⅰ和 Ⅴ 层、梨状皮质和嗅前体，5-HTR2A 基因 102T/C 突变形成的限制性片段长度多态性位点与精神分裂症的发生存在相关。γ 氨基丁酸（GABA）A 受体（β2 gamma-aminobutyric acid A receptor，beta 2，*GABRB*2）基因启动子区 DNA 甲基化。染色体畸变：包括脆性染色体位点，如 8q24 等；相互易位，如 t（1；7）（p22；q22）等；部分三体，如 5qll-ql3 部分三体等；倒位异常，如 9pll-ql3 等；缺失异常，如 22qll.1 等；非整倍体等〕。

病机：心藏的藏神功能异常（多巴胺受体、5- 羟色胺受体、γ 氨基丁酸受体合成障碍，不能通过受体介导调节神经活动），则见精神分裂症。

（二十八）谵妄（delirium）

谵妄是指以注意力障碍（指向、集中、维持以及注意的转移）和意识障碍（对环境定性能力的减弱）为特征，在短时间内产生并在一天内症状呈现波动变化的一组综合征，通常伴随着其他认知损伤，如记忆障碍、定向力障碍或言语紊乱，视觉空间，知觉感知障碍及睡眠觉醒周期的改变等。谵妄是一个综合征，常伴随着广泛的认知障碍和相应的精神及行为症状，因通常起病较急且具有可逆性，也被称为急性脑综合征（acute brain syndrome）。

病因：痰饮（颅内感染、中枢神经系统感染、外周感染）、恶血（颅内出血）、藏神病（卒中）、癥积（肿瘤）、主血脉病（心肌梗死、心律失常、心衰、低血压）、血虚（严重的贫血）、主气神病（慢性阻塞性肺病恶化）、酸盈（高碳酸血症）、瘀血（低氧血症）、殊态（药物、戒酒、长期服用镇静剂后突然停用）、药毒（抗胆碱能药物等）、恶习（酒精）、杂毒（毒物、铅或汞重金属中毒）、糖亏（低糖血症）、津病（电解质紊乱）、营亏（营养缺乏，如维生

素 B_1、维生素 B_{12}、叶酸缺乏）。

病机：心藏的藏神功能异常（精神活性物质激活多巴胺分泌，引起激越、幻觉和妄想状态，导致错觉或者幻觉出现，注意力障碍和意识障碍），则见谵妄。

（二十九）急性短暂性精神病性障碍（acute and transient psychotic disorder，ATPD）

急性短暂性精神病性障碍是一类急性发作、病程短暂的精神病性综合征。其特点是既往精神状况正常的个体在没有任何前驱期症状的情况下急性起病，在两周内达到疾病的顶峰状态，并通常伴有社会和职业功能的急剧恶化。症状包括妄想、幻觉、思维形式和结构障碍、困惑或意识模糊及情感与心境障碍，也可出现紧张症性精神运动性障碍。

条件：胎弱（该疾病患者大都存在有精神分裂症或心境障碍家族史）。

病因：人格（不良的人格特征，尤其是有边缘型、分裂样、分裂型，或偏执型人格特征者是发生精神症状的生物和心理易感素质）；七情（现代科技的迅速发展，都市人口密集，各种噪声、空气和水源的污染，生活节奏的加快，交通拥挤，竞争激烈，住房困难，待业，下岗，自然灾害，人际关系矛盾增多，所有这一切均易令人焦虑、紧张，成为精神障碍的重要根源）。

病机：心藏的藏神功能异常（由于本我欲望要求和超我控制间潜意识矛盾冲突而产生焦虑和情绪防御反应，为了减缓本我与超我间的矛盾冲突所带来的焦虑，自我发展了各种防范焦虑的手段即心理防御机制。当过度的运用单个或集中防御机制，以致主宰了个体的人格以其发展或损害了他的有效功能，进而引发疾病），则见急性短暂性精神病性障碍。

（三十）妄想性障碍（delusional disorders，DD）

妄想性障碍又称偏执性精神障碍（paranoid disorders），是指一组病因未明，以系统妄想为主要症状的精神病，可伴有幻觉但历时短暂且不突出，在不涉及妄想的情况下，不表现明显的精神病常。病程演进较慢，一般不会出现人格衰退和智能缺损，并有一定的工作和社会适应能力的疾病。

病因：①人格（患者病前大多有较特殊的个性，如主观、固执、自尊心强、自命不凡和自我评价过高，同时又敏感、多疑、好联想及情绪容易激动等。这类个性比较不能实事求是地对待生活中的各种遭遇，更易患病）；胎弱

（父母中有一人患病均会增大子女的患病风险）。②药毒（神经药物的乱用）。

病机：①心藏的藏神功能异常（脑内神经递质的不平衡，神经细胞信息传播与交换异常）。②心藏的藏神功能异常（中枢神经系统极度兴奋，大量耗尽人的体力和免疫功能，长期服用会导致情绪低落及疲倦、精神失常引发疾病），则见妄想性障碍。

二、藏神神少

（一）遗忘综合征（amnestic syndrome，AS）

遗忘综合征又称柯萨科夫综合征，是脑部器质性病变导致的选择性或局灶性认知功能障碍，是以近事记忆障碍为主要特征或唯一临床表现的综合征。

条件：氧亏（心脏骤停、窒息、溺水、一氧化碳中毒导致的缺氧）；营亏（维生素 B_1 缺乏）。

病因：外伤（脑震荡或挤压）；藏神畸形（双侧海马梗死）；藏神癥积（颅内肿瘤）；藏神恶血（蛛网膜下腔出血）；藏神痰饮（单纯疱疹性脑炎、结核性脑膜炎、颅内脓肿）；藏神神病（癫痫）。

病机：心藏藏神功能的执行结构畸形（大脑发生局灶性器质性病理改变，导致与记忆相关的额叶、间脑和中颞叶结构损害），影响心藏的藏神功能，则见遗忘综合征。

（二）分离性遗忘（dissociative amnesia，DA）

分离性遗忘的主要特征是患者不能回忆重要的个人信息，通常是创伤性的或应激性的事件，遗忘内容广泛，甚至包括个体身份。分离型遗忘无法用正常的遗忘来解释，且不是由精神活性物质或神经系统及其他疾病的直接生理作用导致的。

病因：社会（经历过战争、有童年期虐待史或性虐待、集中营的幸存者、受到过酷刑以及自然灾害的幸存者）；七情（由于严重急性的心理创伤如情感应激或有重大内心冲突，患者体验了无法忍受的羞辱、内疚、愤怒、失望和绝望）。

病机：心藏的藏神功能异常（大脑皮质的功能性抑制，边缘系统的机能障碍，后顶叶皮质的活动改变，影响记忆痕迹的保持和回忆），则见分离性遗忘。

（三）智力发育障碍（intellectual developmental disorder，IDD）

智力发育障碍又称智力障碍，或智力残疾（intellectual disabili-ties），临床特征是患者的智力低于实际年龄应该达到的水平，并导致患者社会适应困难。

条件：社会（贫困、与社会隔离等因素使儿童缺乏接受文化教育或人际交往机会，影响智力发育）；宿疾（听觉或视觉障碍，儿童接受环境中的听觉和视觉刺激少，影响智力发展）；胎传（母亲妊娠年龄偏大，母亲妊娠营养不良，母亲妊娠抽烟、饮酒，母亲妊娠遭受强烈或长期的心理应激产生持续的情绪抑郁、焦虑等都可能与智力障碍有关）。

病因：胎弱（常染色体和性染色体的单体型、三体型、多倍体等染色体数目异常，染色体的倒位、缺失、易位、重复、环形染色体和等臂染色体等结构异常；DNA分子结构异常使机体代谢所需酶的活性不足或缺乏，导致遗传代谢性疾病）；胎禀（如家族性小脑畸形、先天性脑积水、神经管闭合不全等疾病都可能导致智力障碍）；胎传（母孕期各种病毒、细菌、螺旋体、寄生虫等感染，如巨细胞病毒、风疹病毒、流感病毒、肝炎病毒、HIV病毒、弓形虫、梅毒螺旋体等；孕妇患糖尿病、甲状腺疾病、孕妇患严重贫血、孕妇患肾脏病、先兆流产、多胎妊娠、妊娠高血压、先兆子痫；分娩期并发症，前置胎盘、胎盘早期剥离、胎儿宫内窘迫、脐带绕颈、产程过长、产伤、早产等使胎儿颅脑损伤或缺氧；未成熟儿、低出生体重儿、母婴血型不合所致核黄疸、胎儿颅缝早闭；出生后脑损伤、颅内出血、颅脑外伤）；痰饮（新生儿肝炎、新生儿败血症、脑炎、脑膜炎等中枢神经系统感染）；药毒（作用于中枢神经系统、内分泌和代谢系统的药物，以及抗肿瘤和水杨酸类药物）；杂毒（环境、食物和水被有害物质污染，如铅、汞等；一氧化碳中毒）；外伤（放射线和电磁波、溺水）；主气神病（长时间呼吸困难、窒息）；藏神神病（癫痫）；藏精神少（甲状腺功能减退）；营亏（重度营养不良）。

病机：心藏的藏神功能异常，则见智力发育障碍。

三、藏神神失

（一）认知障碍（cognitive disorders，CDs）

认知障碍又称认知缺陷，是与学习、记忆以及思维判断有关的大脑高级智能加工过程出现异常，引起学习、记忆障碍，并同时伴有失语、失用、失认等改变的病理过程。

1. 血管性神经认知障碍（vascular neurocognitive disorder）

血管性神经认知障碍是指由于脑血管病变（脑梗死、脑出血、脑静脉病变等）导致的神经认知障碍，分为轻度血管性神经认知障碍和重度血管性神经认知障碍，其中重度血管性神经认知障碍又被称为血管性痴呆（vascular dementia，VD）。

条件：气化神乱（糖尿病）、脂盈（高脂血症）。

病因：藏神出血（脑出血、蛛网膜下腔出血）、藏神血团（脑梗塞、脑栓塞）、主血脉病（心脏病变、颅外大血管病变）。

病机：心藏藏神功能的执行结构畸形（大脑皮质神经元损伤和坏死），影响心藏的藏神功能（认知障碍），则见血管性神经认知障碍。

2. 由创伤性脑损伤所致的认知障碍（neurocognitive disorder due to traumatic brain injury）

由创伤性脑损伤所致的认知障碍是指由于对大脑的冲击或其他机制导致颅内大脑快速移位造成脑损伤从而导致的认知障碍。

病因：外伤（跌倒、暴力、运动损伤、爆炸和其他战斗伤害；脑震荡、脑挫伤、弥漫性轴索损伤、颅内血肿、颅骨骨折）。

病机：心藏藏神功能的执行结构畸形（开放性或闭合性头部损伤），影响心藏的藏神功能，则见创伤性脑损伤所致的认知障碍。

3. 由梅毒所致的神经认知障碍（neurocognitive impairment caused by syphilis）

由梅毒所致的神经认知障碍是指梅毒螺旋体侵犯中枢神经系统，导致的一组以认知缺陷为主要临床表现的障碍。

条件：恶习［自身冶游史（不当的性生活）］。

病因：淫气（梅毒螺旋体）。

病机：导致心藏藏神功能的执行结构畸形（中枢神经系统受累，脱髓鞘改变、脑梗死或腔隙性梗死，多伴脑萎缩），影响心藏的藏神功能，则见梅毒所致的神经认知障碍。

4. 躯体疾病所致认知障碍（neurocognitive disorder due to physical disease）

躯体疾病所致认知障碍即由脑以外的躯体疾病引起脑功能紊乱而产生的认知障碍。

病因：气化神病（代谢障碍引起的能量供应不足）；杂毒（毒素作用）；

藏神氧亏（中枢神经系统缺氧）；津病（水和电解质代谢紊乱，酸碱平衡失调）；藏神神病（中枢神经生化改变）。

病机：导致心藏藏神功能的执行结构畸形（脑组织损害），心藏的藏神功能异常，则见神经认知障碍。

5. 躯体感染所致神经认知障碍（neurocognitive disorder due to physical infection）

躯体感染所致神经认知障碍是指由病毒、细菌、螺旋体、真菌、原虫及其他感染病原体引起的躯体感染所致的认知功能障碍。

病因：痰饮（病毒、细菌、螺旋体、真菌、原虫及其他感染病原体引起的躯体感染）。

病机：导致心藏藏神功能的执行结构水壅、恶血（脑组织水肿、出血），影响心藏的藏神功能，则见躯体感染所致神经认知障碍。

6. 颅内肿瘤所致的神经认知及精神障碍（neurocognitive and psychiatric disorders caused by intracranial tumors）

颅内肿瘤所致的神经认知及精神障碍是指颅内肿瘤损害正常脑组织，压迫邻近脑实质或脑血管，造成颅内压增高，出现局灶性神经系统症状、癫病发作或精神症状。

条件：七情（大脑接受确诊为恶性肿瘤的信息，导致精神压力过大）；年龄（高龄患者大脑代偿能力差，生理性的脑萎缩增大了颅腔缓冲体积）。

病因：藏神癥积（颅内肿瘤）。

病机：影响心藏的藏神功能（枕叶肿瘤可产生简单的原始性视幻觉；颞叶肿瘤可出现较复杂的幻视和幻听，亦可产生幻嗅、幻味；顶叶肿瘤可产生幻触和运动性幻觉；额叶肿瘤常因影响邻近的颞叶而出现幻视和幻听；颞叶肿瘤易出现颞叶癫病，常伴有智力缺损，也可出现与额叶受损类似的人格改变；顶叶肿瘤较少引起精神症状；第三脑室附近的肿瘤典型症状是遗忘综合征；间脑肿瘤的特征性症状是嗜睡；垂体肿瘤可造成内分泌障碍（如库欣病等），继而出现相关的精神症状；天幕下肿瘤比天幕上肿瘤较少产生精神障碍，患者可出现全面性智能障碍，其程度与颅内压成正比），则见颅内肿瘤所致的神经认知及精神障碍。

7. 颅内感染所致的神经认知及精神障碍（neurocognitive and psychiatric disorders caused by intracranial infection）

颅内感染所致的神经认知及精神障碍颅内感染是指某种感染原引起的颅

内炎症，颅内的脑实质、脑膜及血管等均可被感染。颅内感染的感染部位包括蛛网膜下隙（脑膜炎）、脑实质（脑炎）或局限于脑或脑膜并形成包围区域（脑脓肿）。颅内感染所致的神经认知及精神障碍是指病毒、细菌、螺旋体、真菌、原虫或其他微生物、寄生虫等直接侵犯脑组织引起的神经认知及精神障碍。其中，病毒性脑炎、流行性脑炎、结核性脑膜炎较常见。

条件：年龄（高龄）；人格（艾森克人格测验评分高者易出现精神障碍）；社会（家庭、社会负担重）；失术（颅脑术后并发症）。

病因：淫气（病毒、细菌、结核、霉菌等感染）、尸虫（囊虫、包虫、血吸虫等感染）。

病机：心藏藏神功能的执行结构畸形（病原体对脑细胞造成破坏），影响心藏的藏神功能（疾病的急性期易出现谵妄，疾病的恢复期及后遗期可出现轻度神经认知功能障碍或痴呆，同时整个疾病过程会伴有较复杂的精神行为异常），则见颅内感染所致的神经认知及精神障碍。

（二）痴呆（dementia）

痴呆为一组较严重的、持续的认知障碍。以缓慢出现的智能减退为主要特征，伴有不同程度的人格改变，但无意识障碍。

1. 阿尔茨海默病（Alzheimer's disease，AD）

阿尔茨海默病是发生于老年和老年前期，以进行性认知功能障碍和行为损害为特征的中枢神经系统退行性病变。临床上表现为记忆障碍、失语、失用、失认、视空间能力损害、抽象思维和计算力损害、人格和行为改变等。

条件：年龄（常见于 65 岁以上的老年人，患病率随着年龄的增长而升高，65 岁以上患病率约 5%，而 85 岁以上的老年人中 20%～50% 患有阿尔茨海默病）；性别（女性多于男性）；社会（低教育程度）；偏食（膳食）；恶习（吸烟）；主血脉病（高血压、血管因素）；内湿（高胆固醇血症、高同型半胱氨酸血症）。

病因：①胎弱（家族性 AD 呈常染色体显性遗传，最为常见的是位于 21 号染色体的淀粉样前体蛋白基因、位于 14 号染色体的早老素 1 基因及位于 1 号染色体的早老素 2 基因突变）。②藏精神少（雌激素分泌减少，常导致绝经综合征）。

病机：①借助肾藏的全形功能（β–淀粉样蛋白的生成和清除失衡；tau

蛋白过度磷酸化），导致心藏藏神功能的执行结构畸形（神经元变性；影响神经元骨架微管蛋白的稳定性从而导致神经原纤维缠结形成，进而破坏了神经元及突触）。②影响心藏藏神功能的执行结构（雌激素能与女性大脑中的雌激素受体结合，促进树突发育。雌激素分泌减少，神经突触增长缓慢，数量减少），则见阿尔茨海默病。

2. 额颞叶痴呆（frontotemporal dementia，FTD）

额颞叶痴呆是一组与额颞叶变性有关的非阿尔茨海默病痴呆综合征，其临床表现和病理学特征均具有明显的异质性。包括两大类：以人格和行为改变为主要特征的行为异常型FTD（behavioural-variant FTD，bvFTD）和以语言功能隐匿性下降为主要特征的原发性进行性失语（primary progressive aphasia，PPA），后者又可以分为进行性非流利性失语（progressive non-fluent aphasia，PNFA）和语义性痴呆（semantic dementia，SD）。

条件：年龄（本病在45～65岁人群中患病率为15/10万～22/10万）。

病因：胎弱［30%～50%的FTD患者有遗传家族史，约50%的家族性FTD存在17号染色体微管结合蛋白tau基因（*MAPT*）和颗粒体蛋白（granulin，GRN）基因突变，在少数家系中还发现*VCP*、*CHMP2B*、*TARDP*和*FUS*基因突变］。

病机：借助肾藏的全形功能（tau蛋白合成障碍），导致心藏藏神功能的执行结构畸形（额颞叶变性），影响心藏的藏神功能，则见额颞叶痴呆。

3. 路易体痴呆（dementia with Lewy bodies，DLB）

路易体痴呆是一种神经系统变性疾病，临床主要表现为波动性认知障碍、帕金森综合征和以视幻觉为突出表现的精神症状。路易体是神经元胞质内的一种嗜酸性包涵体，分布于黑质、迷走神经背核、迈纳特基底前核及海马、脑皮质，常作为路易体病的诊断依据。

病因：胎弱（α-突触核蛋白基因突变、Parkin基因突变）。

病机：借助肾藏的全形功能（α-突触核蛋白基因突变导致蛋白错误折叠和排序混乱，纤维状或凝团状的α-突触核蛋白聚集物，与其他蛋白质形成某种包涵物，即Lewy体；Parkin基因突变导致底物识别蛋白功能损害或丧失，变异的α-突触核蛋白不能被泛素化降解而在细胞内聚集），导致心藏藏神、肝藏疏泄、藏血功能的执行结构畸形（神经系统变性），影响心藏的藏神、肝藏的疏泄、藏血功能，则见路易体痴呆。

第十五节　主血脉神病

主血脉神病即心藏的主血脉（循环）功能异常。其中，主血脉（循环）功能是指循环系统、循环属动力系统和循环属脉管系统为血液和淋巴液循环提供动力和管道的功能。本节将讨论 14 种主血脉神病的内涵和病因病机。

一、主血脉神乱

（一）窦性心律失常（sinus arrhythmia，SA）

窦性心律失常是由于窦房结冲动发放频率的异常或窦性冲动向心房的传导受阻所导致的心律失常。

1. 窦性心动过速（sinus tachycardia，ST）

窦性心动过速是指成人窦性心律的频率超过 100 次 / 分。

条件：偏食（饮茶或咖啡）；过劳（体力活动）；七情（情绪激动）；恶习（吸烟，饮酒）。

病因：①气化神亢（发热）、藏精神亢（甲亢）、主血脉病（心肌缺血）、主血脉神失（充血性心力衰竭、休克）、药毒（应用肾上腺素、阿托品等药物）、血虚（贫血）。②主血脉神病（特发性窦性心动过速，具体病因不明）。

病机：①心藏的主血脉功能异常（心跳代偿性增快，或交感神经兴奋，或心肌收缩力增强导致心跳加快）。②心藏的主血脉功能异常（窦房结本身的自律性增强或自主神经对窦房结的调节异常），则见窦性心动过速。

2. 窦性心动过缓（sinus bradycardia，SB）

窦性心动过缓是指成人窦性心律的频率低于 60 次 / 分，常见于健康的青年人，运动员及睡眠状态。

病因：疏泄神病（颅内疾病、血管迷走性晕厥）；氧亏（严重缺氧）；散精神病（阻塞性黄疸）；外寒（低温）；藏精神少（甲状腺功能减退）；药毒（应用拟胆碱药物、胺碘酮、β 受体阻滞剂、非二氢吡啶类的钙通道阻滞剂或洋地黄等药物）；主血脉形病（窦房结病变和急性下壁心肌梗死）。

病机：心藏的主血脉功能异常（心脏传导减慢），则见窦性心动过缓。

3. 窦性停搏（sinus pause or sinus arrest）

窦性停搏是指窦房结不能产生冲动。

病因：主血脉畸形（窦房结变性与纤维化、急性下壁心肌梗死）；疏泄病（脑血管意外、迷走神经张力增高、颈动脉窦过敏）；药毒（应用洋地黄类药物、乙酰胆碱等药物）。

病机：心藏的主血脉功能异常（窦房结不能产生冲动），则见窦性停搏。

4. 窦房传导阻滞（sinoatrial block，SAB）、病态窦房结综合征（sick sinus syndrome，SSS）

窦房传导阻滞，简称窦房阻滞，即窦房结冲动传导至心房时发生延缓或阻滞。病态窦房结综合征，简称病窦综合征，即由窦房结病变导致功能减退，产生多种心律失常的综合表现。

病因：①主血脉病（窦房结纤维化与脂肪浸润、硬化与退行性变、淀粉样变性；窦房结周围神经和心房肌的病变，窦房结动脉供血减少）、藏精神少（甲状腺功能减退）、痰饮（布鲁氏菌病、伤寒）。②疏泄病（颈动脉窦过敏，迷走神经张力增高、脑血管意外）、药毒（某些抗心律失常药物如洋地黄类药物、乙酰胆碱等）、钾盈（高血钾）。

病机：①心藏的主血脉功能异常（损害窦房结，导致窦房结起搏与窦房传导功能障碍）。②心藏的主血脉功能异常（窦房结功能障碍），则见窦房传导阻滞、病态窦房结综合征。

（二）房性心律失常（atrial arrhythmia）

房性心律失常是指因心房的原因而导致的心跳频率和节律的异常。包括房性期前收缩，是指起源于窦房结以外心房的任何部位的心房激动；房性心动过速，简称房速，是指起源于心房且无需房室结参与维持的心动过速；心房扑动，简称房扑，是介于房速和心房颤动之间的快速型心律失常；心房颤动，简称房颤，是指规则有序的心房电活动丧失，代之以快速无序的颤动波。

条件：恶习（大量饮酒）；年龄（老龄）；七情（情绪激动）。

病因：主血脉病（冠心病，肺心病，高血压性心脏病，心肌病，慢性充血性心力衰竭，二、三尖瓣狭窄与反流导致心房扩大，风湿性心脏病二尖瓣狭窄，慢性肺源性心脏病，预激综合征）；失术（心外科手术或射频消融术后导致手术瘢痕）；主血脉痰饮（缩窄性心包炎，心包炎）；主气畸形（慢性肺部疾病，肺栓塞）；药毒（洋地黄中毒）；藏精神亢（甲状腺功能亢进症）；气化神病（各种代谢障碍）。

病机：心藏的主血脉功能异常（心房病变导致心跳频率和节律异常），则见房性心律失常。

（三）房室交界区性心律失常（atrioventricular junction arrhythmia，AJA）

房室交界区性心律失常是指房室结及其周围组织引起的心律失常。

病因：主血脉病（窦房结发放冲动频率减慢，窦房结冲动不能抵达潜在起搏点部位，显著的窦性心动过缓或房室传导阻滞，下壁心肌梗死，各类心肌病，冠心病，心肌炎，先天性心血管病如三尖瓣下移畸形，二尖瓣脱垂等）；痰饮（急性风湿热）；失术（心瓣膜术后）；疏泄病（迷走神经张力增高）；药毒（洋地黄过量）。

病机：心藏的主血脉功能异常（房室结及其周围组织引起心律失常），则见房室交界区性心律失常。

（四）室性心律失常（ventricular arrhythmia，VA）

室性心律失常是指起源于心室的心律失常，包括室性期前收缩（室早），是指希氏束分叉以下部位过早发生的，提前使心肌除极的心搏；室性心动过速（室速），是指起源于希氏束分叉以下的特殊传导系统或者心室肌的连续 3 个或 3 个以上的异位心搏；心室扑动（室扑），是指心室连续、迅速、均匀地发放兴奋，频率为 150 ～ 300 次/分（通常在 200 次/分以上），通常不能维持，很快转变为心室颤动，心室颤动（室颤），是指心室发放的兴奋迅速而没有规律。

条件：偏食（咖啡）；恶习（过量饮酒、吸烟）。

病因：失术（心脏手术）；外伤（电击伤）；药毒（麻醉、洋地黄、奎尼丁、三环类抗抑郁药、抗心律失常药物）；津病（电解质紊乱）；主血脉病（心肌缺血缺氧、高血压、冠心病、心肌病、风湿性心脏病、二尖瓣脱垂、心瓣膜病、心力衰竭、预激综合征合并房颤与极快的心室率常引起室扑室颤、心肌炎、长 QT 间期综合征、Brugada 综合征）。

病机：心藏的主血脉功能异常（起源于心室的心律失常），则见室性心律失常。

（五）心血管神经症（cardiovascular neurosis，CN）

心血管神经症是指以心血管疾病的有关症状为主要表现的临床综合征，而临床上无器质性心脏病的证据，常表现为心悸、呼吸困难、心前区疼痛、多汗、手足发冷、双手震颤、尿频、大便次数增多或便秘。

条件：胎弱（患者的家庭成员中可有神经症，提示本症与同一家族的神经类型和数量相同的外部环境影响有关）；性别（女性多于男性）；年龄（大多发生于中、青年，尤多见于更年期妇女）。

病因：七情（患者神经类型常为抑郁、焦虑、忧愁型；精神上受到外界环境刺激，或工作紧张、压力较大，难以适应；对疑似心脏病的症状产生过度忧虑）。

病机：肝藏的疏泄功能异常（交感神经功能亢进，交感与副交感神经功能失平衡），影响心藏的主血脉功能，则见心血管神经症。

（六）雷诺病（raynaud disease，RD）

雷诺病又称肢端动脉痉挛病，是阵发性肢端小动脉痉挛而引起的局部缺血现象，表现为四肢末端（手指为主）对称性皮肤苍白、发绀继之皮肤发红，伴感觉异常（指或趾疼痛），多见于青年女性，寒冷或情绪激动可诱发。

条件：性别、年龄（青年女性多见）；外寒（寒冷刺激）；胎弱（遗传因素）；七情（情绪激动）。

病机：肝藏的疏泄功能异常（肢端动脉对寒冷的敏感性增加，寒冷刺激时交感神经功能紊乱），影响心藏的主血脉功能（指/趾动脉痉挛性狭窄或功能性闭塞，引起肢端局部缺血，皮肤苍白，血管扩张时局部血液淤滞，引起皮肤发绀），则见雷诺病。

（七）红斑性肢痛症（erythromelalgia）

红斑性肢痛症是一种少见的、病因不明的阵发性血管扩张性疾病。其特征为肢端皮肤阵发性皮温升高、潮红、肿胀，并产生剧烈的烧灼样疼痛，以足趾、足底为著。

条件：外热（环境温度升高可诱发或加剧疼痛，温度降低可缓解疼痛）；全形神病（骨髓增生性疾病，如红细胞增多症、血小板增多症）；痰饮（感染、自身免疫性疾病）；药毒（应用某些药物）；饮食不洁（蕈中毒）；胎弱（常染色体显性遗传性疾病，与钠离子通道亚单位的基因突变或表达异常相关）。

病机：肝藏的疏泄功能异常（自主神经紊乱），影响心藏的主血脉功能［微循环调节功能障碍，毛细血管前括约肌持续收缩，动静脉短路，局部血液灌注量增加（因动静脉短路，血流经微动脉通过动－静脉吻合支直接回到微静脉，使静脉因压力增大而扩张，动脉因供血多，也逐渐扩张增粗，血流加快，使微循环动脉血灌注量增多）］，则见红斑性肢痛症。

二、主血脉神亢

（一）原发性高血压（essential hypertension，EH）

原发性高血压又称高血压病，是心脑血管疾病最重要的危险因素，常与其他心血管危险因素共存，可损伤重要脏器，如心、脑、肾的结构和功能，最终导致这些器官的功能衰竭。

条件：偏食（不同地区人群血压水平和高血压患病率与钠盐平均摄入量显著正相关，钾摄入量与血压呈负相关，高蛋白质摄入属于升压因素，饮食中饱和脂肪酸或饱和脂肪酸/多不饱和脂肪酸比值较高属于升压因素）；职业（城市脑力劳动者高血压患病率超过体力劳动者，从事精神紧张度高的职业者发生高血压的可能性较大）；外伤（长期生活在噪声环境中听力敏感性减退者患高血压较多）；营盈（体重增加是血压升高的重要危险因素）；恶习（饮酒量与血压水平线性相关，尤其与收缩压相关性更强；吸烟使交感神经末梢释放去甲肾上腺素增加而使血压增高，同时可通过氧化应激损害一氧化氮介导的血管舒张，引起血压增高）；胎弱（高血压具有明显的家族聚集性。高血压的遗传可能存在主要基因显性遗传和多基因关联遗传两种方式）；药毒（避孕药、麻黄碱、肾上腺皮质激素、非甾体消炎药、甘草）；主气神病（睡眠呼吸暂停低通气综合征）。

病因：不明（原发性高血压为多因素交互作用的结果）。

病机：①借助肝藏的疏泄功能（大脑皮质下神经中枢功能发生变化，各种神经递质浓度与活性异常，使交感神经系统活性亢进，血浆儿茶酚胺浓度升高），影响心藏的主血脉功能（阻力小动脉收缩增强）。②借助肾藏的主水功能（肾性水钠潴留），影响心藏的主血脉功能（增加心排血量，通过全身血流自身调节使外周血管阻力和血压升高）。③借助肾藏的藏精功能（激活肾素 – 血管紧张素 – 醛固酮系统，生成血管紧张素Ⅱ，作用于血管紧张素Ⅱ受体1），影响心藏的主血脉功能（使小动脉平滑肌收缩）。④借助肾藏的藏精功能（刺激肾上腺皮质球状带分泌醛固酮，通过交感神经末梢突触前膜的正反馈使去甲肾上腺素分泌增加），影响心藏的主血脉功能（外周阻力增加）。⑤心藏主血脉功能的执行结构痰饮（血管重构导致内皮细胞生成、激活和释放各种血管活性物质），影响心藏的主血脉功能（大动脉弹性减退，脉搏波传导速度增快，反射波抵达中心大动脉的时相从舒张期提前到收缩期，出现收缩期延迟压力波峰，导致收缩压升高，舒张压降低，脉压增大。阻力小动脉结构和功能改变，影响外周压力反射点的位置或反射波强度，增大脉压）。⑥借助肾藏的藏精功能（胰岛素抵抗造成继发性高胰岛素血症）和肾藏的主水功能（继发性高胰岛素血症使肾脏水钠重吸收增强），影响肝藏的疏泄功能（交感神经系统活性亢进），进一步影响心藏的主血脉功能（动脉弹性减退），则见原发性高血压。

（二）继发性高血压（secondary hypertension，SH）

继发性高血压是指由某些确定的疾病或病因引起的血压升高。

病因：①主水病（急、慢性肾小球肾炎，糖尿病肾病，慢性肾盂肾炎，多囊肾和肾移植后）。②主水痰饮（多发性大动脉炎）、主水畸形（肾动脉纤维肌发育不良、动脉粥样硬化）。③藏精癥积（肾上腺皮质腺瘤或癌肿、肾上腺皮质增生）。④藏精癥积（嗜铬细胞瘤）。⑤藏精癥积（肾上腺皮质增生或者肾上腺皮质腺瘤）。⑥主血脉痰饮（多发性大动脉炎）。

病机：①肾藏主水功能的执行结构畸形（肾单位大量缺失），借助肾藏的主水功能（水、钠潴留），影响心藏的主血脉功能（有效循环血容量增加），则见肾实质性高血压。②肾藏主水功能的执行结构血少（肾血管狭窄，导致肾脏缺血），借助肾藏的藏精功能（激活RAAS），肾藏的主水功能（水、钠潴留），影响心藏的主血脉功能（有效循环血容量增加），则见肾血管性高血压。③肾藏的藏精功能异常（醛固酮增多），借助肾藏的主水功能（水、钠潴留），影响心藏的主血脉功能（有效循环血容量增加）。④肾藏的藏精功能异常（间歇或持续释放过多肾上腺素、去甲肾上腺素与多巴胺），影响心藏的主血脉功能（心输出量增加）。⑤肾藏的藏精功能异常（糖皮质激素过多），影响心藏的主血脉功能（通过对儿茶酚胺类激素的允许作用，增加心肌、血管平滑肌细胞肾上腺素能受体的数量，并使受体与儿茶酚胺的亲和力增加，加强心肌收缩力，增加血管紧张度）。⑥导致心藏主血脉功能的执行结构畸形（主动脉缩窄），影响心藏的主血脉功能。

三、主血脉神少

（一）心脏传导阻滞（heart block，HB）

心脏传导阻滞是由解剖或机能失常造成的永久性或暂时性心脏冲动传导障碍。

1. 房室阻滞（atrioventricular block，AVB）

房室阻滞是指房室交界区脱离了生理不应期后，心房冲动传导延迟或不能传导至心室。

病因：①年龄（部分健康的成年人、儿童）、职业（运动员）。②主血脉病［冠心病急性心肌梗死、冠状动脉痉挛、心肌炎、心内膜炎、多发性肌炎、心肌病、急性风湿热、主动脉瓣狭窄伴钙化、心脏肿瘤（特别是心包间皮瘤）、先天性心血管病、原发性高血压、心脏手术损伤］、钾盈（电解质紊乱，如高钾血症）、药毒（药物中毒，如洋地黄）、全形水壅（黏液性水肿）、主血脉畸形（心脏浸润性病变如淀粉样变、结节病或硬皮病）。③主血脉畸形［Lev病（心脏纤维支架的钙化与硬化）］。

病机：①肝藏的疏泄功能异常（静息时迷走神经张力增高），影响心藏的主血脉功能。②直接影响心藏的主血脉功能（心房冲动传导延迟或不能传导至心室）。③心藏主血脉功能的执行结构畸形（传导系统退行性变），影响心藏的主血脉功能，则见房室阻滞。

2. 室内阻滞（intraventricular block，IB）

室内阻滞是指希氏束分叉以下部位的传导阻滞。

病因：①主血脉病（风湿性心脏病、先天性心脏病房间隔缺损、高血压、冠心病和肺源性心脏病）。②主血脉病（充血性心力衰竭、急性心肌梗死、高血压性心脏病、风湿性心脏病、冠心病与梅毒性心脏病）、痰饮（急性感染）、药毒（奎尼丁与普鲁卡因胺中毒）。

病机：①心藏的主血脉功能异常（右束支阻滞）。②心藏的主血脉功能异常（左束支阻滞）。

（二）限制型心肌病（restrictive cardiomyopathy，RCM）

限制型心肌病是以心室壁僵硬度增加、舒张功能降低、充盈受限而产生临床右心衰症状为特征的一类心肌病。

条件：胎弱（呈家族性发病）。

病因：①内湿（淀粉样变性、血色病、糖原贮积症、戈谢病、法布里病引发的异常物质或代谢产物堆积）、痰饮（结节病）。②主血脉形病（心内膜弹力纤维增生症、类癌样心脏病、转移性癌；高嗜酸性粒细胞综合征累及心内膜）、药毒（放射性、蒽环类抗生素等药物累及心内膜）。

病机：①表现为心藏主血脉功能的执行结构畸形（导致心肌细胞内或细胞间有异常物质或代谢产物堆积）。②心藏主血脉功能的执行结构畸形（导致心肌纤维化），影响心藏的主血脉功能（心脏充盈受阻，舒张功能障碍），则见限制型心肌病。

（三）心脏压塞（cardiac tamponade，CT）

心脏压塞是指心包积液达到一定程度时，可造成心输出量和回心血量明显下降而产生临床症状。

病因：①主血脉癥积（肿瘤）、主血脉痰饮（感染性、结核性心包炎，特发性心包炎）、主血脉病（严重的体循环淤血，心室破裂）。②失术（穿刺伤损伤心脏或冠状动脉、心胸外科手术及介入操作造成冠状动脉穿孔）。

病机：①心藏主血脉功能的执行结构水壅（心外膜表面血管扩张充血，血管壁通透性增高，心包腔浆液渗出）。②心藏主血脉功能的执行结构水壅（体循环严重淤血，心包腔漏出液积聚），以上影响心藏的主血脉功能（心包腔内压力增高，每搏输出量降达临界水平，代偿机制衰竭，心室舒张期缩短，心室充盈减少，射血分数下降，心排血量和回心血量明显下降），则见心脏压塞。

四、主血脉神失

（一）心力衰竭（heart failure，HF）

心力衰竭是各种心脏结构或功能性疾病导致心室充盈和（或）射血功能

受损，心排血量不能满足机体组织代谢需要，以肺循环和（或）体循环淤血，器官、组织血液灌注不足为临床表现的一组临床综合征，主要表现为呼吸困难、体力活动受限和体液潴留。心功能不全（cardiac dysfunction）或心功能障碍理论上是一个更广泛的概念，伴有临床症状的心功能不全称之为心力衰竭（简称心衰）。

条件：偏食（钠盐摄入过多导致血容量增加）；过劳（过度体力消耗如妊娠后期及分娩过程）；七情（情绪激动如暴怒等）；主气痰饮（呼吸道感染）；主血脉痰饮（感染性心内膜炎）；殊态（妊娠后期、分娩过程）；药毒（不恰当地停用利尿药物、降血压药）；失术（静脉液体输入过多、过快）。

病因：①主血脉病（心肌梗死、慢性心肌缺血、心肌炎、扩张型心肌病、家族性扩张型心肌病、肥厚型心肌病、右室心肌病、心肌致密化不全、线粒体肌病、心肌淀粉样变性）、气化神乱（糖尿病）、藏精病（甲状腺疾病）、全形病（结缔组织病）、药毒（心脏毒性药物）。②主血脉病（高血压、主动脉瓣狭窄、肺动脉高压、肺动脉瓣狭窄）。③主血脉病（心脏瓣膜关闭不全及左、右心或动、静脉分流性先天性心血管病、围生期心肌病、体循环动静脉瘘）、血虚（慢性贫血）、藏精神亢（甲状腺功能亢进症）。④主血脉病（二尖瓣狭窄、心脏压塞、限制性心肌病、缩窄性心包炎）。

病机：①心藏主血脉功能的执行结构畸形（心肌损害），影响心藏的主血脉功能。②影响心藏的主血脉功能［左、右心室收缩期射血阻力增加，压力负荷（后负荷）过重］。③影响心藏的主血脉功能［容量负荷（前负荷）过重］。④影响心藏的主血脉功能（心室前负荷不足），则见心力衰竭。

（二）心脏骤停（cardiac arrest，CA）、心脏性猝死（sudden cardiac death，SCD）

心脏骤停是指心脏射血功能突然终止，造成全身血液循环中断、呼吸停止和意识丧失。心脏性猝死是指急性症状发作后 1 小时内发生的以意识突然丧失为特征的、由心脏原因引起的自然死亡。心脏骤停常是心脏性猝死的直接原因。

条件：性别（心脏性猝死发生率男性高于女性）；年龄（年龄的增长是 SCD 的危险因素）；恶习（吸烟、过度饮酒）；气化畸形（肥胖）；偏食（过多的饱和脂肪酸及过少的不饱和脂肪酸摄入）；过劳（剧烈运动）；社会（生活方式的突然改变，个人与社会因素造成的情绪激动及孤独，以及生活负担过重引起的情绪压抑）；内湿（低密度脂蛋白胆固醇的增高）；主血脉病（高血压、心力衰竭、心房颤动、心室内传导阻滞等）；气化神病（糖代谢异常）；主水病（慢性肾脏疾病）；主气病（阻塞型睡眠呼吸暂停综合征）；药毒（致室性心律失常的药物）；津病（电解质紊乱）。

病因：①主血脉病（冠心病、心肌梗死后 LVEF 降低、期前收缩、心肌病、梗阻性肥厚型心肌病、致心律失常型右心室心肌病、长 QT 间期综合征、Brugada 综合征）。②七情（极度情绪变化、精神刺激等应激状态）。

病机：①心藏的主血脉功能异常（致命性快速型心律失常；严重缓慢型心律失常；心脏停搏；无脉性电活动）。②一方面，肝藏的疏泄功能异常（交感神经兴奋、迷走神经张力降低），影响心藏的主血脉功能；另一方面，肝藏的疏泄功能异常（影响呼吸中枢），碱盈（呼吸性碱中毒），影响心藏的主血脉功能，则见心脏骤停、心脏性猝死。

◎ 主要参考文献 ◎

［1］李凡，徐志凯.医学微生物学［M］.9版.北京：人民卫生出版社，2018.

［2］诸欣平，苏川.人体寄生虫学［M］.9版.北京：人民卫生出版社，2018.

［3］万学红，卢雪峰.诊断学［M］.9版.北京：人民卫生出版社，2018.

［4］王建枝，钱睿哲.病理生理学［M］.9版.北京：人民卫生出版社，2018.

［5］步宏，李一雷.病理学［M］.9版.北京：人民卫生出版社，2018.

［6］何维.医学免疫学［M］.2版.北京：人民卫生出版社，2010.

［7］安云庆，姚智.医学免疫学［M］.3版.北京：北京大学医学出版社，
2013.

［8］曹雪涛.医学免疫学［M］.7版.北京：人民卫生出版社，2018.

［9］葛均波，徐永健，王辰.内科学［M］.9版.北京：人民卫生出版社，
2018.

［10］贾建平，陈生弟.神经病学［M］.9版.北京：人民卫生出版社，2018.

［11］郝伟，陆林.精神病学［M］.8版.北京：人民卫生出版社，2018.

［12］谢幸，孔北华，段涛.妇产科学［M］.9版.北京：人民卫生出版社，
2018.

［13］左伋.医学遗传学［M］.7版.北京：人民卫生出版社，2018.

［14］张贺龙，刘文超.临床肿瘤学［M］.1版.西安：第四军医大学出版社，
2015.

［15］李兰娟，任红.传染病学［M］.9版.北京：人民卫生出版社，2018.

［16］张学军，郑捷.皮肤性病学［M］.9版.北京：人民卫生出版社，2018.

◎ 中医工程学丛书 ◎

　　中医工程学是一门揭示中医基本概念和基本原理的客观实在、生理和病理状态的测评技术与调理机制的综合学科，可借以实现中医理论的自然科学化和中医技术的工程化。

　　中医工程学包括7门基础学科：①中医形态学：揭示五藏功能性质的固定结构、功能实现的流变结构、功能协同的调控结构、功能节律的关系结构、功能态势的表达结构。②中医病因学：揭示致病因素的客观实在及其致病机制。③中医症状学：揭示症状、体征、物理、化学和生物检测结果的病因和病理生理机制。④中医证候学：揭示异常功能态势的病因和病理生理机制。⑤中医药理学：揭示病因、症状、证候和疾病的中药调理机制。⑥中医体表学：揭示针刺、艾灸、推拿、刮痧、拔罐、放血等中医物理疗法的作用机制。⑦中医测评学：揭示人体功能态势的测评方法与危重急病发生前的预警机制。